中医内科学
ポイントブック

鄒 大同 ─ 編著

POINT BOOK OF CHUUI NAIKA GAKU

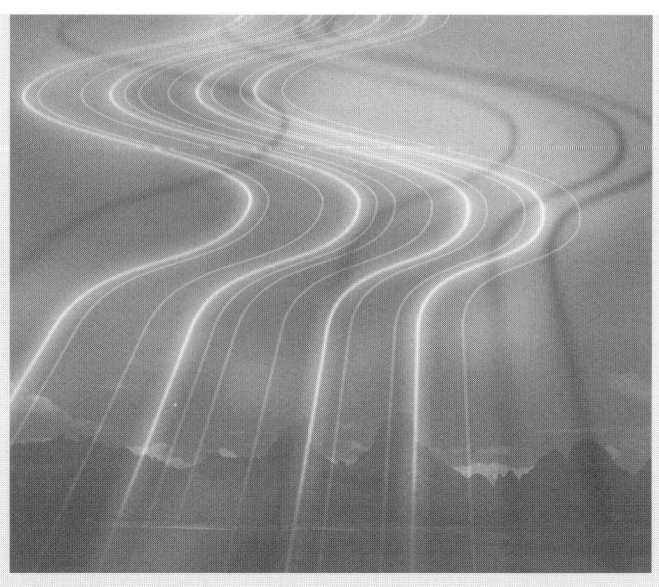

東洋学術出版社

はじめに

　私が中国で高校を卒業した1973年は，ちょうど文化大革命が実施されている最中でした。当時，大学の学生募集はほとんど中止されており，そのため私はすぐに大学へ進学せず，1976年にしばらく地元の中医病院に勤めることとなり，老中医・王誠徳先生の弟子になりました。私と中医学とのかかわりはそのときから始まりました。

　1978年3月，南京中医学院（現在の南京中医薬大学）に入学し，1982年12月に卒業してからは，揚州市立中医医院内科で臨床に従事してきました。その間，学校で学んだ中医内科学の知識は臨床実践のなかで展開されていき，重要なポイントが頭の中で絵を描くように徐々にイメージ化されていきました。その内容を整理してまとめ上げようとしましたが，当時は臨床の仕事が忙しく，なかなか完成に至りませんでした。

　1996年に日本に来てからは，日本医科大学で呼吸器内科疾患と肺がんの研究をしながら，いくつかの学校で中医学講師として中医内科学や中医学全般の講義をしてきました。その講義原稿を作るときに気がついたことがあります。それは，中国の中医内科学の教科書は中国教育部と衛生部の指導によって現在までに7版が出版され，各版で使用される病名は時代の変化に合わせながら部分的に修正されたり，付け加えられたりするなかで，その内容は次第に膨大なものになっているということでした。しかも，中国語の表記には難解な専門用語や古文などが使われており，微妙な語感を自分で悟るしかない部分もあり，外国の学習者が内容を正確に理解するうえで障害となっていました。そこで，日本の読者にとって理解し記憶しやすいように，一目瞭然でわかるハンドブックのようなものを作りたいと思うようになりました。

　たまたま手にした内山恵子氏の『中医診断学ノート』（東洋学術出版社）を読み，中医内科学の内容もそのようにわかりやすくまとめることができれば学習者の参考になると考え，大学時代の中医内科学ノート，長年の臨床で得た心得や講義のレジメを整理し，関連参考書などを参照しながら，その内容を一見して理解しやすいように図や表を中心にして解説してみました。

　著者の中医学と日本語のレベルから，必ずしも理解と表記に至らない点が多々あると思いますが，中医学学習者の参考に供することができれば幸甚です。

　本書の出版にあたり，来日して以来ご指導を賜り，一方ならぬ御世話をいただいた留学先の日本医科大学内科学呼吸器・感染・腫瘍部門講座名誉教授の工藤翔二先生，教授の弦間昭彦先生，元助教授（現がん・感染症センター都立駒込病院呼吸器内科部長）の渋谷昌彦先生をはじめ，教室の先生の方々に心より感謝を申し上げます。

　また長い間，中医学の講義などにおいてアドバイスをいただき，たいへんお世話をいただ

いた長野県看護大学人間基礎科学講座（基礎医学・疾病学）教授の喬炎先生，本書の執筆に際して，いろいろと貴重なご意見をいただいた高橋楊子先生，日本語の表記にご指導いただき，編集にお骨折りいただきました東洋学術出版社の井ノ上匠社長にこの場をお借りして厚くお礼申し上げます。

2012 年　春
鄒　大同

凡例

1．本書は筆者の大学時代の中医内科学ノート，長年の臨床で得た心得と講義レジメを整理し，関連書籍を参考にしながら，図や表を中心にして解説した中医内科学の参考書である．

2．総論では，中医内科学における弁証論治の方法と中医内科学の学習方法を網羅的に列挙した．

3．各論では，「概念」「病因病機」「弁証論治」「予防とケア」などから構成し，「病因病機」はチャートにして，「弁証論治」は表にしてまとめた．

4．「病因病機」の「病因・病機・病証のまとめ」では，該当する病証を，病因・病機・病証に分け，その病機のなかで最も基本的な病機をわかりやすいように示し，1つのチャートにまとめた．

5．「証治分類」表の中で，スペースの関係で，使われる方剤は方剤名だけを入れているが，読者の利便性を考え，その方剤の出典と生薬組成を表の最後に表示している．

6．中医内科学の病名と関連する西洋医学の病名は複数ある場合が多いが，そのなかでも臨床上よく見られる病名だけをあげている．「西洋医学病名と関連する中医学病名一覧表」を付録としたので参考にされたい．

7．本書の内容を抜粋して，特に記憶すべき部分を「中医内科学『同病異治』一覧」（病名・ワンポイント病機・証型と代表方剤一覧）にまとめ，付録とした．

8．中医内科学に頻用する方剤を「中医内科学『異病同治』における重要方剤応用一覧」の形でまとめ，付録とした．

9．本書で紹介した方剤の名称と中医学および西洋医学用語を付録の「用語索引」と「方剤索引」にまとめた．

目 次

はじめに ……………………………………………………………… i
凡例 …………………………………………………………………… iii

総 論

第1章　緒言
1. 中医内科学の定義と位置づけ ……… 3
2. 中医内科疾病の分類と命名 ………… 3
3. 中医内科疾病に対する常用治法 ……7
   汗法／吐法／下法／和法／温法／清法／消法／補法

第2章　中医内科学の弁証論治
1. 中医内科疾病の弁証方法 …………… 5
   全面的に病状を分析する／病証と病機の特徴を把握する／証の診断と病名の診断の両面から考える／病証診断の修正
2. 中医内科疾病の治療原則 …………… 6
   整体論治を行う／標本を弁別して，緩急を考える／瀉其有余・補其不足（余計なものを取り除いて，不足の部分を補充する）／予防とケアを重視する

第3章　中医内科学の学習方法
1. 中医学知識の基礎を築く …………… 9
2. 古典医籍を読む ……………………… 9
3. 実践から学ぶ ………………………… 9
4. 厚い教科書をコンパクトに ……… 10
5. 情報を収集して，新しい知識に更新する ………………………………… 10

各 論

第1章　外感病証
外感病証の概要 ……………………… 13
1. 六淫にもとづく病証分類 ………… 13
   風邪／寒邪／暑邪／湿邪／燥邪／火邪
2. 衛気営血にもとづく病証分類 …… 16
［1］感冒 …………………………… 18
［2］疰腮 …………………………… 23
［3］風温 …………………………… 26
［4］湿温 …………………………… 31
［5］中暑 …………………………… 35
［6］秋燥 …………………………… 38
［7］痢疾 …………………………… 41
［8］霍乱 …………………………… 46
［9］瘧疾 …………………………… 49

第2章　肺系病証

肺系病証の概要 ……………………… 53
   1．肺の機能と病機 ……………… 53
   2．弁証論治 ……………………… 53
      弁証の原則／主症の弁証／治療原則

［1］咳嗽 ……………………………… 55
［2］哮証 ……………………………… 60
［3］喘証 ……………………………… 65
［4］肺癰 ……………………………… 70
［5］肺癆 ……………………………… 73
［6］肺脹 ……………………………… 76
［7］肺痿 ……………………………… 80

第3章　心系病証

心系病証の概要 ……………………… 83
   1．心の機能と病機 ……………… 83
   2．弁証論治 ……………………… 83
      弁証の原則／主症の弁証／治療原則

［1］心悸 ……………………………… 85
［2］胸痹 ……………………………… 89
［3］真心痛 …………………………… 94
［4］不寐 ……………………………… 97
［5］多寐 …………………………… 101
［6］健忘 …………………………… 104
［7］癲狂 …………………………… 107
［8］癇証 …………………………… 110
［9］痴呆 …………………………… 114
［10］厥証 ………………………… 118

第4章　脾胃系病証

脾胃系病証の概要 ………………… 123
  〈1〉脾 …………………………… 123
   1．脾の機能と病機 …………… 123
   2．弁証論治 …………………… 123
      弁証の原則／主症の弁証／治療原則
  〈2〉胃 …………………………… 124
   1．胃の機能と病機 …………… 124
   2．弁証論治 …………………… 124
      弁証の原則／治療原則

［1］胃痛 …………………………… 125
［2］吐酸 …………………………… 130
［3］嘈雑 …………………………… 133
［4］痞満 …………………………… 136
［5］嘔吐 …………………………… 140
［6］噎膈 …………………………… 146
［7］反胃 …………………………… 150
［8］呃逆 …………………………… 152
［9］口瘡 …………………………… 156
［10］腹痛 ………………………… 160
［11］泄瀉 ………………………… 164
［12］便秘 ………………………… 168
［13］腸癰 ………………………… 172

第5章　肝胆系病証

肝胆系病証の概要 ………………… 175
  〈1〉肝 …………………………… 175
   1．肝の機能と病機 …………… 175
   2．弁証論治 …………………… 175
      弁証の原則／主症の弁証／治療原則
  〈2〉胆 …………………………… 176
   1．胆の機能と病機 …………… 176
   2．弁証論治 …………………… 176
      治療原則

［1］脇痛 …………………………… 177
［2］黄疸 …………………………… 180
［付］萎黄 …………………………… 184
［3］積聚 …………………………… 186
［4］鼓脹 …………………………… 190
［5］頭痛 …………………………… 195
［6］眩暈 …………………………… 201
［7］耳鳴・耳聾 …………………… 205
［8］中風 …………………………… 209
［9］瘈病 …………………………… 216

第6章　腎系病証

腎系病証の概要 …………………… 219
　〈1〉腎 …………………………… 219
　　1．腎の機能と病機 …………… 219
　　2．弁証論治 …………………… 219
　　　　弁証の原則／主症の弁証／治療原則
　〈2〉膀胱 ………………………… 220
　　1．膀胱の機能と病機 ………… 220
　　2．弁証論治 …………………… 220

　［1］水腫 ………………………… 221
　［2］淋証 ………………………… 226
　［3］尿濁 ………………………… 231
　［4］遺尿・尿失禁 ……………… 234
　［5］癃閉 ………………………… 237
　［6］関格 ………………………… 241
　［7］陽痿 ………………………… 244
　［8］遺精 ………………………… 247
　［9］早泄 ………………………… 250

第7章　気血津液病証

気血津液病証の概要 ……………… 253
　〈1〉気の病証 …………………… 253
　　1．気の機能と病機 …………… 253
　　2．治療原則 …………………… 253
　〈2〉血の病証 …………………… 254
　　1．血の機能と病機 …………… 254
　　2．治療原則 …………………… 254
　〈3〉痰の病証 …………………… 254
　　1．痰の病機と臨床所見 ……… 254
　　2．治療原則 …………………… 254
　〈4〉飲の病証 …………………… 255
　　1．飲の病機と分類 …………… 255
　　2．治療原則 …………………… 255

　［1］鬱証 ………………………… 256
　［2］血証 ………………………… 260
　［3］痰飲 ………………………… 269
　［4］消渇 ………………………… 274
　［5］自汗・盗汗 ………………… 278
　［6］肥満 ………………………… 281

第8章　肢体経絡病証

肢体経絡病証の概要 ……………… 285
　　1．経絡の機能と病機 ………… 285
　　2．治療原則 …………………… 285

　［1］痺証 ………………………… 286
　［2］痙証 ………………………… 291
　［3］痿証 ………………………… 294
　［4］顫証 ………………………… 298
　［5］腰痛 ………………………… 302

第9章　その他の病証

　［1］内傷発熱 …………………… 307
　［2］虚労 ………………………… 311
　［3］癌病 ………………………… 317

参考書籍 ……………………………………………………………… 323
西洋医学病名と関連する中医学病名一覧 ………………………… 325
中医内科学「同病異治」一覧 ……………………………………… 332
中医内科学「異病同治」における重要方剤応用一覧 …………… 347
用語索引 ……………………………………………………………… 353
方剤索引 ……………………………………………………………… 368

総 論

第1章 緒言

1 中医内科学の定義と位置づけ

1）定義
中医内科学とは，中医学理論によって内科疾病の病因・病機・証候・診断・治療の法則・予後およびその予防・ケアなどを研究する臨床学科である。

2）位置づけ
中医内科学は中医学の主要な科目であり，臨床各科の基礎となるものである。

2 中医内科疾病の分類と命名

1 分類

1）病因別の分類

●分類	●病因	●特徴
外感疾病	風・寒・暑・湿・燥・火と疫癘の邪気	病邪が体表・口・鼻より侵入し，裏に伝変して，急激に発症する
内傷雑病	情志の失調・不適切な飲食・過労と運動不足・気血津液の輸布失調により発生した痰・飲・瘀血などの病理産物	臓腑の陰陽気血失調によって発症し，1つあるいは複数の臓腑に及び，寒熱虚実の複雑な所見が現れる

2）病機別の分類
①熱病（温病・温熱病）：熱証があり，なおかつ六経・三焦・衛気営血の病変をおもな病機とする疾病

②雑病：臓腑機能の失調をおもな病機とする疾病 ─┬─ 外感雑病（熱病以外の外感病）
　　　　　　　　　　　　　　　　　　　　　　　└─ 内傷雑病

3）臓腑・気血・経絡別の分類
大部分の内科雑病は，肺系病証・心系病証・脾胃系病証・肝胆系病証・腎系病証・気血津液病証・肢体経絡病証などに分けられている。

2 命名

1）熱病の命名

●病名	●命名の根拠
冬温・春温	発症の季節
風温・暑温・湿温	季節の気候的特徴
秋燥	発症の季節＋季節の気候的特徴
痄腮・瘧疾・霍乱	臨床的特徴

2）雑病の命名

●病名	●命名の根拠
中風・中暑・虫証	病因
鬱証・痺証・厥証	病機
痰飲	病理産物
胸痺・肝着・腎着・肺痿	病位と疾病の性質あるいは主証と結合させたもの
咳嗽・喘証・嘔吐・泄瀉・眩暈	主要な症状
黄疸・積聚・水腫・鼓脹	主要な身体所見
消渇・哮証・癲狂・癇証	特殊な臨床所見

3）中医学における病名の特徴

①中医学の病名のなかで，一部の病名は特徴的な臨床所見から命名されており，西洋医学の病名に類似している。たとえば，癲狂・癇証・哮証・瘧疾などである。

②中医学では，おもに臨床所見の観察にもとづいて命名するため，病名の多くは症状と身体所見である。

③中医学は長年の臨床実践と理論研究を通して，各病名の病因・病機・臨床的特徴・弁証方法・経過・予後などの認識を徐々に深め，それに相応する弁証論治の具体的な方法および使用する方剤・薬物などを整理して１つのシステムとしてきた。長期に及ぶ臨床実践から，症状と身体所見から命名された疾病は，西洋医学における西洋医学病名と同じように，中医学という特殊な理論システムのなかで，中医学的な特定の意義を有しており，中医学の臨床実践を有効なものとしている。

④本書では読者の利便性を考慮して，中医学病名の概念を説明した後に，それに関連する西洋医学の病名を列挙した。さらに，西洋医学の病名から中医学の病名を検索できるよう索引も付けた。

第2章 中医内科学の弁証論治

1 中医内科疾病の弁証方法

1 全面的に病状を分析する

1）四診と臨床情報の収集
望診・聞診・問診・切診という「四診」によって，患者の病歴・症状・身体所見などの臨床情報を全面的に収集する。

2）病証への体質の影響
個人の体質は証候に影響を及ぼす。発症・病証の性質・経過・予後などに影響することがあるので，体質は弁証するうえで重要な手がかりとなる。

3）自然界の季節・地理・気候と病証との関係
人間は自然界のなかで生活しており，絶えずその影響を受けている。そのため，季節・地理・気候などは，人間の生理機能や病理変化にも一定の影響を及ぼしている。

4）中医学の整体観と弁証
中医学には，「人間の臓腑経絡は1つの整体であり，人間と自然界は1つの整体である」という整体観がある。「四診」で収集した様々な臨床情報をこの整体観によって分析し，総括することで，正確な病証診断が得られる。

2 病証と病機の特徴を把握する

1）八綱弁証
表裏・寒熱・虚実・陰陽を綱領として弁証する。

2）六経弁証
『傷寒論』の太陽・陽明・少陽・太陰・少陰・厥陰という六経による弁証方法である。

3）衛気営血弁証
外感温熱病の弁証方法である。外感温熱病が進行する段階で現れた証候を，衛分証・気分証・営分証・血分証の4種類の証に分けて弁証する。

4）三焦弁証
外感温熱病の進行を3段階に分けた弁証方法である。初期には上焦病証すなわち肺と心の病変がみられる。中期では中焦病証すなわち脾と胃腸の病変がみられる。後期では下焦病証すなわち肝と腎の病変がみられる。

5）臓腑弁証
臓腑の機能とその病機から，臨床で現れた症状と身体所見を分析し，弁証することである。

3 証の診断と病名の診断の両面から考える

1）病名と証とは総合的な臨床診断の内容
　　病名も証もともに，病因・病機・経過および邪正の消長・陰陽の変化に対する総合的な臨床診断の内容である。

2）「証」と「病名」の関係
　①「証」とは，疾病を認識するうえで基礎になるものである。疾病の本質はしばしば「証」の形式で表されてきた。
　②「病名」とは，病の病因・病機・臨床的特徴・経過・予後など一連の「証」の推移を反映したものである。
　③「証の弁別」とは，病のある段階における病状を認識することであり，「病名の弁別」とは病の全経過に及んで認識することである。

3）「同病異証」「異病同証」と「同病異治」「異病同治」
　　以上の「病名」と「証」の関係から，臨床では「同病異証」（同じ病名で違う証の所見）と「異病同証」（違う病名で同じ証の所見）の診断が可能となる。それぞれに応じて，「同病異治」（同じ病名診断で違う治療法を使う）と「異病同治」（違う病名診断で同じ治療法を使う）が可能である。

4 病証診断の修正
　病証の経過と治療の効果を観察しながら，その場でその診断を修正する

2　中医内科疾病の治療原則

1 整体論治を行う

人間の臓腑経絡は1つの整体	全体を調節することによって，局所の病変を治療する。
人間と自然界とは1つの整体	季節と地理に起因する要素を考えながら治療方法を決める

2 標本を弁別して，緩急を考える

急則治標	急症を優先的に，標から治療する
緩則治本	慢性的な病気を根本から治療する
間者併行	病気が軽くて複数の兼証のある場合は同時に治療する
甚者独行	病気が重くて緊急の場合は単独で効能の強い方法で治療する

3 瀉其有余・補其不足（余計なものを取り除いて，不足の部分を補充する）

余計を取り除く	解表・清熱・攻下・滲湿・利水・消導・散寒・化瘀
不足を補充する	益気・養血・滋陰・助陽

4 予防とケアを重視する

予防	生活習慣と情志の養生
ケア	精神・飲食・睡眠・リハビリなど

3 中医内科疾病に対する常用治法

1 汗法

●分類	●適応病証	●方剤例
祛邪解表	表証	麻黄湯
透発疹毒	麻疹初期	宣毒発表湯
祛風勝湿	外感風寒で湿邪を伴う・風湿痺証	羌活勝湿湯
宣肺利水	実証の水腫で表証を伴う（風水）	麻黄連翹赤小豆湯

宣毒発表湯（『痘科活幼至宝』）：升麻，葛根，前胡，桔梗，枳殻，荊芥，薄荷，木通，連翹，牛蒡子，杏仁，竹葉，甘草

2 吐法

●分類	●適応病証	●方剤例
峻吐	体質が強壮，痰食が胸膈と咽喉に留まる	瓜蒂散
緩吐	正気不足による痰涎の壅塞	参芦飲

瓜蒂散（『傷寒論』）：瓜蒂，赤小豆，香豉
参芦飲（『丹渓心法』）：参芦

3 下法

●分類	●適応病証	●方剤例
峻下熱結	裏熱積滞	大承気湯
温下寒結	寒積裏実	大黄附子湯
潤腸通便	腸燥津虧の便秘	麻子仁丸
峻下逐水	水飲壅盛の懸飲・水腫・鼓脹	十棗湯

4 和法

●分類	●適応病証	●方剤例
和解表裏	少陽半表半裏	小柴胡湯
調和肝脾	肝脾不和	逍遙散
調和胆胃	胆気犯胃・胃失和降	蒿芩清胆湯
調和胃腸	寒熱錯雑・脾胃不和	半夏瀉心湯

5 温法

●分類	●適応病証	●方剤例
温中散寒	寒邪が臓腑に直中あるいは陽虚内寒	理中丸
温経散寒	寒邪が経脈に凝滞	当帰四逆湯
回陽救逆	陽気衰微・陰寒内盛	四逆湯

四逆湯（『傷寒論』）：熟附子，乾姜，炙甘草

6 清法

●分類	●適応病証	●方剤例
清熱生津	気分熱盛	白虎湯
清熱祛暑	暑熱	清絡飲
清営涼血	熱入営血	清営湯・犀角地黄湯
清熱解毒	熱毒熾盛	黄連解毒湯
清熱利湿	湿熱	茵蔯蒿湯
清臓腑熱	臓腑熱盛	竜胆瀉肝湯

清絡飲（『温病条弁』）：鮮荷葉辺，鮮金銀花，絲瓜絡，西瓜皮，鮮扁豆花，鮮竹葉心

7 消法

●分類	●適応病証	●方剤例
消食導滞	傷食積滞	保和丸
理気散結	気滞鬱結	柴胡疏肝散
消瘤軟堅	瘰病・腫塊	海藻玉壺湯
利水消腫	水腫	五皮飲

8 補法

●分類	●適応病証	●方剤例
補気	気虚	四君子湯
補血	血虚	四物湯
補陰	陰虚	六味地黄丸
補陽	陽虚	金匱腎気丸

第3章 中医内科学の学習方法

1 中医学知識の基礎を築く

中医内科学に入る前に，「中医基礎理論」「中医診断学」「中薬学」「方剤学」などの基礎科目を学んでおく。

中医学の基礎は，理（理論）・法（治療法則）・方（方剤）・薬（生薬）から構築された全体的なもので，そのおもな内容は以下のとおりである。

●科目	●おもな内容
中医基礎理論	精気・陰陽・五行・蔵象・気血津液・経絡・体質・病因・発病・病機・予防と治療原則
中医診断学	【診察法】問診・望診（舌診も含む）・聞診（音声を聞くことと匂いを嗅ぐこと）・切診（脈診と他の部位の按診） 【弁証法】八綱弁証・臓腑弁証・六経弁証・衛気営血弁証・三焦弁証・経絡弁証・気血津液弁証
中薬学	中薬の薬性理論（四気・五味・昇降沈浮）・中薬の炮製・中薬の配伍，禁忌・煎じ薬を作る方法・中薬の分類と応用
方剤学	方剤と治法・方剤の組成と加減・方剤の剤型・方剤の分類と応用

2 古典医籍を読む

中医内科学では，『黄帝内経』『傷寒論』『金匱要略』と温病学に関する古典医籍からの内容が多く，関連する内容を参照しながら学習すれば，中医内科学に対する理解をいっそう深めることができる。

3 実践から学ぶ

中医内科学は実践性の高い学科である。学習した理論を臨床で実践して，患者の診察と治療を通して，疾病の経過をよく観察し，成功した経験と失敗した教訓をまとめ，細かなところまで臨床の知識を身につけていけば，徐々に中医内科学の病因・病機・伝変・治療・予後などを深く理解でき，しっかりと覚られるようになる。

4 厚い教科書をコンパクトに

　中国でも中医内科学の教科書や参考書が数々出版され，その内容は膨大なものになってきている。日本の読者が理解し記憶に留め，臨床で応用しやすくするために，中医内科学の重要な内容を抽出し，図表化して本書にまとめた。また，最低限記憶すべき内容を「病名・ワンポイント病機・証型と方剤名一覧」にまとめて，本書の付録とした。これによって，中医内科学の膨大な内容のエッセンスを記憶することができる。

5 情報を収集して，新しい知識に更新する

　中医内科学も，基礎と臨床の研究結果によって，その内容はつねに更新されている。その情報を学会や専門誌などから収集して，自らの実践から得た経験と教訓を加え，新しい知識として改めていくことは，中医内科学のレベルアップに欠かせない。

各論

第1章 外感病証

外感病証の概要

　外感病証とは，外邪を感受し，正気と邪気とが闘争して，臓腑の機能異常を来した病証である。外感病証にはさまざまあるが，六淫にもとづく病証分類と，衛気営血にもとづく病証分類に整理できる。

1 六淫にもとづく病証分類

　六淫は風・寒・暑・湿・燥・火という6種類の邪気のことで，「淫」とは「度を越す」の意味である。通常，風・寒・暑・湿・燥・火は自然界の気候変化を指し，「六気」という。たとえば，気候の突然の変化あるいは体の抵抗力が低下すると，体が自然界の気候の変化と合わせられなくなり，六気は外感病の発病因子になる。それを「六淫」という。以下に，六淫のそれぞれについて述べる。

1 風邪

1）風邪の特徴
　①風は陽邪であり，その性質は開泄である。風邪は人体の上部・陽経・体表などの陽位を襲いやすい。
　②風は善く行り，数々変ずる（頻繁に変化する）という性質をもっている。「善く行る」とは，風邪による症状は，病位が固定せず，遊走することを指す。
　③風は動くことを主る。したがって，風邪による症状には肢体の異常運動といった特徴がある。
　④「風なるものは，百病の始まりなり」といわれる。風邪は常に他の外感病邪と一緒に人体を侵襲するため，外感発病の先遣隊といわれる。

2）風邪による病証

●病証	●病機	●現れる症状
感冒	風邪が表を侵して，衛表が失調する	発熱・悪寒
	風邪が陽位を襲い，頭部の経絡が不和となる	頭痛
	風邪が肺を犯し，肺気の宣発と粛降機能が失調する	鼻づまり・咳嗽

●病証	●病機	●現れる症状
風水	風邪が肺を犯し，肺気の通調機能が失われ，水液の輸布が失調する	発熱・悪風・顔面のむくみ・尿少
風入経絡	風邪が経絡に入り，気血を瘀阻する	突然の口眼歪斜・口角流涎

2 寒邪

1）寒邪の特徴

寒邪とは，その発症において寒冷・凝滞・収引（収縮・牽引）といった特徴をもつ外感病邪である。

①寒邪は陰邪であり，人体の陽気を損傷しやすい。寒邪が肌表に留まって衛陽を遮ったものを「傷寒」と称する。寒邪が裏（臓腑）に直中（直接にあたる）して，臓腑の陽気を損傷することを「中寒」と称する。

②寒邪には凝滞させる性質があるため，寒邪が侵入すると，気血津液が凝結し，経絡が阻滞して不通となり，痛みが生じる。

③寒邪には収引の性質があるため，気機の収斂，経絡・筋脈の収縮・拘急を起こすことがある。臨床では，無汗・脈緊・痙攣・疼痛・肢体の屈伸不利・あるいは手足の冷え・痺れなどがみられる。

2）寒邪による病証

●病証	●病機	●現れる症状
寒邪束表	風寒の邪が表を襲うと，腠理が閉塞し，衛陽が鬱滞する	発熱・悪寒
	風寒の邪が表を襲うと，経気の運行が不順になる	頭痛・関節痛・全身筋肉のこわばり
	風寒の邪が肺を犯すと，肺気の宣発と粛降機能が失調する	咳嗽・喘促
中寒	寒邪が裏に直中すると，脾胃の陽気を損傷して，脾胃の運化機能が失調する	上腹部の疼痛・水様物を嘔吐・腸鳴・下痢

3 暑邪

1）暑邪の特徴

暑邪とは，夏至～立秋の間に体を犯し，炎熱・昇散・湿を伴うという性質をもつ外感病邪である。内生の暑邪はない。

①暑邪は陽邪であり，炎熱の性質がある。暑邪に傷つけられると，高熱・煩躁・口渇・顔が赤い・洪大脈などの陽熱症状がみられる。

②暑邪の性質は昇散であるため，神を擾乱（かき乱す）し気を消耗させ津液を傷つけやすい。

③暑邪は湿を伴いやすい。夏季の気候は炎熱で，なおかつ雨が多く，湿気が強い。そのため，暑邪による症状には湿邪を伴うものが多い。

2）暑邪による病証

●病証	●病機	●現れる症状
暑湿	暑湿の邪が表裏ともに侵入すると，肺衛が失調する	発熱・汗をかく・やや悪風
	津液と正気が消耗する	口渇・倦怠感・脈虚数
	暑湿の邪が中焦を阻む	脘腹部の脹満感・食欲不振・吐き気・泥状便
中暑	暑熱の邪が人体を侵襲して心包の内に進入する	突然倒れる・意識消失・譫語・引きつけ
	暑熱の邪が気と陰液を消耗する	煩渇・息切れ・無力感・あるいは皮膚乾燥・少汗

4 湿邪

1）湿邪の特徴

①湿は水に類似し，陰邪に属し，陽気を損傷しやすく，気機を阻滞する。陰盛では陽気を損傷しやすく，特に脾陽を閉じ込めやすい。湿邪が臓腑経絡に定着すると，臓腑の気機昇降の乱れを起こす。湿阻気機証には，胸脘痞悶・頭身困重・大便溏瀉・小便混濁・舌苔粘膩がよくみられる。

②湿には重濁という性質がある。「重」とは重いことで，「重着」といえば湿邪による症状には重い感覚があることを指す。湿邪が経絡に定着すると，経絡・関節の気血を阻滞して，肢体の痺れ・関節の疼痛・四肢の重だるさなどの症状がみられる。

③湿には粘膩という性質がある。そのため，排泄や分泌がスムーズにいかず，大便粘滞・小便混濁がみられる。

④湿邪は下に向かい，陰位を犯すという性質がある。そのため，足のむくみ・下痢などの症状がみられる。

2）湿邪による病証

●病証	●病機	●現れる症状
湿困衛表	湿邪が表を閉じ込めると，衛気が鬱滞する	発熱はひどくないが長引く・微悪風寒・少汗
	湿邪が気機を阻滞すると，清陽を閉じ込める	胸脘部の痞え・吐き気・頭痛
湿温	湿が気機を閉じ込めて，熱が内伏する	身熱，午後に悪化・汗をかいても解熱できない
	湿熱が中焦に蘊結し，気機を阻滞する	胸脘部の痞え・吐き気・泥状便

5 燥邪

1）燥邪の特徴

燥は肺を傷つけやすい。肺は嬌臓（脆弱な臓）であって潤を喜び，燥を悪むという特徴がある。燥邪が人体を侵し，口鼻から入って，肺津を消耗すると，空咳，あるいは痰液が粘つき（膠痰），喀痰しにくくなる，あるいは大腸の伝導機能に影響し，便秘になる。

2）燥邪による病証

●病証	●病機	●現れる症状
温燥	初秋の燥邪が肺を犯すと、肺衛不和になる	頭痛・発熱・微悪風寒・咳嗽・痰少・喀痰不利あるいは血痰
	燥邪が肺津を消耗する	口渇があり水を欲しがる・唇と咽喉の乾燥・便秘
涼燥	晩秋の燥邪が肺を束縛すると、肺の宣発粛降機能が失調する	頭痛・鼻づまり・悪寒・発熱・無汗・咳嗽・痰少で痰質が稀薄
	燥邪が肺津を消耗する	唇と咽喉の乾燥・空咳

6 火邪

1）火邪の特徴
①火熱は陽邪であり、その性質は炎上である。
②火は津液と気を損傷しやすい。
③火熱は生風・動血しやすい。生風とは、火熱の邪が人体を侵襲し、肝風内動を引き起こすことを指す。症状として、高熱・神昏・四肢の痙攣・白目をむく・角弓反張・舌紅苔黄乾・脈洪数がみられる。いわゆる熱極生風である。動血とは、出血を起こすことである。
④火は瘡瘍を起こしやすい。火邪は血分に入り、局所に集まって、血肉を腐食して、瘡瘍が発生する。

2）火邪による病証

●病証	●病機	●現れる症状
火熱	火熱が壅盛となり、出血を起こす、あるいは肝風を引き起こす	高熱・煩躁・顔面紅潮・目の充血・呼吸が荒い・口渇があり水を欲しがる・口臭・便秘・小便黄赤・あるいは皮膚に斑疹・吐血・衄血・あるいは神昏・譫語・四肢痙攣・白目をむく・角弓反張
火毒	火熱が鬱結して熱毒となり、気血が壅滞して、血肉を腐食する	皮膚の感染症・局所が赤くて熱い・腫れ・痛み・化膿すると同時に高熱がでる・口渇・ときには神昏

2 衛気営血にもとづく病証分類

1）**概念**：衛気営血弁証とは、中国・清の時代の葉天士が『外感温熱病篇』で提起した外感温熱病の弁証方法である。外感温熱病が進行する段階で現れた証候を、衛分証・気分証・営分証・血分証の4種類の証に分けて、病位・重症度・病変の進展法則にもとづきまとめたもので、臨床において応用価値が高い。

2）分類

●病証	●病機		●現れる症状
衛分証	温熱の邪気が表を侵襲して，衛気の開合機能が失調すると，肺気が鬱滞して宣発機能が不能になる		発熱・微悪風寒・頭痛・咳嗽・咽痛・口乾・舌辺舌尖紅・脈浮数
気分証	熱邪が裏（臓腑）に入り，邪正闘争が起こると，裏熱亢盛で，気機が壅塞する	邪熱壅肺	発熱するが悪寒しない・胸痛・咳嗽・喘促・痰が黄色，粘稠・舌質紅・苔黄膩
		胃熱亢盛	高熱・大汗・激しい口渇・脈洪大・舌質紅・苔黄
		熱結腸道	発熱・腹部脹満・腹痛があり押されるのを嫌がる・便秘・舌質紅・苔黄乾燥
営分証	熱邪が営分に入り，営陰を損傷し，心神を撹乱する		発熱（夜に盛ん）・口乾・煩躁・夜寝不安・はなはだしければ譫語・発狂（精神錯乱）・または斑疹がうっすらと現れる・舌質紅絳・脈数
血分証	熱邪が血分に入り，血熱が盛んになると，血が溢れ，心神を擾乱し，肝風を引き起こす	血分実熱	高熱・躁擾発狂・斑疹あるいは吐血・衄血・便血・尿血
		熱盛動風	高熱・神昏・瘈厥
		血分虚熱	微熱が続く・午後潮熱・五心煩熱・口咽の乾燥・精神疲労・痩せる・舌質紅・少津
		陰虚風動	手足蠕動・瘈瘲（痙攣)・舌質紅乾萎縮・脈虚細

[1] 感冒

1 概念

　感冒とは，風邪を感受することによって発症する外感疾患であり，悪寒・発熱・鼻づまり・流涕・咳嗽・頭痛・全身のこわばりといった症状を特徴とする病証である。

[西洋医学の関連疾患]
①カゼ症候群：一部のウイルスあるいは細菌による急性カタル性上気道炎の総称であり，急性鼻炎や咽頭炎の形をとることが多い。
②インフルエンザ：インフルエンザウイルスによる急性カタル炎症で，上気道にとどまらず，下気道にも感染が及び，全身症状が強い。伝染力が強くて流行しやすい。

2 病因病機

1 病因

1）主因：風邪を感受する
　　兼邪：冬：風寒，春：風熱，梅雨：湿邪，夏：暑邪，秋：燥邪
2）時行疫毒を感受する
3）正気不足
　　陽虚：風寒を感受しやすい
　　陰虚：風熱を感受しやすい

2 病機

1）基本病機
①衛気不足

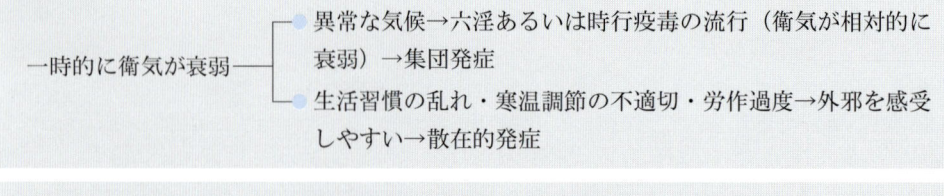

②外邪乗襲

外邪が肺衛を侵す→肺衛不和（おもに衛表不和）

2）病位：肺・衛

3 病因・病機・病証のまとめ

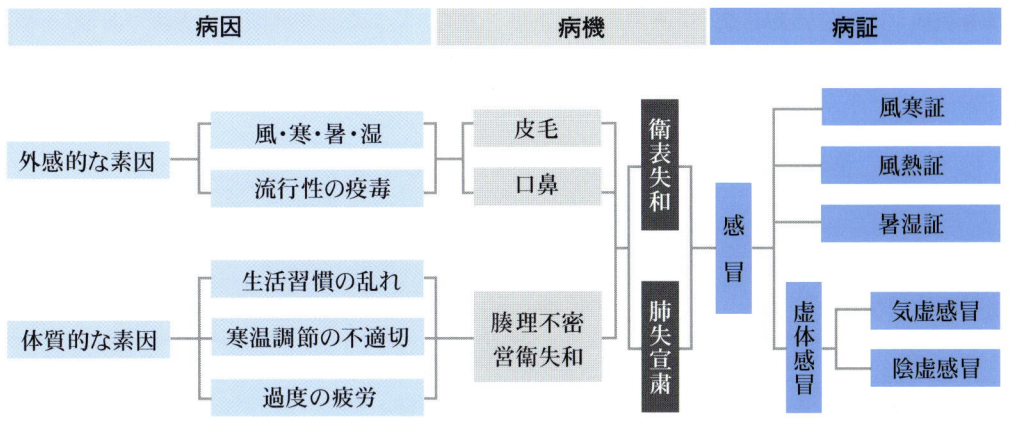

3 弁証論治

1 弁証のポイント

1）風寒と風熱の弁証

	風寒証	風熱証
悪寒と発熱	強い悪寒・軽度の発熱	身熱が著しい・やや悪風
随伴症状	水様性の鼻水	黄濁性の鼻水・咽喉痛
汗	なし	少し
舌	舌苔薄白	舌苔薄黄・舌両側と尖が赤い
脈	浮緊	浮数

2）兼邪の弁証

	暑邪	燥邪	湿邪
悪寒と発熱	発熱・やや悪風寒	悪寒・発熱	発熱・やや悪風寒
随伴症状	肌膚に灼熱感・口渇・心煩・倦怠感	咽と唇の乾燥・空咳	肢体がだるくて痛む・胸悶・胃脘部の痞え・泥状便
汗	少	なし	少し粘い汗
舌	舌質やや紅・苔薄白あるいは薄黄	舌質乾燥・苔薄	舌苔白膩
脈	細数	浮	浮濡

3）表証の有無の確認

●表裏弁証について●

①表裏弁証は八綱弁証の一部である

　八綱弁証とは，四診で得られた情報を分析し，陰・陽・表・裏・寒・熱・虚・実の8つの証候を概括することによって，病位・病性・正気と邪気の盛衰などを判断する方法である。

表裏	疾病の部位
寒熱	疾病の性質
虚実	正気と邪気の盛衰
陰陽	疾病の類型（表裏・寒熱・虚実を総括した概念）

②「表・裏」の意味

a．病位的な意味

表	皮毛・肌腠・経絡
裏	臓腑・骨髄・血脈

b．証候的な意味

	概念	症状
表証	表証とは，六淫・疫癘の邪気が皮毛・口鼻より人体に侵入し，正気（衛気）が邪気と対抗して現れる悪寒と発熱をおもな表現とする軽・浅の症候	悪寒と発熱・頭身の疼痛・脈浮
裏証	裏証とは，病が臓腑・気血・骨髄といった深い病位にある証候（表証を除外したすべての証候）	表証の症状以外の症状

c．表証と裏証の関係

表裏伝変	表にある邪が裏に入る	進行
	裏にある邪が表に出る	好転
表裏同病	表にある邪の一部が裏に入ったが，一部が表にとどまっている	
	持病（裏に邪がある）のうえに表邪を感受する	
	表と裏が同時に邪気を受ける	

③表証弁証の留意点

　a．中医学の病位は解剖学の意味ではなく，理論上の抽象的な病位である。
　　たとえば，脾気下陥とは脾臓下垂のことではなく，肝気鬱結は肝臓組織の病変のことではない。

　b．解剖上の体表≠弁証の表証
　　たとえば，皮膚の瘡瘍・痒み・色素沈着・黄疸≠表証

　c．内臓の一部病変，たとえば，腸道の感染症の場合，悪寒と発熱がみられれば表証と認

められる。
　　たとえば，表証を伴う湿熱痢→葛根黄芩黄連湯
　d．表証診断の根拠：新しく同時に発生した悪寒と発熱（一分の悪寒には一分の表証があり）

2 治療原則

1）基本原則：解表達邪
2）具体的な原則：
　①風寒→辛温解表
　②風熱→辛涼解表
　③暑湿→清暑祛湿解表
　④虚体感冒→扶正解表

3 証治分類

1）風寒・風熱・暑湿

	風寒証	風熱証	暑湿証
特徴的な症状	強い悪寒・軽度の発熱・無汗	発熱・やや悪風・少汗	身熱・やや悪風・肢体がだるくて重い・胸部と胃脘部の痞え
症状	頭痛・四肢がだるくて痛む・水様性の鼻水・喉の痒み・咳嗽	頭の脹痛・咳嗽・咽喉が腫れて痛む・鼻づまり・黄色い鼻水	やや発汗・頭が重くて痛む・尿少で黄色・泥状便
舌	舌苔薄白	舌辺尖紅・舌苔薄黄	舌苔薄黄膩
脈	浮緊	浮数	濡数
病機	風寒の邪が肌表を束縛して，肺気の宣発機能が失調する	風熱の邪が表を侵して，衛表が失調し，肺気の宣発粛降機能が失調する	暑湿の邪が表を傷つけ，衛表が不和となり，肺気の清粛機能が失調するとともに，湿熱の邪が中焦を阻害し，気機不利となる
治法	辛温解表	辛涼解表	清暑祛湿解表
方剤	荊防敗毒散	銀翹散	新加香薷飲

2）虚体感冒

	気虚感冒	陰虚感冒
特徴的な症状	平素より全身がだるい・カゼを引きやすい・悪寒が比較的重い・発熱	平素よりほてりがある・発熱・やや悪風寒・少汗
症状	無汗・頭痛・肢体がだるい	空咳・痰少
舌	舌質淡・苔白	舌質紅・苔少
脈	脈浮無力	脈細数

	気虚感冒	陰虚感冒
病機	平素より気虚・衛外不固であるところに風寒の邪を感受する	平素より陰虚・衛外不固であるところに風熱の邪を感受する
治法	益気解表	滋陰解表
方剤	参蘇飲	加減葳蕤湯

加減葳蕤湯（『通俗傷寒論』）：玉竹，葱白，桔梗，白薇，淡豆鼓，薄荷，炙甘草，大棗
銀翹散（『温病条弁』）：金銀花，連翹，淡豆鼓，牛蒡子，薄荷，荊芥穂，桔梗，甘草，竹葉，鮮芦根
荊防敗毒散（『外科理例』）：荊芥，防風，羌活，独活，柴胡，前胡，川芎，桔梗，枳殻，茯苓，甘草
新加香薷飲（『温病条弁』）：香薷，鮮扁豆花，厚朴，金銀花，連翹
参蘇飲（『太平恵民和剤局方』）：人参，紫蘇，葛根，前胡，半夏，茯苓，橘紅，甘草，桔梗，枳殻，木香，陳皮，生姜，大棗

4 予防とケア

1．天候の変化に合わせ，着るものや就寝時の掛け布団を調節する。
2．適当な耐寒訓練を行う。
3．睡眠を十分にとる。
4．補虚固本の治療を行う。

[2] 痄腮

1 概念

痄腮とは，風温邪毒を感受して，少陽経脈を壅阻されることによって引き起こされる流行性疾患であり，発熱・耳下腮部の瀰漫性疼痛を特徴とする。いわゆる「おたふくかぜ」のこと。ときには毒竄少腹（睾丸炎あるいは卵巣炎）を合併して，少腹疼痛・睾丸腫痛などの症状が現れる。

[西洋医学の関連疾患]
流行性耳下腺炎

2 病因病機

1 病因
風温邪毒の感受

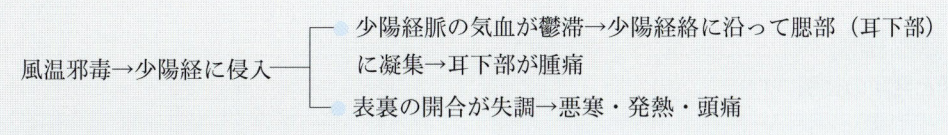

2 病機
1）基本病機：少陽経脈に邪毒が壅阻し，気血と相搏して耳下腮部に凝滞する
2）病位：少陽経絡・胆・肝
3）伝変

邪浅病軽あるいは早期治療→邪気は少陽の段階で解消→治癒

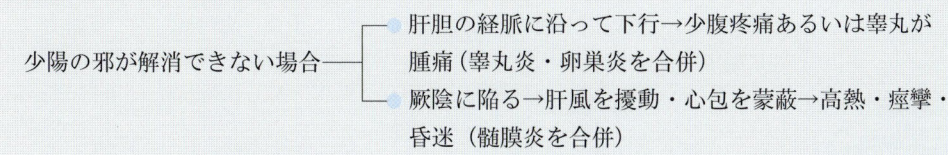

3 病因・病機・病証のまとめ

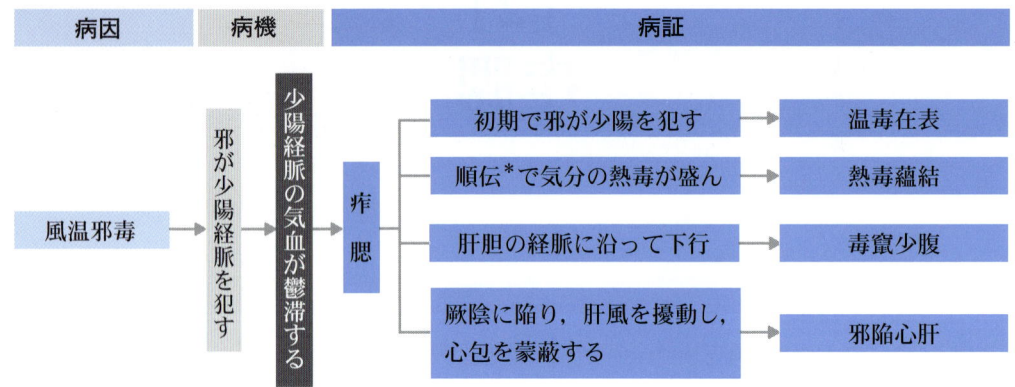

＊順伝：温熱病邪が衛分→気分→営分→血分の順番で伝変すること。

3 弁証論治

1 診断のポイント
1）初期の臨床上の特徴：耳下部を中心に腫脹，疼痛・悪寒と発熱を伴う
2）伝変による合併症に注意
　①睾丸の腫痛
　②高熱・昏迷

2 類証鑑別
痄腮と発頤の鑑別

	痄腮	発頤
共通所見	耳下部周囲腫痛	
特徴的な症状	耳下部を中心として両側が対称的に腫脹，境界がはっきりしない，化膿しない	片側に発症し，耳下部を中心として腫脹，耳下部の発赤とズキズキとした痛みを伴って腫れる・腫れた耳下腺を押さえると，口の中の頬にある耳下腺の開口部から膿が出てくる
病因病機	風温邪毒を感受して，邪毒が少陽経脈に壅阻し，気血と相搏して耳下腮部に凝滞する	熱病の後期，残留した熱毒が透泄できず，少陽・陽明経絡に蘊結して，気血行滞になる
伝染性	ある	ない
西洋医学の病名	ウイルス感染による流行性耳下腺炎	細菌の感染による急性化膿性耳下腺炎

3 治療原則
疏風清熱・解毒消癰・散結消腫

4 証治分類

	温毒在表	熱毒蘊結	毒竄少腹	邪陥心肝
特徴的な症状	片側あるいは両側耳下部が瀰漫性腫脹，疼痛・悪寒・発熱	耳下部が瀰漫性腫脹，疼痛，質が硬く押されるのを嫌がる	耳下部の腫脹が発症してから，1週間ほどで片側あるいは両側少腹疼痛あるいは睾丸が腫脹，疼痛が起こる	耳下部の腫脹が発症してから，1週間ほどで突然高熱・痙攣・昏迷を起こす
症状	咽喉部の充血・食物を嚙むときに違和感がある	高熱・頭痛・口渇・食物を嚙むのが困難	発熱・嘔吐・尿少で色が濃い	頭痛・項部の強直
舌	舌質紅・苔薄白あるいは淡黄	舌質紅・苔黄	舌質紅・苔黄	舌質紅絳
脈	浮数	滑数	数	数
病機	風温邪毒が少陽経絡を犯し，少陽気血が鬱阻され，表裏の開合が失調する	温毒が裏に入り，熱毒が熾盛する	熱毒が肝胆の経脈に沿って下行し，経脈が鬱滞される	邪毒が心肝に内陥し，心神を撹乱して肝風を引き起こす
治法	疏風清熱 散結消腫	清熱解毒 軟堅散結	清瀉肝胆 活血止痛	清熱解毒 平肝熄風
方剤	銀翹散	普済消毒飲	竜胆瀉肝湯	普済消毒飲＋紫雪丹（あるいは至宝丹）

銀翹散（『温病条弁』）：金銀花，連翹，淡豆鼓，牛蒡子，薄荷，荊芥穂，桔梗，甘草，竹葉，鮮芦根
紫雪丹（『太平恵民和剤局方』）：滑石，石膏，寒水石，磁石，羚羊角，青木香，犀角，沈香，丁香，升麻，玄参，甘草，芒硝，朱砂，麝香，黄金，硝石
至宝丹（『太平恵民和剤局方』）：朱砂，麝香，安息香，金銀箔，犀角，牛黄，琥珀，雄黄，玳瑁，竜脳
普済消毒飲（『東垣十書』）：黄芩，黄連，連翹，玄参，板藍根，馬勃，白僵蚕，升麻，柴胡，陳皮，桔梗，甘草，薄荷
竜胆瀉肝湯（『蘭室秘蔵』）：竜胆草，沢瀉，木通，車前子，当帰，柴胡，生地黄（近代の処方には黄芩，山梔子が入っている）

4 予防とケア

1．発症してからは患者を隔離する。
2．感染者との接触を避ける。
3．発熱時はお湯・野菜汁および果物ジュースを飲む。

[3] 風温

1 概念

風温とは，風熱の邪を感受することによって発症する外感疾患であり，発熱・やや悪風寒・頭痛・咳嗽などの肺衛の症状を特徴とする病証である。

[西洋医学の関連疾患]
①急性気管支炎，②肺炎，③インフルエンザ。

2 病因病機

1 病因

1）外因：風熱の邪
 ①春季に暖かくて風が多い場合
 ②冬季に寒いはずなのに，暖かくなる場合
2）内因：正気虚弱・衛外不固

- 体質素因：正常の気温変化だが正虚で衛気不固になる
- 自然素因：気温寒熱の激しい変化に耐えられない

→ 風熱の邪が肺衛を侵襲→肺衛が不調和になる→風温

2 病機

1）基本病機：風熱の邪が肺衛を犯す
2）病位：肺と衛分
3）伝変の特徴

①発症

温邪が上焦を犯す→肺
- 衛気を鬱阻する
- 肺の宣発機能が失調する

②伝変

邪の病位が浅く軽症，あるいは早期治療→邪気は肺衛の段階で解消→治癒

肺衛の邪が解消できない場合
- 順伝で気分へ
- 逆伝で心包へ

3 病因・病機・病証のまとめ

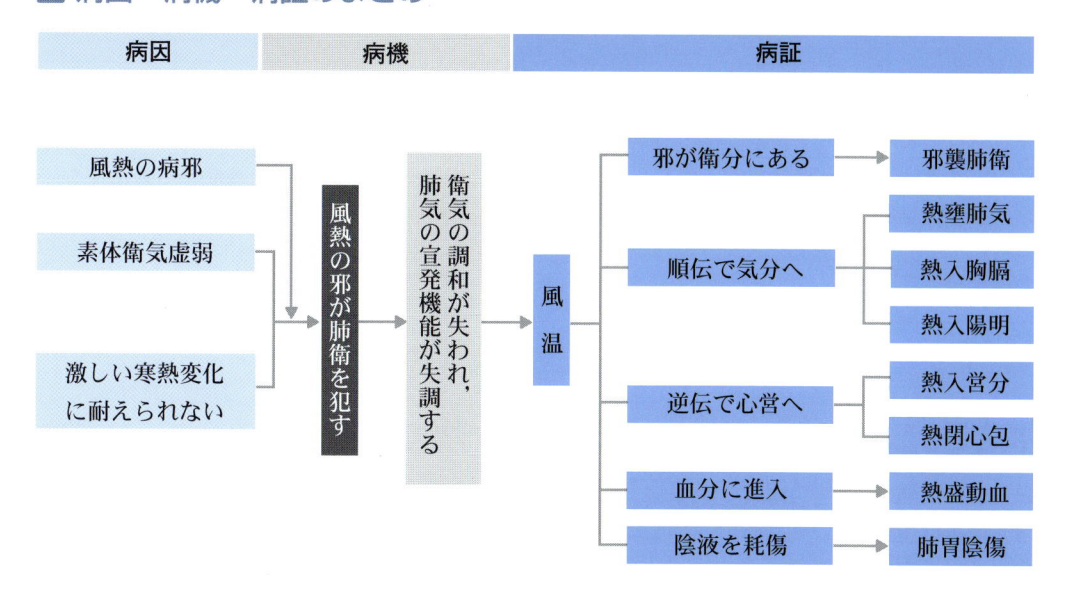

病因	病機	病証

- 風熱の病邪
- 素体衛気虚弱
- 激しい寒熱変化に耐えられない

→ 風熱の邪が肺衛を犯す → 衛気の調和が失われ，肺気の宣発機能が失調する → 風温

- 邪が衛分にある → 邪襲肺衛
- 順伝で気分へ → 熱壅肺気／熱入胸膈／熱入陽明
- 逆伝で心営へ → 熱入営分／熱閉心包
- 血分に進入 → 熱盛動血
- 陰液を耗傷 → 肺胃陰傷

3 弁証論治

1 診断のポイント

1）冬から春にかけてよく発症する
2）初期の臨床的特徴：肺衛熱証
3）伝変による合併症に注意
　①逆伝心包
　②熱聚して肺癰になる
　③正気外脱

2 類証鑑別

1）風温と風熱感冒の鑑別

	風温	風熱感冒
共通所見	風熱表証	
特徴的な症状	強い発熱・軽度の悪寒・口渇・咳嗽・喘促・黄色の痰・胸痛	発熱・やや悪風・少汗・頭の脹痛・咳嗽・咽喉が腫れて痛い・鼻づまり・黄色い鼻水
病機	風熱が表を犯す・肺熱が亢盛	風熱が表を犯す・清竅不利
陽明気分と心包への伝変	よくある	少ない
経過	割合に長い	短い
西洋医学の病名	肺炎	感冒

2）風温と肺癰の鑑別

	風温	肺癰
共通所見	初期には風熱表証がみられる・咳嗽・痰	
特徴的な症状	咳嗽・生臭い膿血濁痰はない	咳嗽・多量の生臭い膿血濁痰がある
病機	風熱が肺衛を犯して，肺熱が壅盛して，宣発粛降機能が失調する	熱毒が肺に蘊結・蘊醸して癰になる。血肉が腐敗して膿になり，癰腫が破潰して排出される
西洋医学の病名	肺炎	肺膿腫

3 治療原則

1）まずは解表　┬清肺
2）次に清熱　──┼清胃
3）最後に生津　┴清心

4 証治分類

1）衛分証と気分証

	衛分証	気分証		
	邪襲肺衛	熱壅肺気	熱入胸膈	熱入陽明
特徴的な症状	発熱・やや悪寒・無汗か少汗・咳嗽	高熱・口渇・咳嗽・気喘・黄色い濃厚な痰	発熱・口渇・心中懊憹（心下部に熱がこもってイライラする）あるいは胸膈が熱くて焼けるような感じ	高熱・煩躁・口渇・大量の発汗・あるいは腹部脹痛・譫語・便秘あるいは下痢・大便が黄色く稀薄・肛門に灼熱感
症状	頭痛・やや口渇	胸悶・胸痛・ときには鉄錆のような色の痰あるいは痰に血液が混じる	胸悶・煩躁・唇の乾燥・歯肉紅腫・咽喉疼痛・便秘	顔面紅潮
舌	舌辺尖紅・苔薄白	舌質紅・苔黄膩	舌質紅・苔黄	舌質紅・苔黄
脈	浮数	滑数	滑数	洪大
病機	風熱が肺衛を犯し，衛気が鬱阻され，肺気の宣発機能が失調する	熱邪が裏に入り，肺気を壅塞して，肺の粛降機能が失調する	熱邪が裏に入り，胸膈の間に鬱聚し，気機が鬱滞する	邪熱が陽明に入り，正気と邪気とが争い，裏熱が熾盛となる

	衛分証	気分証		
	邪襲肺衛	熱壅肺気	熱入胸膈	熱入陽明
治法	辛涼解表	清熱宣肺	熱鬱胸膈：清宣鬱熱 熱灼胸膈：清泄膈熱	気分無形邪熱亢盛：清気泄熱 腸腑結熱：攻下泄熱 腸熱下痢：清腸止痢
方剤	銀翹散	麻杏甘石湯	梔子豉湯（清宣鬱熱） 涼膈散（清泄膈熱）	白虎湯（清気泄熱） 大承気湯（攻下泄熱） 葛根黄芩黄連湯（清腸止痢）

２）営分証・血分証および陰傷証

	営分証		血分証	陰傷証
	熱入営分	熱閉心包	熱盛動血	肺胃陰傷
特徴的な症状	夜に熱があがる・口が乾くがあまり飲みたくない・心煩	高熱・神昏・譫語・あるいは昏睡して話さない	発熱・瀰漫性皮下出血・あるいは吐血・喀血・便血・尿血	熱が下がって僅かに微熱がある
症状	ときには譫語・斑疹が出たり隠れたりする	身体灼熱・四肢厥冷	煩躁・肢体痙攣・昏迷	空咳・痰少・口乾・嘈雑
舌	舌質紅絳	舌質深絳・舌の動きに障害	舌質深絳	舌質紅・苔少
脈	細数	滑数	細数	細数
病機	熱邪が営分に入り，営陰を灼傷し，心神を擾乱し，血絡に影響が及ぶ	熱邪が津液を焼灼して痰となり，痰熱が心包絡を閉塞する	熱邪が血分に入り，血熱亢盛となり，血が溢れ，心神が擾乱される	邪熱が解消され，肺胃の陰液の損傷がまだ回復していない
治法	清営泄熱 透熱転気	清心開竅	涼血散血	甘寒生津 滋養肺胃
方剤	清営湯	清宮湯で安宮牛黄丸（あるいは至宝丹あるいは紫雪丹）を飲む 安宮牛黄丸（清熱解毒・開竅醒神） 至宝丹（化濁開竅・清熱解毒） 紫雪丹（清熱開竅・鎮風熄痙）	犀角地黄湯	沙参麦門冬湯

安宮牛黄丸（『温病条弁』）：牛黄，鬱金，犀角，黄連，朱砂，氷片，珍珠，山梔子，雄黄，黄芩，麝香，金箔衣
葛根黄芩黄連湯（『傷寒論』）：葛根，黄芩，黄連，炙甘草
銀翹散（『温病条弁』）：金銀花，連翹，淡豆鼓，牛蒡子，薄荷，荊芥穂，桔梗，甘草，竹葉，鮮芦根
犀角地黄湯（『備急千金要方』）：犀角，生地黄，牡丹皮，芍薬
梔子豉湯（『傷寒論』）：梔子，香豉
紫雪丹（『太平恵民和剤局方』）：滑石，石膏，寒水石，磁石，羚羊角，青木香，犀角，沈香，丁香，升麻，玄参，甘草，芒硝，朱砂，麝香，黄金，硝石
至宝丹（『太平恵民和剤局方』）：朱砂，麝香，安息香，金銀箔，犀角，牛黄，琥珀，雄黄，玳瑁，竜脳
沙参麦門冬湯（『温病条弁』）：沙参，麦門冬，玉竹，桑葉，甘草，天花粉，白扁豆
清営湯（『温病条弁』）：犀角，生地黄，玄参，麦門冬，丹参，金銀花，連翹，黄連，竹葉心
大承気湯（『傷寒論』）：大黄，厚朴，枳実，芒硝
白虎湯（『傷寒論』）：石膏，知母，粳米，甘草
麻杏甘石湯（『傷寒論』）：麻黄，杏仁，石膏，炙甘草
涼膈散（『太平恵民和剤局方』）：連翹，大黄，芒硝，黄芩，梔子，甘草，薄荷，竹葉，蜂蜜

4 予防とケア

1．生活リズムと寒温調節に気をつけ，カゼを引かないように心がける。
2．過労を避ける。
3．発熱時はお湯・野菜ジュースおよび果物ジュースを飲む。
4．痰の多いときには祛痰の措置をとる。

[4] 湿温

1 概念

　湿温とは，湿熱の邪を感受することによって発症する外感疾患であり，発症は緩慢で，経過が長引き，初期は脾胃の症状を中心とする病証である。

[西洋医学の関連疾患]
①腸チフス，②パラチフス，③一部のインフルエンザ。

2 病因病機

1 病因

1）外因：湿熱の邪を外感する
2）内因：脾虚によって内湿が停滞する

- 体質的に脾胃虚弱
- 不適切な飲食

　→脾胃の運化機能が失調する→湿が内生（内湿）＋湿熱（外湿）を感受→湿熱が中焦を閉じ込める→湿温

2 病機

1）基本病機：湿熱が中焦を蘊阻する
2）病位：おもに脾胃（初期には衛分を兼ねる）
3）伝変の特徴
　①初期：湿の中で熱を蘊醸し，邪気が衛気を阻遏（阻止）する。
　②進行期：気分で湿熱が鬱蒸し，脾胃を蘊阻する。
　③経過の前半では「湿＞熱」で，化熱してからは「湿＝熱」，そして，「熱＞湿」になる。
　④湿熱は三焦で瀰漫，あるいは化燥・化火し営分と血分に入り，多彩な伝変を起こす。

3 病因・病機・病証のまとめ

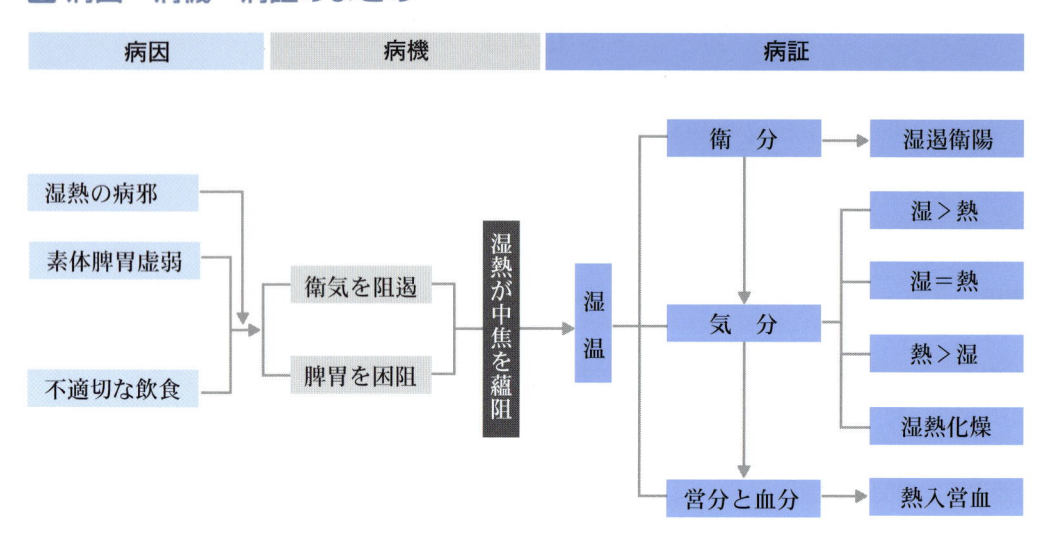

病因	病機	病証

```
湿熱の病邪 ─┐
素体脾胃虚弱 ┼→ 衛気を阻遏 ┐           ┌→ 衛 分 →→ 湿遏衛陽
           │              ├→ 湿熱が中焦を蘊阻 →湿温┤        ┌→ 湿＞熱
不適切な飲食 ┴→ 脾胃を困阻 ┘           │→ 気 分 ┼→ 湿＝熱
                                      │        ├→ 熱＞湿
                                      │        └→ 湿熱化燥
                                      └→ 営分と血分 →→ 熱入営血
```

3 弁証論治

1 診断のポイント

１）夏から秋にかけてよく発症する
２）初期の臨床的特徴：発熱はひどくないが，湿の症状が比較的ひどい
　①体はそれほど熱くないが，徐々に熱があがる。
　②湿が脾を困遏して現れる症状：上腹部の痞悶・腹部の脹満感・食欲不振・舌苔膩・便溏
　③湿が清陽を阻遏して現れる症状：頭が重い・眩暈・精神不振
　④脈緩
３）発症が緩慢で経過が長い

2 類証鑑別

湿温と中暑の鑑別

	湿温	中暑
共通所見	夏によく発症・発熱・食欲不振	
発熱の特徴	微熱から徐々に熱があがる	急に高熱がでる
随伴症状	上腹部の痞悶・腹部の脹満感・食欲不振・舌苔膩・便溏・脈緩	大量の発汗・煩躁・口渇・顔面紅潮・小便の色が濃い・舌質紅・乾燥・脈数
病機	湿熱の邪が中焦を困遏する	暑熱の邪が気分に入る
西洋医学の病名	腸チフス・パラチフス・一部のインフルエンザ	日射病

32　第１章｜外感病証

3 治療原則

1) 祛湿清熱
   ①湿遏衛陽：芳香化湿・疏中解表
   ②湿＞熱：化湿宣気
   ③湿＝熱：清熱化湿
   ④熱＞湿：清気泄熱・兼として化湿
2) 涼血解毒：熱入営血

4 証治分類

	衛分	気分				営血分
	湿遏衛陽	湿＞熱	湿＝熱	熱＞湿	湿熱化燥	熱入営血
特徴的な症状	悪寒・やや発熱・頭が重くて痛む・肢体が重くてだるい	身熱が変動し午後に悪化・表情が鈍い・腹脹便溏	発熱は次第に高くなる・発汗しても熱が下がらない・口渇があるが多くは飲みたくない	発熱がひどい・口渇があり水を欲しがる・顔面紅潮・大量の発汗	高熱・大量の発汗・顔が真赤・煩躁して水を飲みたがる	身熱が夜に悪化・心煩・譫語・斑疹が出る・あるいは突然腹痛・血便
症状	口渇がないか口渇があっても水を飲みたくない	胸部と上腹部に痞悶感・尿少で混濁	心煩・上腹部に痞悶感・悪心・尿少で色が濃い・大便溏薄・白い皮疹あるいは黄疸・神識昏蒙	上腹部に痞悶感	呼吸が荒い・あるいは腹部脹悶・便秘・譫語	神識昏蒙・吐血・衄血
舌	舌苔白膩	舌苔白膩あるいはやや黄色	舌質紅・苔黄膩	舌質紅・苔黄やや膩	舌質紅・苔黄厚焦燥	舌質絳・苔少
脈	濡	濡	滑数	洪大	沈実有力	数
病機	湿邪が衛陽を阻遏し，裏湿を引動し，気機を阻滞して，清陽不昇になる	湿熱が中焦を困阻して，脾の運化機能が失調する	湿が鬱して化熱し，熱邪が次第に旺盛になる	湿がより化熱して，熱の方がひどくなる	湿熱が化火し，化燥して，津液を耗傷する	湿熱が化火して，営血に入り，営陰を灼傷する・あるいは熱盛動血で出血を起こす

	衛分	気分				営血分
	湿遏衛陽	湿＞熱	湿＝熱	熱＞湿	湿熱化燥	熱入営血
治法	芳香化湿 疏中解表	宣気化湿	化湿清熱	清気泄熱・兼として化湿	清気泄熱あるいは攻下泄熱	清営泄熱あるいは涼血散血
方剤	藿朴夏苓湯	三仁湯	王氏連朴飲	白虎加蒼朮湯	白虎湯（清気泄熱） 大承気湯（攻下泄熱）	清営湯（清営泄熱） 犀角地黄湯（涼血散血）

王氏連朴飲（『霍乱論』）：黄連，厚朴，山梔子，製半夏，芦根，淡豆豉，菖蒲
藿朴夏苓湯（『医原』）：藿香，厚朴，半夏，赤苓，杏仁，薏苡仁，蔲仁，通草，猪苓，沢瀉，淡豆豉
犀角地黄湯（『備急千金要方』）：犀角，生地黄，牡丹皮，芍薬
三仁湯（『温病条弁』）：杏仁，白豆蔲，薏苡仁，厚朴，半夏，通草，滑石，竹葉
清営湯（『温病条弁』）：犀角，生地黄，玄参，麦門冬，丹参，金銀花，連翹，黄連，竹葉心
白虎加蒼朮湯（『活人書』）：石膏，知母，粳米，蒼朮，甘草
白虎湯（『傷寒論』）：石膏，知母，粳米，甘草
大承気湯（『傷寒論』）：大黄，厚朴，枳実，芒硝

4 予防とケア

1．飲食・衛生に注意する。
2．寝床で静養する。
3．飲食には流動食あるいは濃厚な流動食。
4．発熱時はお湯・野菜ジュースおよび果物ジュースを飲む。

［5］中暑

1 概念

中暑とは，夏季に暑熱の邪が内襲し，突然に高熱・発汗・神昏・嗜睡・ときには痙攣を起こす病証である。

[西洋医学の関連疾患]
熱射病

2 病因病機

1 病因
1）外因：暑熱の邪
2）内因：気虚

2 病機
1）基本病機：暑熱内襲
　①夏季の暑気は火熱の気である。
　②火熱によって気陰を消耗する。
　③湿邪をよく伴う
2）病位：心あるいは心包

3 病因・病機・病証のまとめ

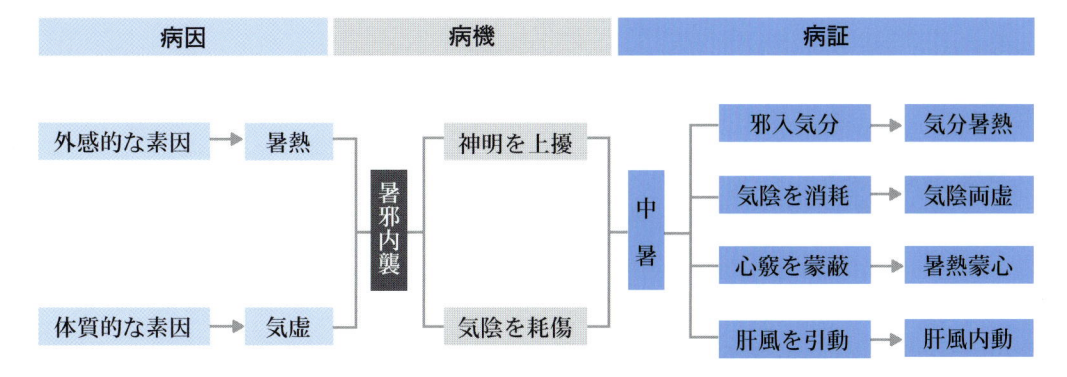

病因	病機	病証
外感的な素因 → 暑熱	暑邪内襲 → 神明を上擾	中暑 → 邪入気分 → 気分暑熱
体質的な素因 → 気虚	気陰を耗傷	気陰を消耗 → 気陰両虚
		心竅を蒙蔽 → 暑熱蒙心
		肝風を引動 → 肝風内動

3 弁証論治

1 類証鑑別

中暑と中風の弁証

	中暑	中風
発症する季節	おもに夏季に発症	よく冬季あるいは春季に発症
発症する環境	強烈な日差しあるいは高温	寒冷あるいは激しい気温の変化
誘因	炎天下あるいは高温下での運動	ストレス・過度の飲酒
症状	高熱・大量の発汗・胸悶・悪心・嘔吐・重症のときには昏倒・四肢の強直・角弓反張	突然意識を失って倒れる・不省人事・口眼歪斜・半身不遂・言語障害
西洋医学の病名	日射病	脳血管障害

2 治療原則

1）基本原則：祛邪扶正
2）具体的な原則

①**清熱**：暑の性質は炎熱 ─┬─ 気分の熱
　　　　　　　　　　　　　└─ 営分の熱

②**益気**：暑の性質は昇散→気を耗傷
③**養陰**：暑の性質は炎熱→陰を耗傷
④**除湿**：暑は湿を伴うケースが多い
⑤**開竅**：暑邪は心包を犯して，痰熱によって心竅を蒙蔽する

3 証治分類

	気分暑熱	気陰両虚	暑熱蒙心	肝風内動
特徴的な症状	発熱・大量の発汗・煩躁・口渇	身熱・発汗・精神衰微	高熱・煩躁・突然意識を消失	高熱・神昏・四肢の痙攣
症状	顔面紅潮・尿の色が濃い	無気力・食欲不振	発汗・胸悶	牙関緊閉・便秘
舌	舌質紅・乾燥	舌質淡・苔少	舌質紅絳	舌質紅・苔黄膩
脈	洪大	細数	洪数	弦滑
病機	邪が気分に入り，気分熱盛になる	邪が気陰を消耗して，気陰不足になる	暑熱の邪が気分から営分へ，心包を蒙蔽する	熱が盛んで，肝風を引き起こす
治法	清熱生津	益気生津	清心開竅	熄風清火 豁痰開竅

	気分暑熱	気陰両虚	暑熱蒙心	肝風内動
方剤	白虎湯	生脈散	安宮牛黄丸（清熱解毒・開竅醒神） 至宝丹（化濁開竅・清熱解毒） 紫雪丹（清熱開竅・熄風鎮痙）	羚羊鈎藤湯

安宮牛黄丸（『温病条弁』）：牛黄，鬱金，犀角，黄連，朱砂，氷片，珍珠，山梔子，雄黄，黄芩，麝香，金箔衣

紫雪丹（『太平恵民和剤局方』）：滑石，石膏，寒水石，磁石，羚羊角，青木香，犀角，沈香，丁香，升麻，玄参，甘草，芒硝，朱砂，麝香，黄金，硝石

至宝丹（『太平恵民和剤局方』）：朱砂，麝香，安息香，金銀箔，犀角，牛黄，琥珀，雄黄，玳瑁，竜脳

生脈散（『備急千金要方』）：人参，麦門冬，五味子

白虎湯（『傷寒論』）：石膏，知母，粳米，甘草

羚羊鈎藤湯（『通俗傷寒論』）：羚羊角，桑葉，川貝母，生地黄，釣藤鈎，菊花，白芍，生甘草，竹筎，茯神

4　予防とケア

1．炎暑の季節には暑気を避ける措置をとる。
2．生活リズムを規律正しくする。
3．睡眠を十分にとる。
4．水分とミネラルを十分に補給する。
5．西瓜の汁，緑豆スープなどの祛暑清熱の効能があるものを飲む。

[6] 秋燥

1 概念

秋燥とは，秋季に時令の燥邪を感受して，おもに肺衛表証と口・鼻・咽喉などの乾燥を呈する病証である。

[西洋医学の関連疾患]
秋季に発症した感冒，インフルエンザ，急性気管支炎など。

2 病因病機

1 病因
燥邪を感受する

　　初秋：夏に近い→燥邪が夏の温熱の気と結合→温燥
　　晩秋：冬に近い→燥邪が冬の寒涼の気と結合→涼燥

　　燥邪 ─┬─ 肺と衛表を犯す→衛気が失調し，肺気の宣発機能が失われる ─┐
　　　　　└─ 肺津を耗傷→肺系の津液が乾燥する ─────────────┴─ 秋燥

2 病機
1）**基本病機：燥勝則乾**（燥邪に犯されると乾燥の症状が現れる）
　①燥邪はまず肺と衛表を犯す。
　②燥邪が化火して，陰液を耗傷し，肺絡を損傷する。
　③肺と大腸は表裏関係にあるため，肺燥の場合には大便が乾燥硬結になることがある。
2）**病位：肺**

3 病因・病機・病証のまとめ

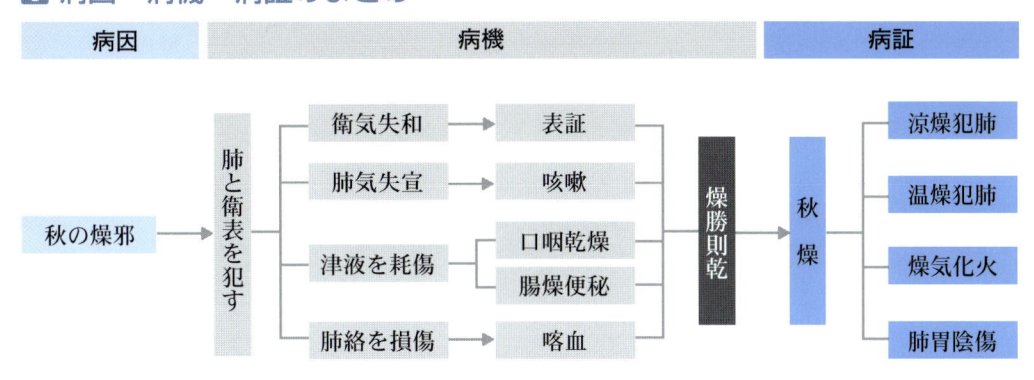

病因	病機		病証

秋の燥邪 → 肺と衛表を犯す →
- 衛気失和 → 表証
- 肺気失宣 → 咳嗽
- 津液を耗傷 → 口咽乾燥／腸燥便秘
- 肺絡を損傷 → 喀血

→ 燥勝則乾 → 秋燥 →
- 涼燥犯肺
- 温燥犯肺
- 燥気化火
- 肺胃陰傷

3 弁証論治

1 類証鑑別

秋燥と風寒感冒の弁別

<table>
<tr><th colspan="2"></th><th>秋燥</th><th>風寒感冒</th></tr>
<tr><td colspan="2">共通点</td><td colspan="2">悪寒・発熱</td></tr>
<tr><td rowspan="3">相違点</td><td>病邪</td><td>燥邪</td><td>風寒の邪</td></tr>
<tr><td>多発季節</td><td>秋</td><td>冬</td></tr>
<tr><td>症状</td><td>発熱・微悪風寒・少汗・咳嗽・痰少・鼻、唇、咽喉の乾燥感・舌苔薄、乾燥</td><td>強い悪寒・軽度の発熱・無汗・頭痛・全身のこわばり・口渇なし・舌苔薄白</td></tr>
</table>

2 弁証のポイント

燥邪の寒熱属性を弁別する

	温燥	涼燥
発症時期	初秋	晩秋
気候との関連	夏季の暑熱の余気が残留，燥＋熱	冬季に近い寒気があり，燥＋寒
証候	温燥証	涼燥証

3 治療原則

1) **基本原則：燥者濡之**（燥証に対して滋潤の方法で対応する）
2) 具体的な原則

①透邪潤燥 ─┬─ 涼燥：辛開温潤
　　　　　　└─ 温燥：辛涼甘潤
②肺燥化火：清肺潤燥
③肺胃陰傷：甘寒生津
④津傷腸燥：滋陰潤腸

4 証治分類

	涼燥犯肺	温燥犯肺	燥気化火	肺胃陰傷
特徴的な症状	発熱・悪寒・頭痛・少汗	発熱・微かな悪風寒・頭痛・咳嗽・痰少	身熱・空咳・喀痰不利あるいは血痰・気逆して喘促	身熱が消失しても微熱が残る・空咳が長引く・口，鼻，咽喉などの乾燥
症状	空咳・鼻の乾燥感	口渇があり水を欲しがる・唇と咽喉の乾燥・心煩・便秘	胸脇脹痛・心煩・口渇・大便乾燥秘結	大便乾燥・排出困難
舌	舌苔薄白で乾燥	舌辺尖紅・苔薄乾燥	舌質紅・苔薄乾燥	舌質紅・苔少
脈	浮	浮数	細弦	細数
病機	涼燥の邪が肺と衛表を犯して，衛気が失調し，肺気の宣発機能が失調する	温燥の邪が肺と衛表を犯して，衛気が失調し，肺気の宣粛機能が失調する	肺経の燥熱が化火して，衛分から気分へ入り，肺燥陰傷になる	大部分の燥邪がなくなるものの，損傷した肺と胃の陰液が回復していない
治法	疏表透邪 宣肺潤燥	辛涼甘潤 清透肺衛	清肺泄熱 滋陰潤燥	滋養肺胃
方剤	杏蘇散	桑杏湯	清燥救肺湯	沙参麦門冬湯

杏蘇散（『温病条弁』）：杏仁，紫蘇，橘皮，半夏，生姜，枳殻，桔梗，前胡，茯苓，甘草，大棗
沙参麦門冬湯（『温病条弁』）：沙参，麦門冬，玉竹，桑葉，甘草，天花粉，白扁豆
清燥救肺湯（『医門法律』）：桑葉，石膏，杏仁，甘草，麦門冬，人参，阿膠，炒胡麻仁，炙枇杷葉
桑杏湯（『温病条弁』）：桑葉，杏仁，沙参，浙貝母，淡豆豉，山梔子，梨皮

4 予防とケア

1．秋季には室内の湿度を保つ。
2．陰血不足体質の者は，甘寒性の野菜と果物をしっかりと摂る。
3．睡眠を十分にとる。
4．辛いもの・熱いもの・飲酒を控える。

[7] 痢疾

1 概念

痢疾とは，腹痛・裏急後重（腹痛があり便意を催すが，排便後も腹痛・便意がなくならない）・赤白の膿血を下痢する病証である。

[西洋医学の関連疾患]
①細菌性赤痢，②アメーバ赤痢，③潰瘍性大腸炎。

2 病因病機

1 病因

1）外邪の感受

- 湿熱の邪
- 疫毒の邪
- 寒湿の邪

外邪の侵襲→大腸を阻滞→気血壅滞→脂膜と血絡を損傷→痢疾

2）不適切な飲食

- 不潔なもの
- 脂っこいもの
- 冷たいもの

脾胃を損傷→体内に湿熱が発生→気血壅滞→脂膜と血絡を損傷→痢疾

2 病機

1）**基本病機**
　邪が大腸を阻滞して，大腸の伝導機能が障害されたために，気血が壅阻され，脂膜と血絡が損傷される。

2）**病位：大腸。胃・脾・腎と関連する**

3）**病理の性質**

　暴痢→実証：湿熱・寒湿
　久痢→虚証あるいは虚実挟雑証

3 病因・病機・病証のまとめ

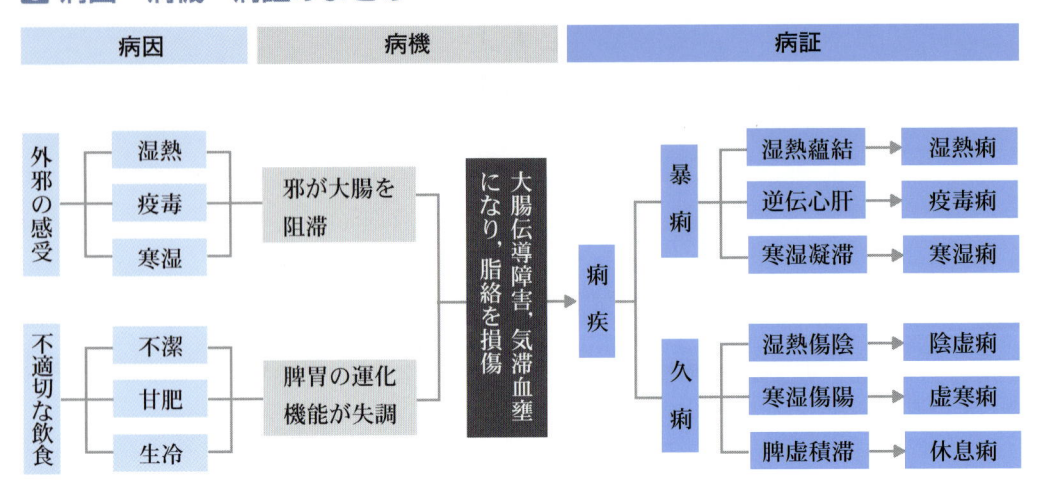

病因	病機	病証

外邪の感受
- 湿熱
- 疫毒
- 寒湿
→ 邪が大腸を阻滞

不適切な飲食
- 不潔
- 甘肥
- 生冷
→ 脾胃の運化機能が失調

→ 大腸伝導障害になり、気滞血壅になり、脂絡を損傷 → 痢疾

暴痢
- 湿熱蘊結 → 湿熱痢
- 逆伝心肝 → 疫毒痢
- 寒湿凝滞 → 寒湿痢

久痢
- 湿熱傷陰 → 陰虚痢
- 寒湿傷陽 → 虚寒痢
- 脾虚積滞 → 休息痢

3 弁証論治

1 類証鑑別
痢疾と泄瀉の鑑別

	痢疾	泄瀉
病機	邪が大腸を阻滞し、大腸の伝導機能が障害され、気滞血壅となり、脂絡が損傷される	脾虚によって湿邪が内盛し、脾の運化機能が失調したため、気機の昇降失調を来し、清濁を分別できない
大便	膿血便	溏薄あるいは水様性あるいは未消化物が混じる
随伴症状	裏急後重・腹痛は排便後に軽減しない	裏急後重はない・腹痛は排便後に軽減する
病理解剖	直腸・S状結腸粘膜の炎症と潰瘍	胃腸粘膜（おもに小腸）の炎症

2 弁証のポイント
1）暴痢と久痢の鑑別

	暴痢	久痢
発症	急激	繰り返す
経過	短い	長い
症状	激しい腹痛・腹部脹満で押えられるのを嫌がる・裏急後重・下痢の回数が多い・典型的な膿血便	腹部がシクシクと痛む・下痢粘液および膿血が混じる・肛門の墜重感

2）熱痢と寒痢の鑑別

	熱痢	寒痢
大便	血の色が鮮やか・質が稠厚・生臭さが強い	粘液は血液より多い・質が稀薄・生臭さが弱い
裏急後重	強い	弱い
兼症	口臭・口渇・尿黄赤	冷え・顔色が白い
舌・脈	舌質紅・苔黄膩・脈滑数	舌質淡・苔白・脈沈細

3 治療原則

①暴痢：**清腸化湿・調気活血**
- 通：消導積滞（通因通用）
- 調：調気→裏急後重の感じが消失
- 活血→膿血便が停止

②久瀉：**調補脾胃・兼清腸腑**
- 扶正
  - 補
    - 陰傷：滋陰養血
    - 陽衰：温陽益気
  - 渋：昇挙・固濇止痢
- 祛邪：消導積滞・蕩滌余邪

4 証治分類

1）暴痢

	湿熱痢	疫毒痢	寒湿痢
特徴的な症状	下痢に赤白の膿血が混じる・肛門の灼熱感	発病が急激・鮮やかな紫血を下す・高熱	赤白の膿血が混じる下痢便で，白いものが赤いものより多い・あるいは白いゼリー状のものが混じる
症状	裏急後重・腹痛で押えられるのを嫌がる・尿少で色が濃い	便が生臭い・激しい腹痛・裏急後重は湿熱痢より重い・はなはだしい場合は四肢厥冷・神昏・痙厥	腹痛・裏急後重・胃脘脹悶
舌	舌質紅・苔黄膩	舌質紅絳・苔黄燥	舌苔白膩
脈	滑数	滑数あるいは微細	濡緩
病機	湿熱が壅滞して，腸腑の伝導機能が障害される	熱毒が熾盛で腸胃に閉じこもる・熱邪が心営に落ちる	寒湿の邪が腸腑を阻滞し，腑気が不利となる
治法	清腸化湿・調気行血	清熱解毒・涼血除積	燥湿温中・散寒導滞
方剤	芍薬湯	白頭翁湯＋芍薬湯	胃苓湯

2）久痢

	陰虚痢	虚寒痢	休息痢
特徴的な症状	下痢が遷延し，少量で粘っこいゼリー状の膿血便	下痢を繰り返す・大便が稀薄で白いゼリー状の粘液あるいは紫暗の血便を伴う・はなはだしい場合は下痢が止まらない	下痢が不定期に起こる・不適切な飲食や冷えた後，疲れた後に大便の回数が増える
症状	腹痛・裏急後重・心煩・口渇・午後潮熱・痩せ	腹部がヒリヒリと痛む・腹部を暖めたがる・摂食量が少ない・精神不振・四肢の冷え・腰がだるい・寒がる	飲食量が減少・倦怠感・寒がる・大便に粘液あるいは赤色のものが混じる
舌	舌質紅絳・少苔	舌質淡・苔白	舌質淡・苔薄白
脈	細数	細弱	沈脈濡軟あるいは細弦
病機	下痢が長引いて陰が耗傷され，湿熱が残留される	脾腎の陽気不足によって気の固摂作用が失調する	脾陽虚弱とともに，邪が腸腑に滞留する
治法	養陰清腸	温補脾腎・収渋固脱	発作期： 　湿熱—清腸化湿導滞 　寒湿—温中化湿導滞 休止期： 　脾気虚—健脾益気 　脾腎陽虚—温補脾腎 　肝鬱犯脾—抑肝扶脾
方剤	駐車丸	桃花湯（温中補脾） 真人養臓湯（温腎補脾）	発作期： 　湿熱—芍薬湯 　寒湿—胃苓湯 休止期： 　脾気虚—香砂六君子湯 　脾腎陽虚—附子理中丸 　肝鬱犯脾—痛瀉要方

胃苓湯（『丹渓心法』）：蒼朮，厚朴，陳皮，甘草，生姜，大棗，桂枝，白朮，沢瀉，茯苓，猪苓
香砂六君子湯（『古今名医方論』）：木香，縮砂，陳皮，半夏，党参，白朮，茯苓，甘草
芍薬湯（『素問病機気宜保命集』）：黄芩，芍薬，炙甘草，黄連，大黄，檳榔子，当帰，木香，肉桂
真人養臓湯（『証治準縄』）：訶子，罌粟殻，肉豆蔲，白朮，人参，木香，肉桂，炙甘草，生姜，大棗
駐車丸（『備急千金要方』）：黄連，阿膠，当帰，乾姜
痛瀉要方（『景岳全書』）：白朮，白芍，防風，陳皮
桃花湯（『傷寒論』）：赤石脂，乾姜，粳米
白頭翁湯（『傷寒論』）：白頭翁，秦皮，黄連，黄柏
附子理中丸（『太平恵民和剤局方』）：附子，人参，白朮，炮姜，炙甘草

4 予防とケア

1．飲食・衛生に注意する。
2．規則正しい生活を送る。
3．生もの・アイス・脂っこいものを避ける。
4．ストレスを解消する。

[8] 霍乱

1 概念

霍乱とは，発症が急劇で，突然嘔吐と下痢を起こし，ときには腹痛（真霍乱には腹痛がないケースが多い）を伴う病証である。

[西洋医学の関連疾患]
①食物中毒症（中医学で「類霍乱」という），②コレラ（中医学で「真霍乱」という）。

2 病因病機

1 病因

1）時邪の感受

- 暑湿・穢濁
- 寒湿・水毒

→ 脾胃を損傷→運化不能→気機不利・昇降失調→清濁の分別ができず，気機が逆乱→嘔吐下痢

2）飲食の不摂生

- 不潔なものを飲食
- 生冷なものを過食

→ 脾胃を損傷→邪食が中焦を阻滞→清濁の分別ができず，水と食物の運化ができない→嘔吐下痢

2 病機

1）基本病機

時邪や飲食の不摂生によって中焦を阻滞し，脾胃を損傷したため，気機の昇降が失調して，清濁が干渉し合うと，気機が逆行して乱れる。

2）病位：胃・腸

3）病理の性質

熱証：湿熱・食滞が内阻して，中焦を蘊蒸する。
寒証：寒湿・冷食が中焦を傷つけ，中陽が失展する。
亡陰：吐瀉急劇・津気耗竭
亡陽：吐瀉急劇・陽気暴脱

3 病因・病機・病証のまとめ

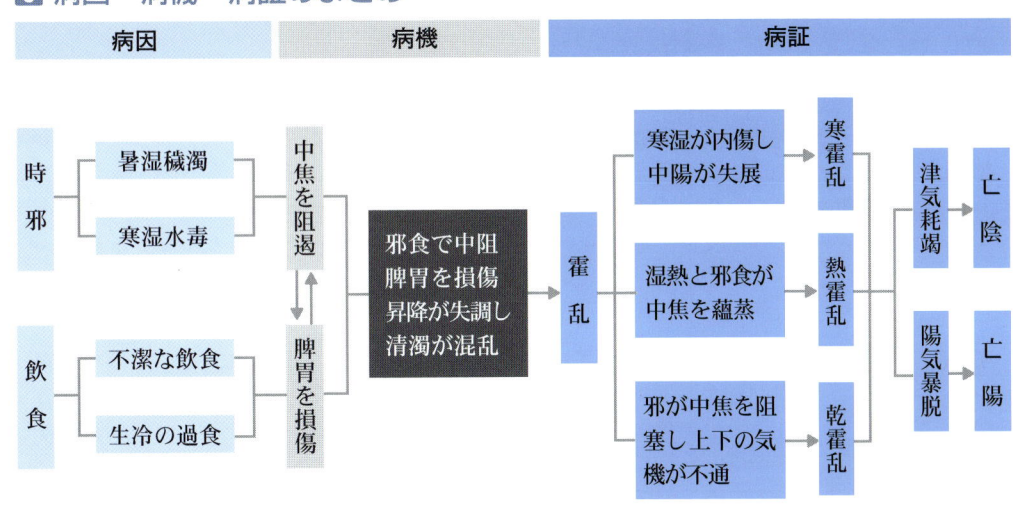

病因	病機	病証

時邪 → 暑湿穢濁／寒湿水毒 → 中焦を阻遏 ⇔ 脾胃を損傷
飲食 → 不潔な飲食／生冷の過食 → 脾胃を損傷 ⇔ 中焦を阻遏

→ 邪食で中阻 脾胃を損傷 昇降が失調し 清濁が混乱 → 霍乱

- 寒湿が内傷し中陽が失展 → 寒霍乱
- 湿熱と邪食が中焦を蘊蒸 → 熱霍乱
- 邪が中焦を阻塞し上下の気機が不通 → 乾霍乱

→ 津気耗竭 → 亡陰
→ 陽気暴脱 → 亡陽

3 弁証論治

1 弁証のポイント

1）寒熱弁証

証型	症状
寒証	嘔吐物あるいは下痢したものはとぎ汁のようで，匂いはあまり臭くない
熱証	嘔吐物あるいは下痢したものは強い臭いがする

2）亡陰と亡陽の弁証

証型	症状
亡陰	嘔吐と下痢が止まらず，神昏・皮膚乾燥・眼窩が凹む・顔面紅潮・口乾・心煩・尿少
亡陽	嘔吐と下痢が止まらず，意識が消失・皮膚湿冷・眼窩が凹む・顔面蒼白・筋脈の痙攣

2 治療原則

芳香泄濁・化湿和中 ─ 寒証：温中化湿
　　　　　　　　　└ 熱証：清熱化湿

3 証治分類

	寒霍乱 軽証	寒霍乱 重証	熱霍乱	乾霍乱
特徴的な症状	嘔吐と下痢が急劇に始まる・初期には稀薄な糞便だが，その後とぎ汁のような水様便になる・匂いはあまり臭くない	嘔吐と下痢が止まらず，嘔吐物や下痢便がとぎ汁のような状態	嘔吐と下痢が突然始まる・特に噴水状嘔吐がみられる・嘔吐物あるいは下痢便はとぎ汁のようで，悪臭がする	突然腹部の疝痛が起こる・嘔吐や排便しようとしてもなかなかできない
症状	ときには腹痛・胸脘部の痞悶・四肢の冷え	顔面蒼白・皮膚湿冷・眼窩が凹む・筋脈痙攣	発熱・頭痛・口渇・胸悶・イライラする・腹部疝痛・尿短赤	胸悶・煩躁・顔色が青い・頭部に汗をかく・手足の先が冷たい
舌	舌苔白膩	舌質淡・苔白	舌苔黄膩	舌苔白
脈	濡弱	沈細微	濡数	沈伏
病機	寒湿が中焦を損傷し，陽気が困遏される	脾腎陽虚と同時に陰寒が内盛する	湿熱が内蘊し，脾胃の昇降が乱れる	邪気が中焦を阻塞して，気機の昇降が不通になる
治法	散寒燥湿 芳香化濁	温補脾腎 回陽救逆	清熱化湿 辟穢泄濁	辟穢解濁 理気宣壅
方剤	藿香正気散＋純陽正気丸	附子理中丸	燃照湯（清暑泄熱・化湿辟穢） 蚕矢湯（解表化湿・泄濁舒筋）	玉枢丹

藿香正気散（『太平恵民和剤局方』）：藿香，紫蘇，白芷，桔梗，白朮，厚朴，半夏，大腹皮，茯苓，橘皮，甘草，大棗

玉枢丹（『百一選方』）：山慈菇，千金子，大戟，麝香，雄黄，朱砂，五倍子

蚕矢湯（『随息居重訂霍乱論』）：蚕砂，薏苡仁，大豆黄巻，木瓜，山梔子，黄連，製半夏，黄芩，通草，呉茱萸

純陽正気丸（『中成薬』）：陳皮，丁香，茯苓，蒼朮，白朮，藿香，半夏，肉桂，青木香，花椒葉，紅霊丹

燃照湯（『随息居重訂霍乱論』）：滑石，淡豆豉，山梔子，黄芩，省頭草，厚朴，半夏，白豆蔲

附子理中丸（『太平恵民和剤局方』）：附子，人参，白朮，炮姜，炙甘草

4 予防とケア

1. 飲食・衛生に気をつける。
2. 生もの・アイスを控える。
3. 脱水症の治療として水分および電解質を摂取する。

[9] 瘧疾

1 概念

瘧疾とは，瘧邪を感受し，身震い・壮熱（高熱が持続し，悪寒はなく熱いのを嫌がる）・頭痛・発汗・間歇的に発作を反復するといった症状を特徴とする病証である。

[西洋医学の関連疾患]
①マラリア，②回帰熱・リーシュマニア症・一部のウイルス感染症・一部の血液病による発熱。

2 病因病機

1 病因

1）主因：瘧邪→邪が半表半裏に潜伏する
2）誘因
　①風寒暑湿
　　風：初期には悪風・発症が迅速
　　寒：発症時は身震い・筋肉が痛くてだるい
　　暑：夏季に発症しやすい・高熱で口が渇く
　　湿：雨季に発症するケースが多い
　②飲食所傷→脾胃を損傷→痰湿が内生
　③起居労倦→営衛が空虚→瘧邪がこの時期をみて侵襲する

2 病機

1）病機の特徴：邪が半表半裏に潜伏して，営衛の間を出入りする

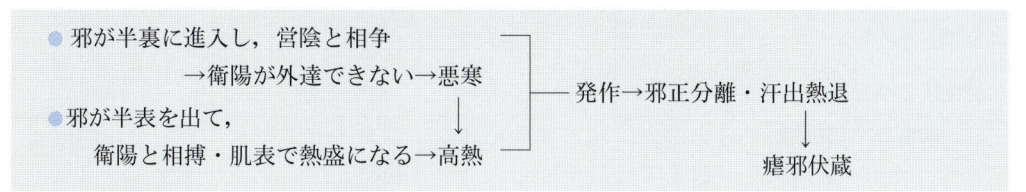

- 邪が半裏に進入し，営陰と相争
　　→衛陽が外達できない→悪寒
- 邪が半表を出て，
　　衛陽と相搏・肌表で熱盛になる→高熱

発作→邪正分離・汗出熱退
　　↓
　瘧邪伏蔵

2）病位：少陽

3）病理の性質

①病因は瘧邪であるため病理の性質はおもに邪実
- 規律発作：正瘧
- 裏熱熾盛：温瘧
- 寒湿内盛：寒瘧
- 瘴毒感受：瘴瘧

②久瘧不癒→正気消耗→邪実正虚
- 気血耗傷→疲労で誘発：労瘧
- 気血瘀滞・痰濁凝結：瘧母（左脇下腫塊）

3 病因・病機・病証のまとめ

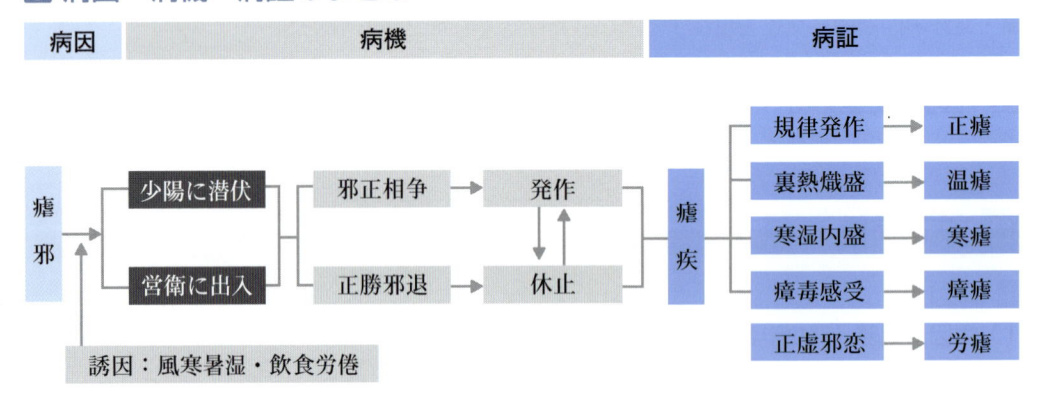

病因	病機	病証

瘧邪 → 少陽に潜伏／営衛に出入 → 邪正相争→発作／正勝邪退→休止 → 瘧疾
- 規律発作 → 正瘧
- 裏熱熾盛 → 温瘧
- 寒湿内盛 → 寒瘧
- 瘴毒感受 → 瘴瘧
- 正虚邪恋 → 労瘧

誘因：風寒暑湿・飲食労倦

3 弁証論治

1 類証鑑別

瘧疾・風温・淋証・脇痛の弁別

	瘧疾	風温	淋証	脇痛
共通症状	身震い・発熱			
随伴症状	寒熱往来・規則的発作	咳嗽・胸痛	腰腹部に疝痛・頻尿・尿急迫・排尿痛	右脇部に疝痛・黄疸
発症する季節	夏・秋	冬・春	不定	不定
病機	邪が半表半裏に潜伏し，邪正で争う	風温初期で邪が肺衛を犯す	下焦で湿熱が蘊結する	肝胆に湿熱が蘊結する
西洋医学の病名	マラリア	肺炎	尿路感染症	胆道感染症

2 治療原則

1）基本原則：祛邪截瘧

2）具体的な原則：
　①正瘧：熱重→清熱を兼ねる，寒重→温陽を兼ねる
　②疫瘧：清熱解毒除瘧
　③労瘧：おもに扶正，截瘧を兼ねる

3 証治分類

	正瘧	温瘧	寒瘧	瘴瘧 熱瘴	瘴瘧 冷瘴	労瘧
特徴的な症状	身震い・壮熱が定期的に発作（寒熱往来）	発熱が強く，悪寒が軽い	発熱は強くなく，悪寒が強い	発症が急激・発熱が激しくてやや悪寒・あるいは高熱のみ	悪寒が激しくて発熱が軽い・あるいは悪寒のみ	瘧疾が長期化・疲れると瘧疾が再発・寒熱往来は軽い
症状	まず欠伸・倦怠感，つづいて身震いが現れ，高熱が出る・頭痛・顔面紅潮・口渇があり水を飲みたがる。最後は全身的に発汗し，熱が下がり，全身が涼しく感じる	汗がすっきり出ない・頭痛・筋肉と関節が痛くてだるい・口渇があり水を飲みたがる・便秘・尿の色が濃い	口が渇かない・胸部と胃脘部の痞悶・精神倦怠・体がだるい	頭痛・肢体が痛くて落ち着かない・顔面紅潮・目の充血・胸悶嘔吐・煩渇で冷たい水を飲みたがる・大便秘結・尿が熱く色が濃い・はなはだしければ神昏譫語や痙厥などがみられる	嘔吐・下痢・はなはだしければ嗜睡で話をしない，神識昏蒙などがみられる	倦怠無力・息切れ・喋るのが億劫・飲食の量が減少・顔色萎黄・形体が消痩
舌	舌質紅・苔薄白あるいは黄膩	舌質紅・苔黄	舌苔白膩	舌質紅絳・苔黄膩あるいは垢黒	舌苔白厚膩	舌質淡
脈	弦	弦数	弦	洪数あるいは弦数	弦	細弱
病機	邪が少陽に潜伏し，営衛とぶつかり合い，正気と邪気が争う	陽盛体質のところに瘧邪が侵入し，瘧邪が営衛と闘争して，裏熱熾盛になる	陽虚体質のところに，瘧邪が侵入して，寒湿内盛になる	瘧毒内熾で，邪が心包に落ちる	瘧毒内盛で，湿濁が心竅を蒙蔽する	瘧邪が長引いて気血を耗傷する

	正瘧	温瘧	寒瘧	瘴瘧		労瘧
				熱瘴	冷瘴	
治法	祛邪截瘧 和解表裏	清熱解表 和解祛邪	和解表裏 温陽達邪	解毒除瘴 清熱保津	解毒除瘴 芳化湿濁	益気養血 扶正祛邪
方剤	柴胡截瘧飲（和解表裏・導邪外出を兼ねる）截瘧七宝飲（化痰散結・理気和中を兼ねる）	白虎加桂枝湯＋青蒿，柴胡	柴胡桂枝乾姜湯＋截瘧七宝飲	清瘴湯	加味不換金正気散	何人飲

何人飲（『景岳全書』）：何首烏，人参，当帰，陳皮，生姜
加味不換金正気散（験方）：厚朴，蒼朮，陳皮，甘草，藿香，佩蘭，草果，半夏，檳榔子，菖蒲，荷葉
柴胡桂枝乾姜湯（『傷寒論』）：柴胡，桂枝，乾姜，黄芩，天花粉，牡蛎，炙甘草
柴胡截瘧飲（『医宗金鑑』）：柴胡，黄芩，人参，甘草，半夏，常山，烏梅，檳榔子，桃仁，生姜，大棗
清瘴湯（験方）：青蒿，柴胡，茯苓，知母，陳皮，半夏，黄芩，黄連，枳実，常山，竹筎，益元散
截瘧七宝飲（『楊氏家蔵方』）：常山，草果，厚朴，檳榔子，青皮，陳皮，炙甘草
白虎加桂枝湯（『金匱要略』）：知母，石膏，甘草，粳米，桂枝

4 予防とケア

1．マラリアを媒介する蚊に対する予防措置を取る。
2．薬は発作2時間前に飲む。
3．高熱時には合谷・曲池を針刺し，水分を補給する。
4．汗をかいた後，濡れた下着を交換し，カゼを引かないようにする。

第2章 肺系病証

肺系病証の概要

1 肺の機能と病機

●肺の機能		●病機	●現れる症状
主気	呼吸を主る	肺気不利・昇降失司	咳嗽・喘促・鼻づまり・臭覚異常
	音声を主る	「金実不鳴」[*1]「金破不鳴」[*2]	嗄声・失声
	皮毛に合して，衛外を主る	肺衛失調・衛外不固	自汗・カゼを引きやすい・皮膚乾燥
水道を通調する		通調機能が失調・水液が停滞	痰飲・水腫
治節を主る		気病が血に及び，血瘀水停	喀血・心悸・唇紫・肢体のむくみ

*1 外邪の侵襲あるいは痰濁の壅滞によって，肺気を宣発できないと，発声不能となる。鐘の中にものが一杯詰まると，音が鳴らないことに似る。
*2 肺陰が不足すると，肺気を宣発できなくなり，発声不能となる。鐘が破れて，音が鳴らないことに似る。

2 弁証論治

1 弁証の原則

虚実の弁証 ─┬─ 実証：風・寒・熱・痰・飲・瘀血
　　　　　　└─ 虚証：陰虚・気虚・気陰両虚

2 主症の弁証

咳嗽	外感：風寒・風熱・風燥
	内傷：痰湿・気火・陰虚・気虚
喘	実喘：外邪・痰濁
	虚喘：肺気虚・腎気虚

肺系病証の概要　53

痰	外感：風寒・風熱・風燥・痰熱
	内傷：肝火・脾湿・寒飲・気虚・陰虚
喀血	実証：実熱
	虚証：虚熱
失声	実証：外邪阻遏
	虚証：陰津不足

3 治療原則

肺実証	祛痰利肺	寒証：温宣
		熱証：清粛
肺虚証	培補肺金	陰虚：滋陰養肺
		気虚：補益肺気

[1] 咳嗽

1 概念

　咳嗽とは，肺の宣発・粛降機能が失調して，肺気が上逆したため，音を出して喀痰することを指す。肺系疾患の主要な証候の1つである。

[西洋医学の関連疾患]
①カゼ症候群，②気管支炎・肺炎，③気管支拡張症，④間質性肺炎。

2 病因病機

1 病因

1）六淫の外感

　風邪は六淫の主犯で，常に寒邪・熱邪・燥邪を伴う

- 六淫の外感
- 煙・埃・ガス吸入

→外邪が肺を犯す→肺の宣発・粛降機能が失調する→咳嗽

2）内邪犯肺：他臓器からの内邪が肺を犯す

- 飲食不調
  - タバコ・酒→肺胃を燻灼する
  - 甘肥辛辣の食事→痰湿を形成する
- ストレス→肝気が鬱滞→肝鬱が化火する→経絡に沿って肺を犯す
- 平素から脾胃虚弱→飲食が消化不能→痰湿が発生→肺を上漬する

→肺の宣発・粛降機能が失調→咳嗽

2 病機

1）**基本病機**：邪気が肺を犯して，肺気が上逆する
2）**病位**：肺。肝・脾・腎と関連する
3）**病理的な素因**：痰・火
4）**病理の性質**
　①外感咳嗽は実に属す
　②内傷咳嗽では虚実が同時にみられる場合が多い。

3 病因・病機・病証のまとめ

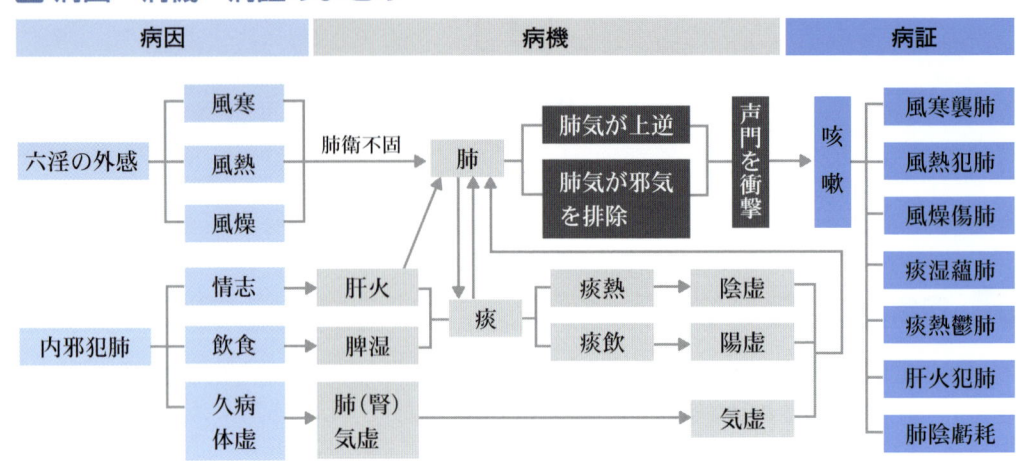

病因	病機	病証

```
六淫の外感 ─┬─ 風寒
           ├─ 風熱  ── 肺衛不固 ── 肺 ──┬─ 肺気が上逆 ──┐
           └─ 風燥                     └─ 肺気が邪気  ├─ 声門を衝撃 ── 咳嗽
                                          を排除  ──┘

内邪犯肺 ─┬─ 情志 ── 肝火 ─┐
         ├─ 飲食 ── 脾湿 ─┴── 痰 ─┬─ 痰熱 → 陰虚
         └─ 久病          ┌──────┴─ 痰飲 → 陽虚
            体虚 ── 肺(腎)│
                    気虚 ─┴──────────────── 気虚
```

病証：風寒襲肺／風熱犯肺／風燥傷肺／痰湿蘊肺／痰熱鬱肺／肝火犯肺／肺陰虧耗

3 弁証論治

1 弁証のポイント

1）外感咳嗽と内傷咳嗽の弁証

	外感咳嗽	内傷咳嗽
経過	新病	久病
発症	急	緩・繰り返す
随伴症状	表証（悪寒・発熱・頭痛）	他臓腑の症状

2）咳嗽の特徴による弁証

時間・リズム	昼＞夜：外感咳嗽あるいは内傷咳嗽のなかで邪実が主 夕方に悪化：陰虚 夜＞昼：陽虚 朝に悪化，痰を喀出してから軽減：痰湿 発作性咳嗽：百日咳あるいは気管支に異物がある
性質	空咳：風燥・気火・陰虚 有痰：痰湿・痰熱・痰飲
音声	有力：実 無力：虚 鼻音：風寒 粗濁：風熱・風燥が肺気を壅滞する 嗄れ：新病—風燥が津液を耗傷 　　　久病—気陰が不足 軽微短促：風燥・気火 重濁連声：痰湿 金属調子：気火

56　第2章｜肺系病証

咳の誘因	飲食甘肥：痰湿
	疲労・冷やす：気虚
	ストレス：気火

3）痰の性質による弁証

色	白色：風・寒・湿
	灰色：痰濁
	黄色：痰熱
	膿血：熱毒が壅結して，血肉が腐敗する
質	稀薄：寒・陽虚
	粘（粘り）：熱
	稠厚（高い濃度）：痰湿・痰熱
量	わずか：風燥・気火
	特に多い：痰飲
匂い・味	生臭い：熱
	塩辛い：腎虚

2 治療原則

1）外感咳嗽：祛邪利気
　　風寒→疏風散寒止咳
　　風熱→疏風清熱止咳
　　風燥→疏風潤燥止咳

2）内傷咳嗽：標本虚実の鑑別を重視し，肺の治療のほかに，脾・肝・腎にも配慮する
　①標本対策
　　標実が主：祛邪止咳
　　正虚が主：補肺養正
　②臓腑対策
　　肺：温宣肺気・清熱粛肺
　　脾：健脾化痰・補脾養肺
　　肝：瀉肝・順気・降火
　　腎：滋補腎陰・温補腎陽

3 証治分類

1）外感咳嗽

	風寒襲肺	風熱犯肺	風燥傷肺
特徴的な症状	咳嗽音が重く響く・喀痰稀薄	激しい咳嗽が頻発する・咽喉疼痛・痰が粘りあるいは黄色痰	空咳あるいは痰少，喀出しにくい

	風寒襲肺	風熱犯肺	風燥傷肺
症状	咽喉の痒み・鼻づまり・水様性の鼻水・悪寒発熱・無汗・頭痛	咳声が嗄れる・息が荒い・黄色の鼻水・口渇・頭痛・悪風・有汗	咽喉が痒い・唇鼻の乾燥・初期には鼻づまり・頭痛・やや悪風寒・発熱
舌	舌苔薄白	舌辺尖紅・苔薄黄	舌質紅・乾燥
脈	浮	浮数	浮数
病機	風寒の邪が肺を犯し，肺気の宣発機能が失調する	風熱の邪が肺を犯し，肺気の宣発・粛降機能が失調する	風燥の邪が肺を犯し，肺の清潤作用が失調する
治法	疏風散寒 宣肺止咳	疏風清熱 宣肺止咳	疏風清肺 潤燥止咳
方剤	三拗湯（宣肺散寒に重点）止嗽散（化痰止咳に重点）	桑菊飲	桑杏湯

2）内傷咳嗽

	痰湿蘊肺	痰熱鬱肺	肝火犯肺	肺陰虧耗
特徴的な症状	咳声が重濁・痰が多く稠厚で，白色あるいは灰色	咳嗽で呼吸が荒い・多量の黄色痰	気の逆上・咳がにわかに発作する・痰少・喀出しにくいあるいは顆粒状，糸のような粘痰	空咳あるいは少量の白粘痰・あるいは痰に血液が混じる
症状	咳嗽が繰り返す・胸悶・胃脘部の痞満・悪心・嘔吐	顔面紅潮・あるいは発熱・口が乾き水を飲みたがる	胸脇脹痛・口乾口苦・よくストレスにより誘発される	咳声が嗄れる・口咽乾燥・ほてり・寝汗・顔面紅潮・痩せ
舌	舌苔白膩	舌質紅・苔黄膩	舌苔薄黄・少津	舌質紅・少苔
脈	濡滑	滑数	弦数	細数
病機	脾で痰湿が発生して，肺に溜まる	痰熱が肺気を壅滞し，肺の清粛が失調する	肝鬱化火し，上逆して肺を犯す	肺陰が虧虚し，虚熱が内生し，肺を焼灼する
治法	燥湿化痰 理気止咳	清熱化痰 粛肺止咳	清肺瀉肝 順気降火	滋陰潤肺 止咳化痰
方剤	二陳湯（燥湿化痰）三子養親湯（降気化痰）	清金化痰湯	加減瀉白散（清肺順気化痰）＋黛蛤散（清肝化痰）	沙参麦門冬湯

加減瀉白散（『医学発明』）：桑白皮，地骨皮，粳米，甘草，青皮，陳皮，五味子，人参，茯苓
三子養親湯（『韓氏医通』）：蘇子，白芥子，莱菔子
三拗湯（『太平恵民和剤局方』）：麻黄，杏仁，生甘草
止嗽散（『医学心悟』）：荊芥，桔梗，甘草，百前，陳皮，百部，紫苑

沙参麦門冬湯（『温病条弁』）：沙参，麦門冬，玉竹，桑葉，甘草，天花粉，白扁豆
清金化痰湯（『統旨方』）：桑白皮，黄芩，山梔子，知母，瓜蔞，桔梗，麦門冬，橘紅，茯苓，甘草
桑菊飲（『温病条弁』）：桑葉，菊花，連翹，薄荷，桔梗，杏仁，芦根，甘草
桑杏湯（『温病条弁』）：桑葉，杏仁，沙参，浙貝母，淡豆豉，山梔子，梨皮
黛蛤散（験方）：青黛，海蛤殻
二陳湯（『太平恵民和剤局方』）：半夏，陳皮，茯苓，炙甘草

4 予防とケア

1．防寒保温。
2．耐寒訓練。
3．禁煙。
4．補虚固本の治療。

［2］哮証

1 概念

哮証とは，発作的に痰鳴・気喘を呈する疾患である．発作時には喉に哮鳴がして，呼吸困難となり，はなはだしい場合は喘息して横になることができなくなる．

[西洋医学の関連疾患]
①気管支喘息，②その他の肺部過敏性の疾患．

2 病因病機

1 病因

1）外邪の侵襲

- 風寒
- 風熱
- 花粉など

──肺気を壅阻する→気が津液を散布できない→津液が集まって痰になる

2）不適切な飲食

- 生冷→寒飲が体内に停滞
- 酸鹹・甘肥→中焦で痰湿が発生
- アクの強い魚介類

──脾の運化機能に障害→痰湿が再び発生する

3）虚弱体質・病後

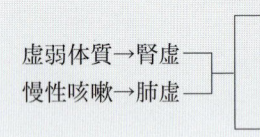

虚弱体質→腎虚
慢性咳嗽→肺虚

- 気が津液を化すことができなくなる→痰濁が体内で発生する
- 陰虚火旺（陰虚によって虚火が盛んとなる）→津液が焼灼され，痰になる
- 陽虚飲停（陽虚によって飲が停滞）→水液が気化できなくなり，痰飲になる

2 病機

1）病理因子：痰

①痰の存在を示す根拠

> a．発作時の痰鳴音（哮鳴音）
> b．たくさんの痰が喀出されると喘息の症状が緩和される
> c．化痰薬の治療によって効果がある

②痰の来源

> a．外邪が肺を犯す→肺気が壅阻される→気が津液を散布できない→津液が聚集して痰になる
> b．飲食の不適切→脾の運化機能失調→湿が聚集して痰になる
> c．腎虚 ─┬─ 腎陰不足→虚火内生→津液が焼灼され痰になる
> 　　　　└─ 腎陽不足→水液の蒸発と気化が不能となる→水が溢れて聚集して痰になる

③痰の存在形態

> a．「伏痰」の形式で肺に伏蔵する
> b．未発作時には症状なし（普通の痰飲と異なる）
> c．緩解期の治療においては化痰だけでなく，肺・脾・腎の調整が重要

④「伏痰」の現代的理解

> アレルギー体質と関係がある

2）発作時の主要病機

「伏痰」が外感によって誘発され，痰が気に従って昇り，気は痰によって阻害され，痰と気が互い結びついて気道を塞ぎ，肺が宣降できなくなる。

3 病因・病機・病証のまとめ

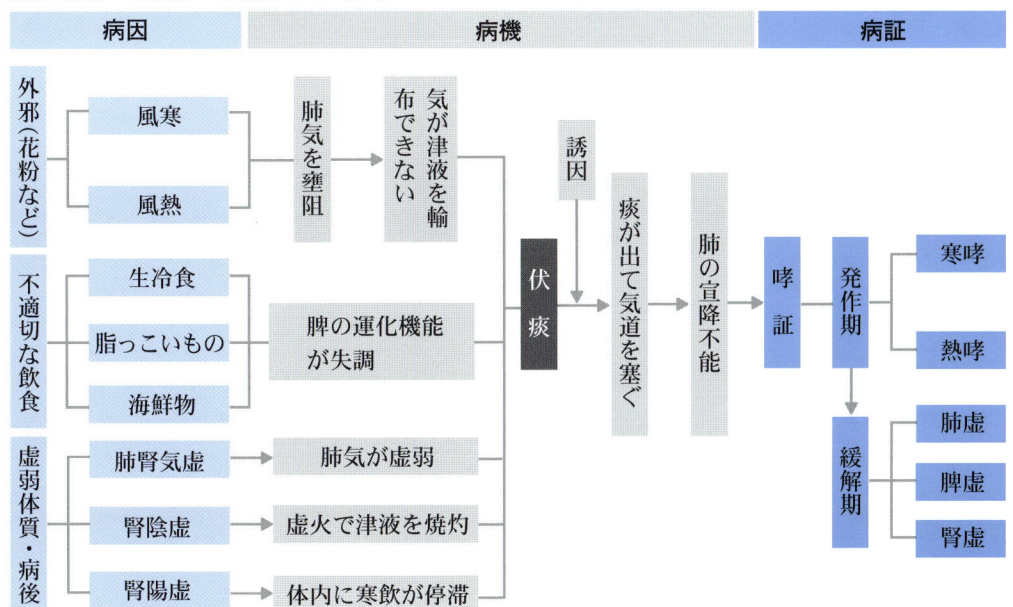

病因	病機	病証
外邪（花粉など）─ 風寒／風熱 → 肺気を壅阻 → 気が津液を輸布できない	↓誘因　痰が出て気道を塞ぐ → 肺の宣降不能	哮証 ─ 発作期 ─ 寒哮／熱哮
不適切な飲食 ─ 生冷食／脂っこいもの／海鮮物 → 脾の運化機能が失調	伏痰	└ 緩解期 ─ 肺虚／脾虚／腎虚
虚弱体質・病後 ─ 肺腎気虚 → 肺気が虚弱／腎陰虚 → 虚火で津液を焼灼／腎陽虚 → 体内に寒飲が停滞		

4 病理転帰

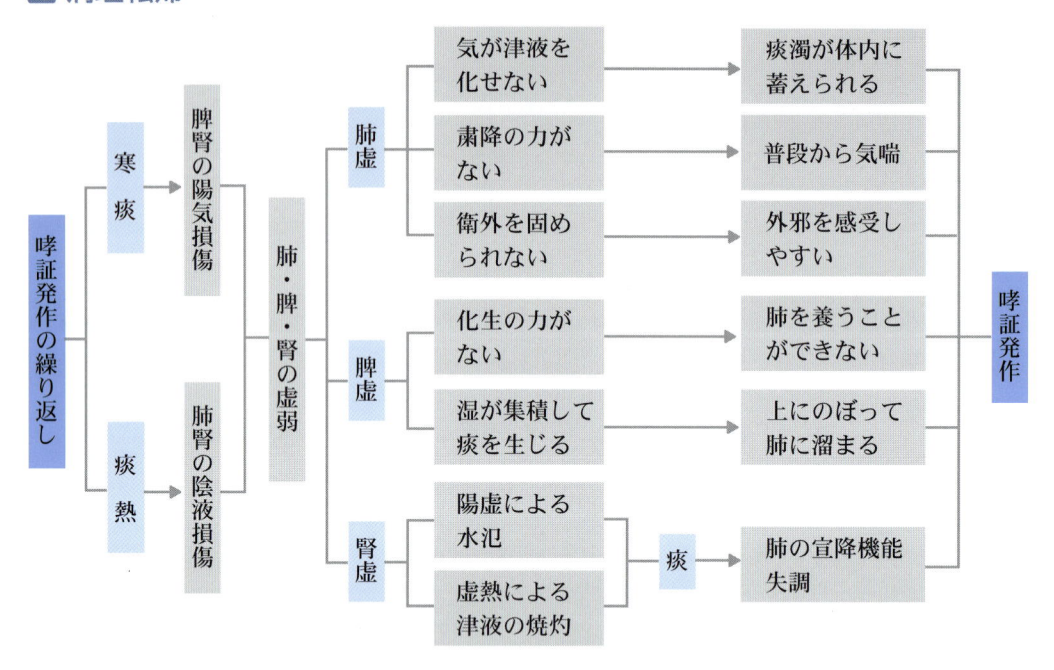

哮証発作の繰り返し
- 寒痰 → 脾腎の陽気損傷
- 痰熱 → 肺腎の陰液損傷

↓ 肺・脾・腎の虚弱

- 肺虚
  - 気が津液を化せない → 痰濁が体内に蓄えられる
  - 粛降の力がない → 普段から気喘
  - 衛外を固められない → 外邪を感受しやすい
- 脾虚
  - 化生の力がない → 肺を養うことができない
  - 湿が集積して痰を生じる → 上にのぼって肺に溜まる
- 腎虚
  - 陽虚による水氾
  - 虚熱による津液の焼灼
  → 痰 → 肺の宣降機能失調

→ 哮証発作

3 弁証論治

1 類証鑑別

1）哮証と喘証の弁別

	哮証	喘証
共通所見	呼吸困難	
特徴	哮鳴音（喘鳴）あり	哮鳴音なし
西洋医学の病名	気管支喘息	慢性閉塞性肺疾患（COPD）・心不全など

2）哮証と支飲の弁別

	哮証	支飲
共通所見	痰鳴気喘	
喘鳴	あり	なし
発症	突然の発作と休止	ゆっくりと発作と緩和
西洋医学の病名	気管支喘息	慢性気管支炎

2 弁証のポイント
虚実弁証

	邪実正虚		
発作時	邪実が主	寒痰	
		痰熱	
非発作時	正虚が主 （気虚あるいは陰虚あるいは陽虚）	肺	
		脾	
		腎	

3 治療原則

発作時	標治	袪痰利気	寒痰	温化宣肺
			痰熱	清化粛肺
非発作時	本治	扶正培本 （益気あるいは滋陰 あるいは温陽）	補肺	
			健脾	
			益腎	

4 証治分類
1）発作期

	寒哮	熱哮
特徴的な症状	喉中に哮鳴がある・冷え	喉中に哮鳴がある・痰が黄色い・顔面紅潮
症状	寒い日あるいは体を冷やすと発症する・呼吸急促・塞がるような胸膈満悶・痰少で喀出しにくい・顔色が暗い・口渇はない	呼吸が荒い・吼えるような痰鳴・胸脇部の脹満・激しい咳・痰は黄あるいは白色・粘濁で喀出しにくい・煩悶不安・汗をかく・顔面紅潮・口苦・口渇・悪寒はない
舌	舌苔白滑	舌質紅・苔黄膩
脈	弦緊あるいは浮緊	弦数あるいは弦滑
病機	肺に寒痰が伏蔵し，外邪の感受により誘発され，痰が出て気道を塞ぎ，肺気の宣発機能が失調する	肺に痰熱が蘊結し，気道を壅阻して，肺気の清粛機能が失調する
治法	温肺散寒 化痰平喘	清熱宣肺 化痰定喘
方剤	射干麻黄湯（降逆平哮） 小青竜湯（解表散寒）	定喘湯

2）緩解期

	肺虚	脾虚	腎虚
特徴的な症状	息切れ・声が低い・自汗・悪風	食欲不振・倦怠感	息切れして呼吸が急迫・腰がだるい・足に力が入らない
症状	カゼを引きやすい・痰は薄くて白色・顔色晄白	上腹部の痞え・不適切な飲食で喘息を誘発しやすい	動くと悪化・喀痰の質は粘で泡がある・頭がフラフラする・耳鳴・あるいは冷え・肢冷・自汗・顔面蒼白・あるいは顴紅・煩熱・ほてり
舌	舌質淡・苔薄白	舌質淡・苔薄膩あるいは白滑	舌質胖嫩あるいは舌質紅・少苔
脈	細弱	細弱	沈細あるいは細数
病機	肺気虚弱のため衛気の防御能力が弱い	脾気虚弱のため運化することができない	肺腎両虚のため摂納機能が働かない
治法	補肺固衛	健脾化痰	補肺益腎
方剤	玉屏風散	六君子湯	金匱腎気丸（温腎助陽） 七味都気丸（益腎納気）

玉屏風散（『世医得効方』）：黄耆，白朮，防風
金匱腎気丸（『金匱要略』）：肉桂，附子，熟地黄，山茱萸，山薬，茯苓，牡丹皮，沢瀉
七味都気丸（『医宗己任篇』）：地黄，山茱萸，山薬，茯苓，牡丹皮，沢瀉，五味子
小青竜湯（『傷寒論』）：麻黄，桂枝，芍薬，甘草，乾姜，細辛，半夏，五味子
定喘湯（『摂生衆妙方』）：麻黄，黄芩，桑白皮，杏仁，半夏，款冬花，紫蘇子，白果，甘草
射干麻黄湯（『金匱要略』）：射干，麻黄，乾姜，細辛，半夏，紫苑，款冬花，甘草，五味子，大棗
六君子湯（『医学正伝』）：人参，白朮，茯苓，炙甘草，陳皮，半夏

4 予防とケア

1. 防寒措置を取る。
2. 禁煙。
3. アレルゲンを避ける。
4. 補虚固本の治療をする。

［3］
喘証

1 概念

　喘証とは，痰鳴・気喘を主症状とする疾患である。発作時には呼吸困難，ひどいものでは口を開いて肩で息をし，横になれない。

[西洋医学の関連疾患]
①肺・気管支疾患，COPD，②心不全，③上記以外の肺機能不全と心機能不全に関連する疾患。

2 病因病機

1 病因

1）外邪の侵襲

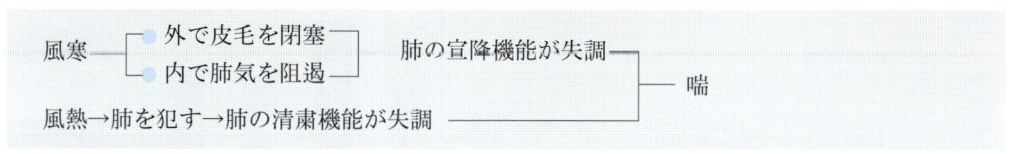

風寒　─　外で皮毛を閉塞 ─　肺の宣降機能が失調 ─
　　　　　内で肺気を阻遏 ─　　　　　　　　　　　　　├─ 喘
風熱→肺を犯す→肺の清粛機能が失調 ─────────

2）不適切な飲食

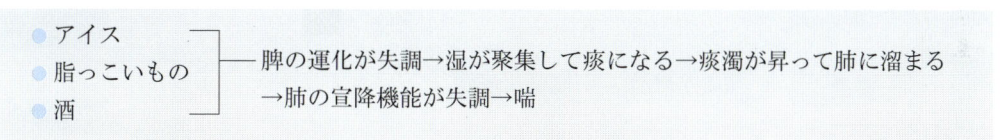

・アイス
・脂っこいもの　─　脾の運化が失調→湿が聚集して痰になる→痰濁が昇って肺に溜まる
・酒　　　　　　　→肺の宣降機能が失調→喘

3）情志の失調

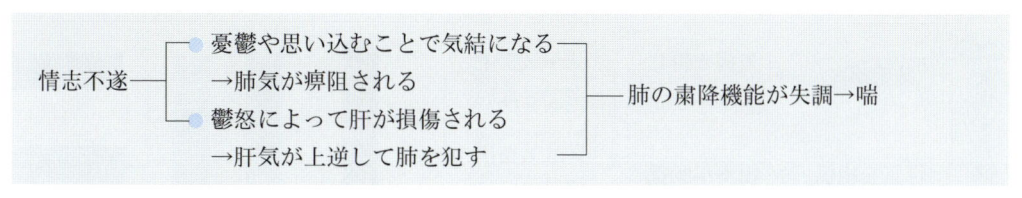

情志不遂 ─　・憂鬱や思い込むことで気結になる
　　　　　　　　→肺気が痞阻される　　　　　　　─　肺の粛降機能が失調→喘
　　　　　　・鬱怒によって肝が損傷される
　　　　　　　　→肝気が上逆して肺を犯す

4）久病・過労・節度のない性生活

・慢性肺系病証→肺の虚弱→肺病が腎に及ぶ　　　　　　─　腎の摂納機能が失調→喘
・過労で腎を損傷→精気が消耗される→気の本が動揺

2 病機

1) 基本病機：邪が肺気を壅阻して，肺の宣降機能が失調，あるいは肺腎気虚のため肺気を摂納できなくなる
2) 病位：肺・腎・脾・肝
   肺：気の主，呼吸を主る。外は皮毛に合し，内では五臓の華蓋である
   腎：気の根，納気を主る
   脾：痰飲の生成
   肝：肝気が上逆して肺を犯す
3) 病理の性質
   実：肺気の壅阻
   虚：肺腎の気虚
   重症：肺腎両虚・孤陽欲脱（孤立した陽が間もなく外脱する）

3 病因・病機・病証のまとめ

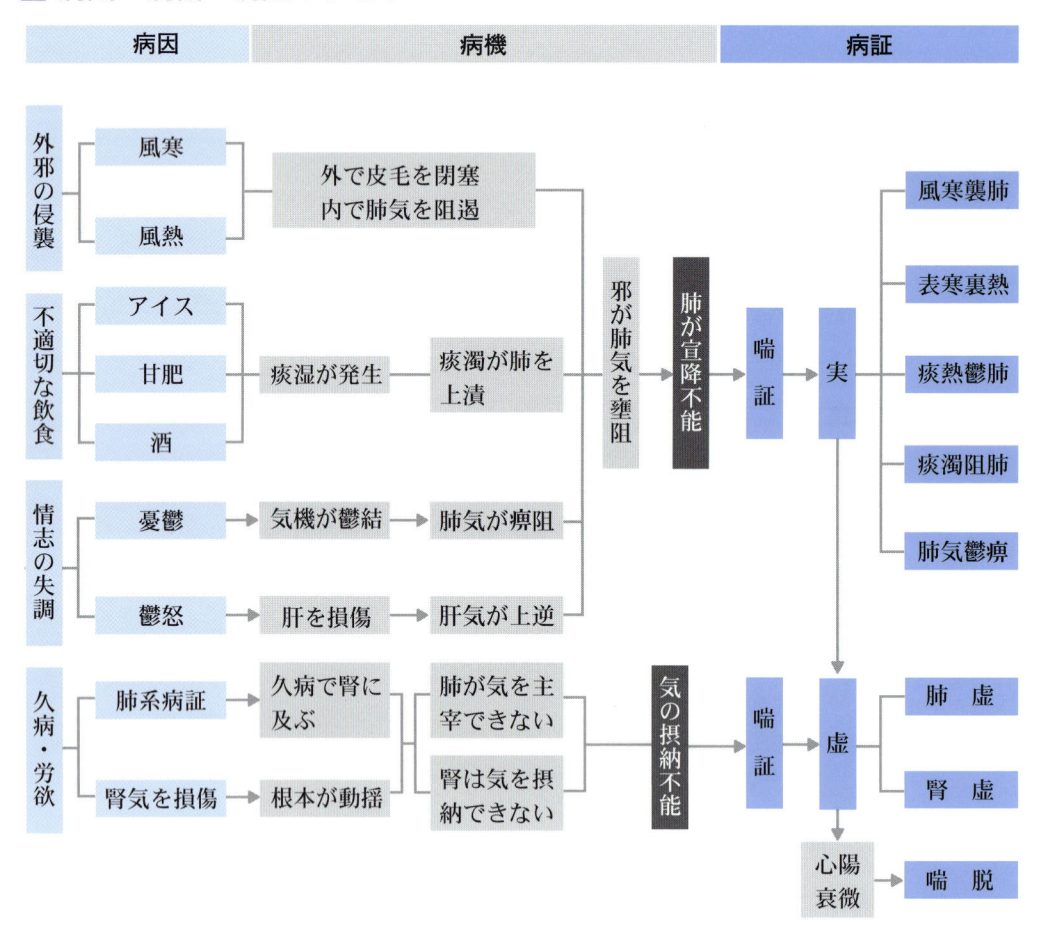

病因	病機	病証

外邪の侵襲
- 風寒
- 風熱
→ 外で皮毛を閉塞 内で肺気を阻遏

不適切な飲食
- アイス
- 甘肥
- 酒
→ 痰湿が発生 → 痰濁が肺を上漬

情志の失調
- 憂鬱 → 気機が鬱結 → 肺気が痺阻
- 鬱怒 → 肝を損傷 → 肝気が上逆

→ 邪が肺気を壅阻 → 肺が宣降不能 → 喘証 → 実
- 風寒襲肺
- 表寒裏熱
- 痰熱鬱肺
- 痰濁阻肺
- 肺気鬱痺

久病・労欲
- 肺系病証 → 久病で腎に及ぶ → 肺が気を主宰できない
- 腎気を損傷 → 根本が動揺 → 腎は気を摂納できない

→ 気の摂納不能 → 喘証 → 虚
- 肺虚
- 腎虚

→ 心陽衰微 → 喘脱

3 弁証論治

1 類証鑑別

喘証と哮証の弁別

	喘証	哮証
共通所見	呼吸急促・困難	
特徴	哮鳴音なし	哮鳴音（喘鳴）あり
西洋医学の病名	COPD・心不全など	気管支喘息

2 弁証のポイント

虚実弁証

実証	外感：風寒
	内傷：痰濁・痰熱・気鬱
虚証	肺虚
	腎虚
	心虚

3 治療原則

実証	肺を治療	祛邪利気
虚証	肺腎（腎を主に）を治療	培補摂納
虚実挟雑・寒熱互見	標本主次を考えて治療する	

4 証治分類

1）実喘

	風寒襲肺	表寒裏熱	痰熱鬱肺	痰濁阻肺	肺気鬱痺
特徴的な症状	喘咳・痰が多く色白で稀薄・悪寒・発熱	喘息・痰が粘り濃く黄色・悪寒・発熱	喘息・咳が激しい・痰が黄色,粘稠で量が多い・あるいは血痰	喘息・痰が多く粘膩で,色白,喀出しにくい	突然呼吸が促迫・咽喉が詰まる感じがする

	風寒襲肺	表寒裏熱	痰熱鬱肺	痰濁阻肺	肺気鬱痺
症状	呼吸切迫・胸部脹悶・頭痛・無汗	咳嗽・あるいは痰に血が混じる・胸に煩熱を伴う・有汗あるいは無汗・口渇	胸部脹痛・胸中煩熱・身熱有汗・口渇で冷たい水を欲しがる・顔面紅潮・咽乾・尿赤	咳嗽・胸部満悶・嘔吐・悪心・食欲不振・口粘不渇	情志の刺激により誘発される・喉中に痰鳴は聞こえない・息がつまる・胸悶・胸痛・あるいは不眠・心悸
舌	舌苔薄白滑	舌質紅・苔薄白あるいは黄	舌苔黄	舌苔厚膩色白	舌苔薄
脈	浮緊	浮数あるいは滑	滑数	滑	弦
病機	風寒が肺を犯して,肺気の宣発機能が失調する	風寒が表を束縛して,邪熱が肺気を壅滞する	痰熱が肺気を壅塞して,肺気の清粛機能が失調する	痰濁が肺気を壅滞して,肺気の粛降機能が失調する	肝気が上逆し,肺を犯して,肺気の粛降機能が失調する
治法	宣肺散寒	解表清裏化痰平喘	清熱化痰宣肺平喘	祛痰降逆宣肺平喘	開鬱降気平喘
方剤	麻黄湯	麻杏甘石湯	桑白皮湯	二陳湯 + 三子養親湯	五磨飲子

2）虚喘

	肺虚	腎虚
特徴的な症状	喘息・自汗・悪風	喘息が長引く・動くと悪化・呼気が吸気より多い・足腰がだるくて力が入らない
症状	呼吸促迫・気が弱く声が低い・喉に鼾の音がして咳の声も低い・痰が稀薄・カゼを引きやすい・あるいは咳・少量の粘稠痰・煩熱・口咽乾燥・顔面紅潮	重いときには小便が失禁・四肢が冷える・顔が青い・あるいは咳き込むと顔面紅潮・煩躁・口咽乾燥・足の冷え・脂のような汗をかく
舌	舌質淡あるいは舌質紅・苔剥落	舌苔淡白あるいは黒潤あるいは舌質紅少津
脈	軟弱あるいは細数	沈細あるいは細数
病機	肺気が虚弱で,気の主る作用が失われる肺陰も虚弱で,虚火が上炎する	肺腎両虚で,気を摂納できなくなる
治法	補肺益気養陰	補腎納気
方剤	生脈散 + 補肺湯	金匱腎気丸（温補腎陽）参蛤散（納気帰腎）

金匱腎気丸（『金匱要略』）：肉桂,附子,熟地黄,山茱萸,山薬,茯苓,牡丹皮,沢瀉
五磨飲子（『医方集解』）：烏薬,沈香,檳榔子,枳実,木香

三子養親湯（『韓氏医通』）：蘇子，白芥子，莱菔子
生脈散（『備急千金要方』）：人参，麦門冬，五味子
参蛤散（『済生方』）：人参，蛤蚧
桑白皮湯（『景岳全書』）：桑白皮，半夏，蘇子，杏仁，貝母，黄芩，黄連，山梔子
二陳湯（『太平恵民和剤局方』）：半夏，陳皮，茯苓，炙甘草
補肺湯（『永類鈐方』）：人参，黄耆，熟地黄，五味子，紫苑，桑白皮
麻黄湯（『傷寒論』）：麻黄，桂枝，杏仁，炙甘草
麻杏甘石湯（『傷寒論』）：麻黄，杏仁，石膏，炙甘草

4　予防とケア

1．防寒措置をとる。
2．禁煙。
3．ストレスを解消する。
4．補虚固本の治療をする。

[4] 肺癰

1 概念

　肺癰とは，肺葉に瘡を生じて，膿瘍を形成する病証であり，内癰の一種である。臨床では，発熱・咳嗽・胸痛・生臭い膿血を伴う濁痰を喀出するといった症状を特徴とする。

[西洋医学の関連疾患]
①肺化膿症，②気管支拡張症。

2 病因病機

1 病因

1）風熱の感受

- 風熱が上焦を犯す
- 風寒が化熱する

　── 肺臓を燻灼→肺の清粛が不能になる→血熱が壅聚する→肺癰

2）痰熱の内盛

- 辛辣甘肥の飲食→痰熱
- 痰熱の体質
- 他臓からの痰濁・熱

　── 肺臓を燻灼→蘊積して散らない→肺癰

2 病機

1）基本病機：痰熱と瘀血は鬱結して癰になり，血肉が腐敗して膿になる
2）病位：肺
3）病理の性質：実熱証

3 病因・病機・病証のまとめ

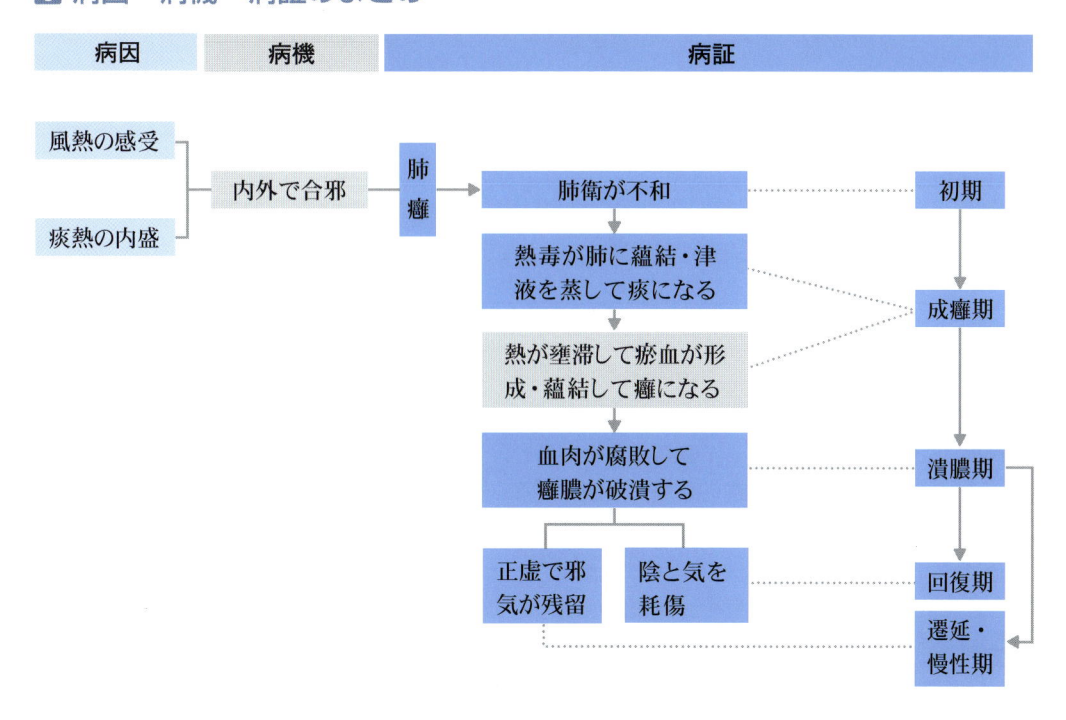

| 病因 | 病機 | 病証 |

- 風熱の感受
- 痰熱の内盛

→ 内外で合邪 → 肺癰 →

- 肺衛が不和 ……… 初期
- 熱毒が肺に蘊結・津液を蒸して痰になる
- 熱が壅滞して瘀血が形成・蘊結して癰になる ……… 成癰期
- 血肉が腐敗して癰膿が破潰する ……… 潰膿期
  - 正虚で邪気が残留
  - 陰と気を耗傷 ……… 回復期 / 遷延・慢性期

3 弁証論治

1 類証鑑別

肺癰と痰熱蘊肺証の弁別

	肺癰	痰熱蘊肺証
共通症状	発熱・咳嗽・胸痛・痰血	
特徴的な症状	多量の生臭い膿血を伴う濁痰	多量の黄粘痰に少量の血液が混じる
病機	瘀熱が蘊結して，癰膿が破潰する	気分の邪熱が肺絡を損傷して出血する

2 治療原則

1) 基本原則：清熱解毒・化瘀排膿
2) 具体的な原則
   膿の未形成→清肺消癰
   膿を形成→排膿解毒
   特に排膿を優先する

3 証治分類

	初期	成癰期	潰膿期	回復期
特徴的な症状	悪寒発熱・咳嗽・白粘痰	寒気がして高熱・咳嗽・黄濁膿痰を喀出・胸痛	咳嗽・多量の生臭い膿血を伴う濁痰	咳は少ない・膿痰が少なくなる・胸肋部の隠痛
症状	胸痛・呼吸不利	大汗・煩躁	発熱・胸痛	痩せ・倦怠感・ほてり・午後潮熱・自汗・盗汗
舌	舌苔薄黄	舌質紅・苔黄膩	舌質紅・苔黄膩	舌質紅・苔薄
脈	浮数滑	滑数あるいは洪数	滑数	細あるいは細数無力
病機	風熱が表を襲い,肺気の清粛が失調する	熱毒が肺に蘊結し,蘊醸して癰になる	血肉が腐敗して,癰腫が破潰する	陰と気が耗傷され,正虚で邪が残留する
治法	清肺散邪	清熱解毒 化瘀消癰	清熱解毒 排膿	益気養陰清肺
方剤	銀翹散	千金葦茎湯＋如金解毒散	加味桔梗湯	沙参清肺湯（益気養陰・清肺化痰）桔梗杏仁煎（養肺滋陰・排膿解毒）

加味桔梗湯（『医学心悟』）：桔梗，甘草，貝母，橘紅，金銀花，薏苡仁，葶藶子，白芨
桔梗杏仁煎（『景岳全書』）：桔梗，杏仁，甘草，金銀花，貝母，枳殻，紅藤，連翹，夏枯草，百合，麦門冬，阿膠
銀翹散（『温病条弁』）：金銀花，連翹，淡豆鼓，牛蒡子，薄荷，荊芥穂，桔梗，甘草，竹葉，鮮芦根
沙参清肺湯（験方）：北沙参，生黄耆，太子参，合歓皮，白芨，生甘草　桔梗，薏苡仁，冬瓜子
千金葦茎湯（『備急千金要方』）：鮮芦根，薏苡仁，冬瓜仁，桃仁
如金解毒散（『景兵全書』）：桔梗，甘草，黄芩，黄連，黄柏，山梔子

4 予防とケア

1．防寒保温。
2．静養する。
3．痰の色・質・量・匂いの変化を観察する。
4．蜜柑・梨・枇杷・大根などの潤肺生津化痰のものを食べる。
5．禁煙。

[5] 肺癆

1 概念

肺癆（はいろう）とは，伝染性のある慢性消耗性肺疾患である。臨床では，咳嗽・喀血・潮熱・盗汗・痩せるといった特徴がみられる。

[西洋医学の関連疾患]
肺結核

2 病因病機

1 病因

1）癆虫感染

> 肺癆患者と接触→癆虫が侵入する

2）正気虚弱

> - 先天の虚弱体質
> - 過労・節度のない性生活 ┐
> - 栄養不良   ├ 正気が虚弱→それに乗じて癆虫が侵入する
> - 病後の失調   ┘

2 病機

1）基本病機：癆虫が肺を犯して，肺葉を侵蝕する
2）病位：おもに肺，脾・腎・心に及ぶ
3）病理の性質：おもに陰虚

> 初　期：　　肺陰不足
> 進行期 ┬ 肺腎陰虚：陰虚火旺
> 　　　 └ 肺脾両虚：気陰両虚
> 末　期：　　肺脾腎が同病，はなはだしいときには心に波及：陰虚→陽虚

3 病因・病機と病証のまとめ

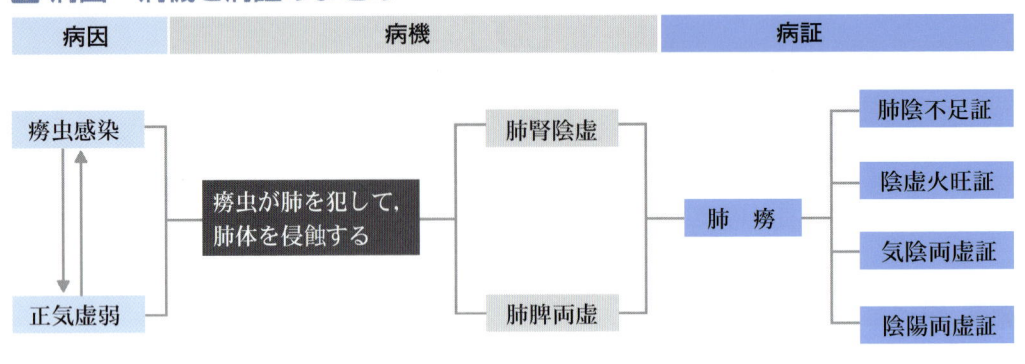

```
   病因              病機                    病証
                                         ┌─ 肺陰不足証
癆虫感染 ─┐   ┌─ 肺腎陰虚 ─┐           ├─ 陰虚火旺証
         ├─ 癆虫が肺を犯して、├─ 肺 癆 ─┤
正気虚弱 ─┘   │  肺体を侵蝕する│          ├─ 気陰両虚証
              └─ 肺脾両虚 ─┘           └─ 陰陽両虚証
```

3 弁証論治

1 類証鑑別

肺癆と虚労の弁別

	肺癆	虚労
病因	癆虫	慢性的な気・血・陰・陽の虧損
病位	おもに肺	五臓・おもに腎
伝染性	ある	なし

2 治療原則

1）基本原則：補虚培元・抗癆殺虫
2）具体的原則：おもに滋陰
　①火旺→降火
　②気虚→益気
　③陽虚→温陽

3 証治分類

	肺陰虧損	陰虚火旺	気陰耗傷	陰陽両虚
特徴的な症状	空咳・痰少	刺激性咳嗽・痰少で黄粘・ときに喀血	咳嗽無力・痰色白稀薄	咳嗽無力・泡沫状白痰
症状	ときに痰に少量の血液が混じる・午後潮熱・盗汗・口乾	午後潮熱・五心煩熱・不眠・痩せ・男性なら遺精・女性なら生理不順	ときに痰に淡い血液が混じる・午後潮熱・自汗・盗汗・食少・下痢・倦怠感	ときに痰に少量の血液が混じる・午後潮熱・自汗・盗汗・むくみ・五更泄瀉・男性なら遺精陽萎・女性なら生理不順
舌	舌質紅・苔少	舌質絳乾燥・苔花剝	舌質淡少津・苔少	舌質淡紫・苔花剝

	肺陰虧損	陰虛火旺	気陰耗傷	陰陽両虚
脈	細数	細数	細弱	微細あるいは虚大無力
病機	肺陰が不足して肺絡を損傷する	肺腎陰虚で虚火が内熾する	肺脾とも病んで気陰を耗傷する	陰虚が陽に及び，肺脾腎が虚弱になる
治法	滋陰潤肺	滋陰降火	益気養陰	滋陰補陽
方剤	月華丸	百合固金湯 ＋ 秦艽鼈甲散	保真湯（補気養陰・清虚熱）参苓白朮散（健脾補気・培土生金）	補天大造丸

月華丸（『医学心悟』）：天門冬，麦門冬，生地黄，熟地黄，山薬，百部，沙参，川貝母，茯苓，阿膠，三七，獺肝，白菊花，桑葉
秦艽鼈甲散（『衛生宝鑑』）：秦艽，鼈甲，地骨皮，柴胡，知母，当帰，青蒿，烏梅
参苓白朮散（『太平恵民和剤局方』）：人参，茯苓，白朮，桔梗，山薬，甘草，白扁豆，蓮子肉，縮砂，薏苡仁
百合固金湯（『医方集解』）：百合，生地黄，熟地黄，麦門冬，貝母，当帰，芍薬，甘草，玄参，桔梗
保真湯（『十薬神書』）：人参，黄耆，白朮，甘草，赤茯苓，茯苓，五味子，当帰，生地黄，熟地黄，天門冬，麦門冬，赤芍，白芍，柴胡，厚朴，地骨皮，黄柏，知母，蓮心，陳皮，生姜，大棗
補天大造丸（『医学心悟』）：人参，白朮，当帰，酸棗仁，黄耆，遠志，白芍，山薬，茯苓，枸杞子，紫河車，亀板，鹿角，熟地黄

4　予防とケア

1．肺結核の感染予防。
2．禁煙。
3．性生活を控える。
4．西洋薬による抗結核治療を行う。

[6] 肺脹

1 概念

肺脹（はいちょう）とは，各種の慢性肺疾患の進行により，肺気が脹満して収斂と下降ができなくなる病証である。臨床では，胸部の膨満感・喘息・咳・痰が多い・唇と指爪が紫紺色・心悸・むくみ・ひどい場合には昏迷・喘脱などの重篤な症候が現れる。

[西洋医学の関連疾患]
①肺気腫，②肺性心，③呼吸不全・低酸素血症（肺脹の重症段階）。

2 病因病機

1 病因

1）久病による肺虚

- 慢性咳嗽
- 支飲
- 喘・哮
- 肺癆

遷延して進行する→痰濁が内蘊→肺気を鬱阻→気陰を消耗→肺虚

2）外邪の感受

肺虚のため衛外不固→それに乗じて外邪が肺に侵襲→持病が誘発される

2 病機

1）基本病機：肺気が壅塞され，斂降が不能になり，肺気が脹満する
2）病理的な素因：痰濁・水飲・瘀血が相互に影響，相互に転化する
3）病位：①肺にある，②脾・腎に波及，③最後に心に及ぶ
4）病理の性質

本虚標実

①普段：本虚 ─ 初期：肺・脾・腎の気虚あるいは気陰両虚
             末期：肺・腎・心の気虚，陽虚あるいは陰陽両虚

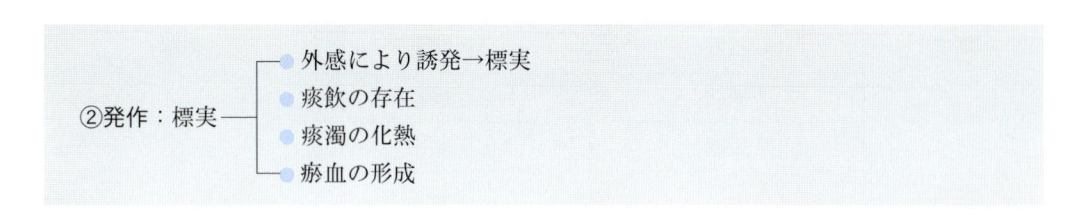

②発作：標実 ─┬─ 外感により誘発→標実
              ├─ 痰飲の存在
              ├─ 痰濁の化熱
              └─ 瘀血の形成

3 病因・病機と病証のまとめ

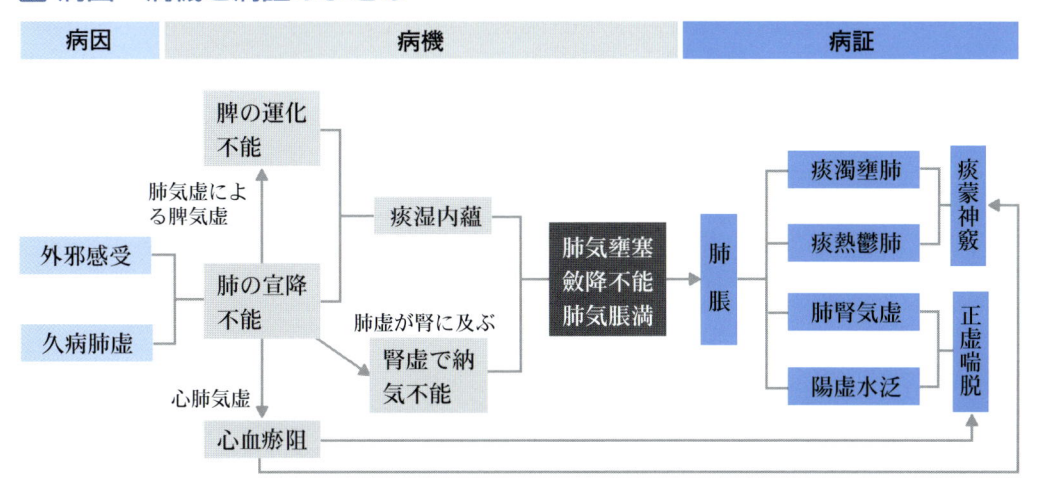

病因	病機	病証

（病因）外邪感受／久病肺虚 →（病機）肺気虚による脾気虚 → 脾の運化不能／肺の宣降不能／心肺気虚 → 痰湿内蘊／肺虚が腎に及ぶ 腎虚で納気不能／心血瘀阻 → 肺気壅塞 斂降不能 肺気脹満 → 肺脹 →（病証）痰濁壅肺／痰熱鬱肺／肺腎気虚／陽虚水泛 → 痰蒙神竅／正虚喘脱

3 弁証論治

1 類証鑑別

哮証・喘証・肺脹の弁別

	哮証	喘証	肺脹
共通症状	咳・喘促・胸部の満悶感		
特徴的な症状	喉中に哮鳴音	呼吸困難	胸部膨満・唇と指爪が紫紺色・心悸・むくみ
西洋医学の病名	気管支喘息	肺気腫・心不全	肺気腫・肺性心
相互関係	哮証・喘証が遷延して癒えない→肺脹		

2 弁証のポイント

本虚標実の弁別

発作時──**標実**：表邪・痰濁・水飲・痰熱・瘀血
普　段──**本虚**：気虚・陽虚・陰虚

3 治療原則

発作時──**標治**：おもに祛邪
普　段──**本治**：おもに扶正
正気欲脱──**救急**：扶正固脱

標実	風寒	辛温解表		標治
	風熱	辛涼解表		
	痰濁	化痰泄濁		
	水飲	温陽利水		
	痰熱	清化痰熱		
	痰蒙心竅	開竅		
	肝風内動	熄風		
	血溢脈外	止血		
本虚	気虚	益気		本治
	陽虚	温陽		
	陰虚	滋陰		
	正気欲脱	扶正固脱		

4 証治分類

	痰濁壅肺	痰熱鬱肺	痰蒙神竅	肺腎気虚	陽虚水泛
特徴的な症状	咳・喘促・胸部の脹悶感・痰の量が多くて質が粘く色が白い	激しい咳と喘息・胸部の満悶感・呼吸が荒い・痰黄・身熱	神志が恍惚・譫妄・昏睡・昏迷・痙攣	呼吸が浅くて続きにくい・声音が低い・はなはだしい場合は大きく口を開けて呼吸する・横になれない	下肢の浮腫・ひどい場合は全身が水腫となる・腹水・尿少・心悸・喘息・咳・横になれない
症状	自汗・上腹部の痞悶感・食欲不振	煩躁・やや悪寒・尿黄・大便乾燥・口渇	煩躁不安・無意識の動作・表情淡泊・咳逆・喘息・痰鳴	咳嗽・痰が白い泡状で喀出しにくい・心悸・寒がる・発汗	痰が稀薄・冷え・顔と唇が青紫色
舌	舌質暗・苔濁膩	舌質紅・苔黄膩	舌質暗紅あるいは淡紫・苔白膩あるいは黄膩	舌質淡あるいは暗紫・苔白潤	舌肥大・舌質暗・苔白滑
脈	滑	滑数	細滑数	沈細無力	沈虚数あるいは結代
病機	痰濁が肺気を壅滞して，肺の宣降機能が失調する	痰熱が肺気を鬱阻して，肺の清粛機能が失調する	痰が神竅を蒙蔽し，肝風が内動する	肺腎両虚で，気を摂納できない	心腎陽虚で，水飲が内停する

	痰濁壅肺	痰熱鬱肺	痰蒙神竅	肺腎気虚	陽虚水泛
治法	化痰降気	清肺化痰 降逆平喘	滌痰 開竅 熄風	補肺納腎 降気平喘	温腎健脾 化飲利水
方剤	蘇子降気湯＋ 三子養親湯	越婢加半夏湯 （宣肺泄熱） 桑白皮湯（清肺化痰）	滌痰湯＋ 安宮牛黄丸（清熱解毒・開竅醒神） あるいは至宝丹（化濁開竅・清熱解毒）	平喘固本湯＋ 補肺湯	真武湯＋ 五苓散

安宮牛黄丸（『温病条弁』）：牛黄，鬱金，犀角，黄連，朱砂，氷片，珍珠，山梔子，雄黄，黄芩，麝香，金箔衣
越婢加半夏湯（『金匱要略』）：麻黄，石膏，生姜，大棗，甘草，半夏
五苓散（『傷寒論』）：桂枝，白朮，茯苓，猪苓，沢瀉
三子養親湯（『韓氏医通』）：蘇子，白芥子，莱菔子
至宝丹（『太平恵民和剤局方』）：朱砂，麝香，安息香，金銀箔，犀角，牛黄，琥珀，雄黄，玳瑁，竜脳
滌痰湯（『済生方』）：半夏，天南星，陳皮，枳実，茯苓，人参，石菖蒲，竹筎，甘草，生姜
真武湯（『傷寒論』）：附子，白朮，茯苓，芍薬，生姜
桑白皮湯（『景岳全書』）：桑白皮，半夏，蘇子，杏仁，貝母，黄芩，黄連，山梔子
蘇子降気湯（『太平恵民和剤局方』）：蘇子，橘皮，半夏，当帰，前胡，厚朴，肉桂，甘草，生姜
平喘固本湯（南京中医学院附属病院験方）：党参，五味子，冬虫夏草，胡桃肉，沈香，磁石，坎臍，蘇子，款冬花，半夏，橘紅
補肺湯（『永類鈐方』）：人参，黄耆，熟地黄，五味子，紫苑，桑白皮

4　予防とケア

1．カゼを予防する。
2．禁煙。
3．耐寒訓練をする。
4．補虚固本の治療をする。

[7] 肺痿

1 概念

肺痿とは，肺葉が萎縮して機能しなくなる肺臓の慢性虚損性疾患である。

[西洋医学の関連疾患]
①間質性肺炎，②肺線維化，③無気肺。

2 病因病機

1 病因

1）久病による肺虚

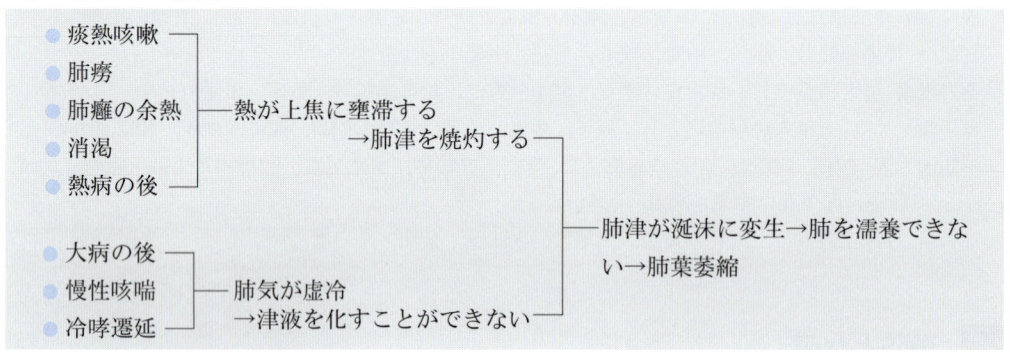

- 痰熱咳嗽
- 肺癆
- 肺癰の余熱 ── 熱が上焦に壅滞する
- 消渇　　　　　→肺津を焼灼する
- 熱病の後
　　　　　　　　　　　　　　── 肺津が涎沫に変生→肺を濡養できない→肺葉萎縮
- 大病の後
- 慢性咳喘 ── 肺気が虚冷
- 冷哮遷延　　→津液を化すことができない

2）誤治による津液の耗傷

汗・吐・下などの誤治→津液を耗傷→燥熱が津液を焼灼→涎沫に変生→肺を濡養できない→肺葉萎縮

2 病機

1）基本病機：肺臓の虚損により，津気を著しく耗傷し，肺葉が枯萎する
2）病位：①おもに肺にある，②脾・胃・腎と関連する
3）病理の性質
　①虚熱肺痿
　②虚寒肺痿

3 病因・病機・病証のまとめ

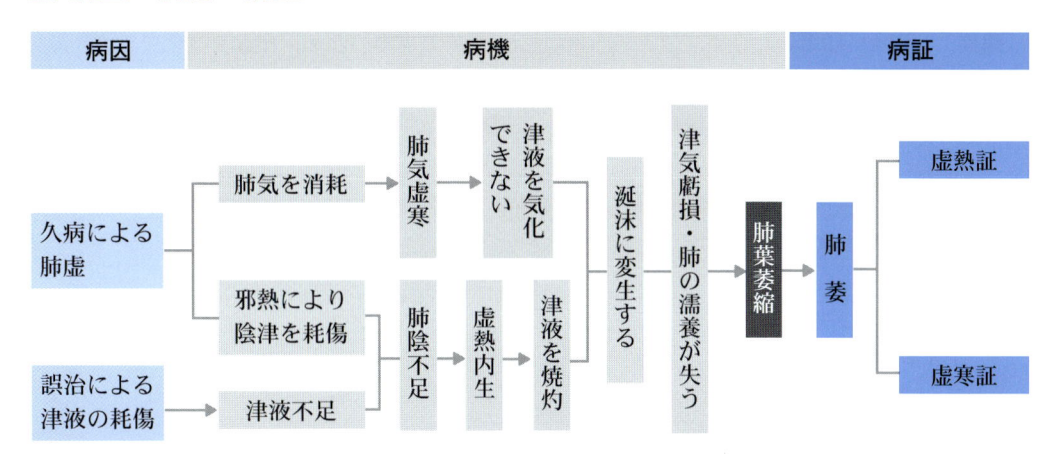

病因	病機	病証

久病による肺虚 → 肺気を消耗 → 肺気虚寒 → 津液を気化できない → 涎沫に変生する → 津気虧損・肺の濡養が失う → 肺葉萎縮 → 肺萎 → 虚熱証／虚寒証

誤治による津液の耗傷 → 邪熱により陰津を耗傷 → 肺陰不足 → 虚熱内生 → 津液を焼灼 → 涎沫に変生する

誤治による津液の耗傷 → 津液不足

3 弁証論治

1 弁証のポイント

虚熱と虚寒の弁別

		虚熱	虚寒
共通症状		咳嗽・濁った唾や涎沫を吐き出す	
特徴	症状	咳逆喘息	小便頻数または漏れ
	病機	虚火が肺を焼灼して，肺の粛降機能が失調する	肺気虚寒のため，津液を気化できない
随伴症状		陰虚内熱の症状	陽虚内寒の症状

2 治療原則

補肺生津 ─ 虚熱証：**生津清熱**→枯を潤沢にする
         └ 虚寒証：**温肺益気**→涎沫を固摂する

3 証治分類

	虚熱証	虚寒証
特徴的な症状	咳嗽・やや粘った濁る唾や涎沫を吐き出す・または痰のなかに血液が混じる	咳嗽・稀薄な涎沫を吐き出す
症状	嗄れた咳声・気急喘促・口渇・咽喉乾燥・午後潮熱・瘦せ・皮膚と毛髪の乾燥	口渇なし・呼吸が浅い・眩暈・精神疲労・倦怠感・食欲不振・冷え・頻尿あるいは尿漏れ
舌	舌質紅乾燥	舌質淡
脈	虚数	虚弱

	虚熱証	虚寒証
病機	肺陰が耗傷したため，虚火が内熾して津液を焼灼して，涎沫に変生する	肺気虚寒のため，津液を気化できず，涎沫に変生する
治法	滋陰清熱 潤肺生津	温肺益気
方剤	麦門冬湯（潤肺生津・降逆下気） 清燥救肺湯（養陰潤燥・清金降火）	甘草乾姜湯（甘辛滋液散寒） 生姜甘草湯（補脾助肺）

甘草乾姜湯（『金匱要略』）：甘草，乾姜
生姜甘草湯（『備急千金要方』）：人参，甘草，生姜，大棗
清燥救肺湯（『医門法律』）：桑葉，石膏，杏仁，甘草，麦門冬，人参，阿膠，炒胡麻仁，炙枇杷葉
麦門冬湯（『金匱要略』）：麦門冬，人参，半夏，甘草，粳米，大棗

4 予防とケア

1．持病となっている肺疾患を積極的に治療する。
2．禁煙，煙と埃を避ける。
3．耐寒訓練をして，カゼを予防する。
4．規則正しい生活を送る。

第3章 心系病証

心系病証の概要

1 心の機能と病機

●心の機能	●病機	●現れる症状
血脈を主る	心気不足・心血虧虚	心悸・顔色に艶がない・舌質淡・脈細無力
	心血瘀阻・脈道不暢	胸痛・顔色が暗い・唇と舌質が紫色・脈細あるいは結代
神を蔵す	心神失常	不眠・動悸・意識障害・精神異常

2 弁証論治

1 弁証の原則

虚実の弁証 ─┬─ 実証：火・痰・水飲・瘀血
　　　　　　└─ 虚証：気虚・陽虚・血虚・陰虚

2 主症の弁証

心悸	実証：火・痰・水飲・瘀血
	虚証：気虚・陽虚・血虚・陰虚
胸痛	実証：寒・痰・瘀血
	虚証：陽虚
水腫	心陽不振
不眠	実証：火・痰
	虚証：陰虚・気虚・血虚
昏睡	閉証：熱閉・痰閉・寒閉
	脱証：亡陰・亡陽

3 治療原則

実証	清火・滌痰・化飲・化瘀・開竅
虚証	温陽・補気・滋陰・養血・固脱

［1］
心悸

1 概念

　心悸とは，胸に動悸を感じ，不安を自覚する病症である。病状の軽いものを驚悸，重いものを怔忡という。

[西洋医学の関連疾患]
①不整脈，②心不全，③心筋炎，④一部のノイローゼ。

2 病因病機

1 病因

1）体質虚弱と労倦

- 先天不足→体質虚弱
- 久病による正気の消耗→心陰の不足　　　　　　心神を養えない→心悸
- 労倦による脾の損傷→気血の生化不足

2）外邪の感受

風・寒・湿が経絡を痺阻→痺証が長引く→再び外邪を感受→心に留まる→心脈を痺阻
温病・疫毒 — 営陰を灼傷→心神を養えない　　　　　　　　　　　　　　　　　　　心悸
　　　　　　 邪毒が心神を撹乱→心神が不安

3）七情による損傷

平素より心虚胆怯→突然驚く→心神が撹乱される→心神が動揺
長期にわたり憂いを解消　　　　陰血を暗耗→心神を養えない→心神不安　　　　心悸
できない→心気が鬱結　　　　　化火→津液を焼灼→痰→痰火が心神を撹乱

4）服薬と食の不適切

- 飲酒と過食→熱が蘊結し痰が生じる→化火して心神を撹乱　　心悸
- 薬の過量→気陰を消耗→心神を養えない

2 病機

1）**基本病機**：気血陰陽の虧損によって心を養えない。あるいは邪が心神を撹乱して心神不安

になる
2）病位：心。肝・脾・腎・肺と関連する
3）病理の性質
　虚：気・血・陰・陽の虧損→心神失養（心神を養えない）
　実：痰火擾心・水飲凌心・心血瘀阻

3 病因・病機・病証のまとめ

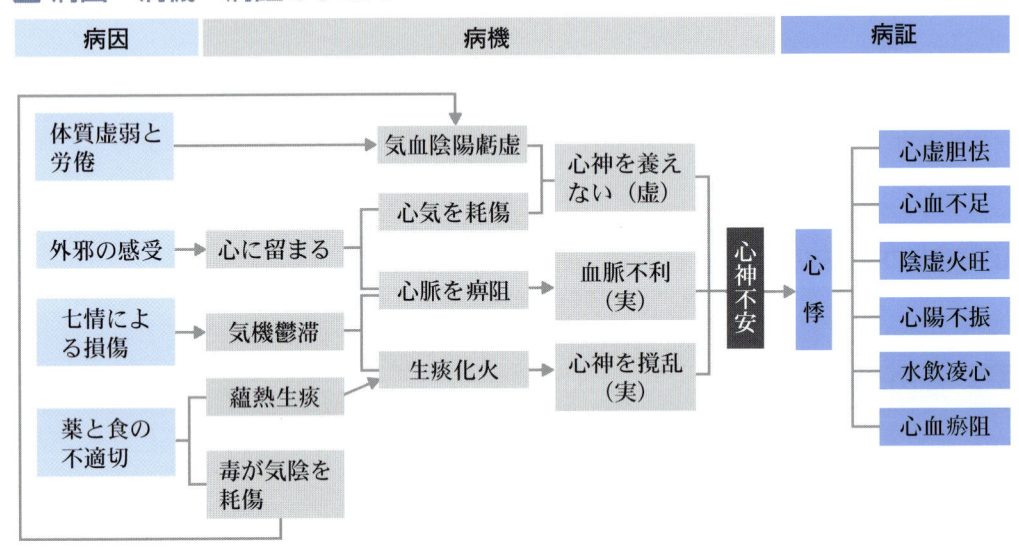

病因	病機	病証

体質虚弱と労倦 → 気血陰陽虧虚 → 心神を養えない（虚）
外邪の感受 → 心に留まる → 心気を耗傷
七情による損傷 → 気機鬱滞 → 心脈を瘀阻 → 血脈不利（実）
薬と食の不適切 → 蘊熱生痰 → 生痰化火 → 心神を撹乱（実）
　　　　　　 → 毒が気陰を耗傷

→ 心神不安 → 心悸

病証：心虚胆怯／心血不足／陰虚火旺／心陽不振／水飲凌心／心血瘀阻

3 弁証論治

1 弁証のポイント

1）驚悸と怔忡の弁別

	驚悸	怔忡
誘因	ストレス・過労など	ストレスや過労などの誘因がなくても発症する
臨床的な特徴	発作性・発症が速い・実証が多い	症状が持続的に存在・虚証あるいは虚中挟実
予後	良好・自己緩解できる・発作していないときは健常者と変わらない	西洋医学の診断病名により異なる

2）脈診による弁証

脈の所見	証
弦滑有力	痰火内盛
細数無神	陰血不足・虚火を伴う

脈の所見	証
促	熱盛・気滞血瘀を伴う
結	気血虧虚・痰瘀阻滞
代	臓気衰微
緩慢で虚大無力	元気不足
沈遅	陽虚内寒
細弱で緩慢	気血両虚
正気衰弱で脈が弦滑有力	逆証
病状が重篤だが脈が散乱していてはっきり見えない	危険な証

2 治療原則

虚証	補気・養血・滋陰・温陽	養心安神あるいは鎮心安神
実証	祛痰・化飲・清火・化瘀	
虚実挟雑	標本・主次によって対応する	

3 証治分類

	心虚胆怯	心血不足	陰虚火旺	心陽不振	水飲凌心	心血瘀阻
特徴的な症状	心悸・驚かされやすい	心悸・動くと悪化	心悸・心労すると悪化	心悸不安・胸悶・息切れ・動くと悪化	心悸・眩暈・尿少・下肢浮腫	心悸不安・胸悶不適・胸痛が時々発作
症状	座っても寝ても不安を感じる・睡眠が浅く多夢	顔色に艶がない・倦怠無力・食欲低下・不眠多夢・健忘	心煩・安眠できない・ほてり・口乾・盗汗・耳鳴り・腰がだるい	顔面蒼白・冷え	胸脘部に痞満感・口渇するが飲みたくない・寒がる・四肢の冷え・悪心	唇・指爪が青紫
舌	舌苔薄白	舌質淡紅	舌質紅・苔少あるいは無苔	舌質淡白	舌苔白滑	舌質紫暗あるいは紫斑
脈	動数あるいは虚弦	細弱	細数	虚弱	弦滑	渋あるいは結代

	心虚胆怯	心血不足	陰虚火旺	心陽不振	水飲凌心	心血瘀阻
病機	気血の虧損によって，心気虚と胆が怯える・心神を養えなく，動揺不安になる	心血の虧耗によって，心神を養えなく，心神不安になる	心腎陰虚によって，心火を抑制できず，心火が内動し，心神を擾動する	心陽虚衰によって，心神を温養できない	脾腎陽虚によって，水飲が内停し，上部を犯して，心神を撹乱する	血瘀と気滞によって，心脈を瘀阻し，心陽を困遏して，心神を養えない
治法	鎮驚定志 養心安神	補血養心 益気安神	滋陰清火 養心安神	温補心陽 安神定悸	振奮心陽 化気行水 寧心安神	活血化瘀 理気通絡
方剤	安神定志丸	帰脾湯（健脾養心）炙甘草湯（益気養血・滋陰復脈）	天王補心丹（補陰を主に）朱砂安神丸（清火を主に）	桂枝甘草竜骨牡蛎湯	苓桂朮甘湯	桃仁紅花煎

安神定志丸（『医学心悟』）：人参，茯苓，茯神，遠志，石菖蒲，竜歯
帰脾湯（『済生方』）：人参，黄耆，白朮，甘草，生姜，大棗，当帰，遠志，茯神，酸棗仁，竜眼肉，木香
桂枝甘草竜骨牡蛎湯（『傷寒論』）：桂枝，炙甘草，竜骨，牡蛎
炙甘草湯（『傷寒論』）：炙甘草，人参，桂枝，生姜，阿膠，生地黄，麦門冬，麻子仁，大棗
朱砂安神丸（『医学発明』）：黄連，朱砂，生地黄，当帰，炙甘草
天王補心丹（『摂生秘剤』）：人参，玄参，丹参，茯苓，五味子，遠志，桔梗，当帰，天門冬，麦門冬，柏子仁，酸棗仁，生地黄，辰砂
桃仁紅花煎（『素庵医案』）：桃仁，紅花，丹参，赤芍，川芎，延胡索，香附子，青皮，生地黄，当帰
苓桂朮甘湯（『金匱要略』）：茯苓，桂枝，白朮，甘草

4 予防とケア

1．精神的な刺激を避ける。
2．静かな環境で静養する。
3．十分な睡眠をとる。
4．規則正しい生活を送る。
5．刺激の強い食品，タバコ，飲酒を控える。

[2] 胸痺

1 概念

胸痺（きょうひ）とは，胸部が悶痛し，はなはだしい場合は胸痛が背部まで放散し，喘息が起こって横になれなくなるのをおもな症状とする疾患である。

[西洋医学の関連疾患]
①狭心症，②肺気腫，③慢性胃炎。

2 病因病機

1 病因

1）寒邪の侵入

> 陽虚体質・中陽不足＋寒邪の侵入→寒凝気滞→胸陽痺阻→胸痺

2）不適切な飲食

> - 過食
> - 過度の飲酒 ── 脾胃の運化失調→水湿が停滞して痰になる→胸陽を阻遏→胸痺

3）情志の失調

> 憂思で脾を損傷→脾気虚で気機鬱結→津液の輸布障害→集聚して痰になる ──┐
> 鬱怒で肝を損傷→肝気が鬱滞 ──┬ 気滞→血瘀   ├ 心脈痺阻
>   └ 化火して津液を焼灼→痰になる └→胸痺

4）加齢による虚弱

> - 腎陽の虚衰→心陽の不足→血脈を温運できない
> - 腎陰の不足→心陰の不足→心火が旺盛→津液が焼灼され痰になる ── 心脈を痺阻→胸痺

2 病機

1）基本病機：心脈の痺阻
2）病位：心。肝・脾・腎と関連する
3）病理の性質

本虚標実

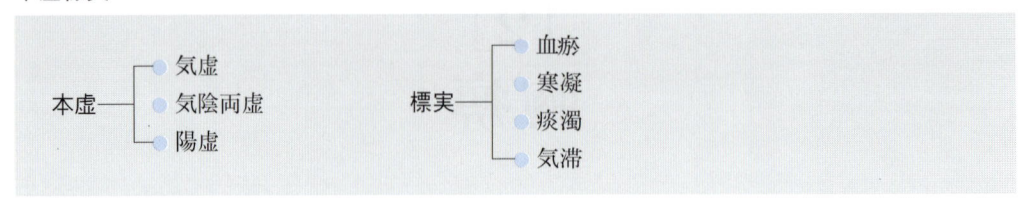

- 本虚 ─ 気虚／気陰両虚／陽虚
- 標実 ─ 血瘀／寒凝／痰濁／気滞

3 病因・病機・病証のまとめ

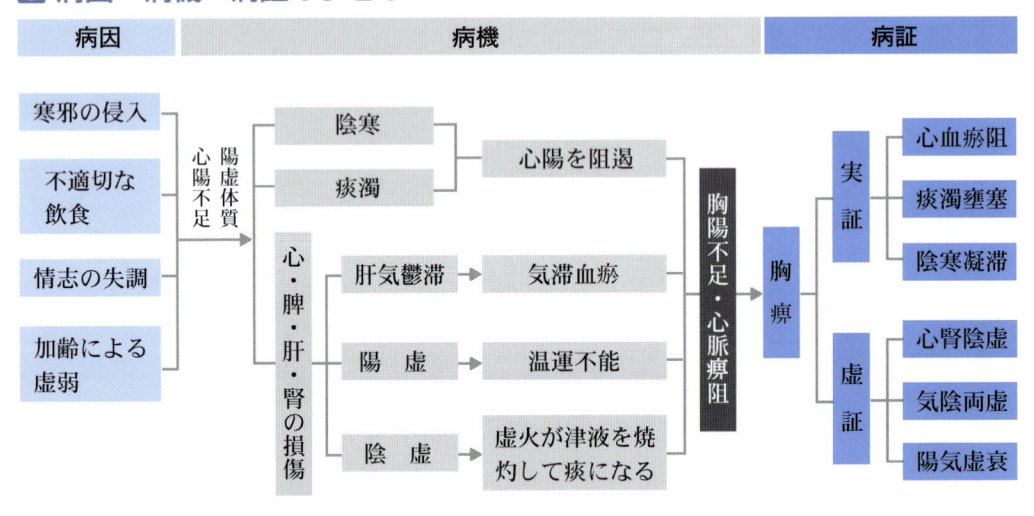

病因	病機	病証

病因：寒邪の侵入／不適切な飲食／情志の失調／加齢による虚弱

病機：心陽不足・陽虚体質 → 陰寒・痰濁 → 心陽を阻遏／心・脾・肝・腎の損傷 → 肝気鬱滞 → 気滞血瘀／陽虚 → 温運不能／陰虚 → 虚火が津液を焼灼して痰になる → 胸陽不足・心脈痹阻 → 胸痹

病証：
- 実証：心血瘀阻／痰濁壅塞／陰寒凝滞
- 虚証：心腎陰虚／気陰両虚／陽気虚衰

3 弁証論治

1 類証鑑別

1）胸痹と懸飲の弁別

	胸痹	懸飲
胸痛の特徴	発作的な悶痛，左肩あるいは左腕内側への放散痛	持続的な胸脇脹痛
誘因	運動，興奮，過食，体を冷やす	なし
その他	経過が短い，休憩あるいはニトログリセリン等で胸痛が緩和される	咳・痰などの呼吸器症状を伴い，短期間で胸痛の緩和ができない

2）胸痹と胃脘痛の弁別

	胸痹	胃脘痛
疼痛部位	前胸部，左肩あるいは左腕内側への放散痛	胃脘部
疼痛の性質	悶痛，締めつけられる，圧迫される	脹痛
その他	経過が短い，休憩あるいはニトログリセリン等で胸痛が緩和される	持続，ときには圧痛を伴う，悪心，げっぷなどの消化器系症状を伴う

90　第3章｜心系病証

3）胸痺と真心痛の弁別

	胸痺	真心痛
疼痛の特徴	悶痛，割合に軽い	劇痛，はなはだしい場合は胸痛徹背
病機	胸陽不展・心脈瘀阻	心脈閉塞
その他	胸痛が短い，休憩あるいはニトログリセリン等で緩和される	胸痛が持続，休憩あるいはニトログリセリン等で緩和できない，汗出・肢冷・顔面蒼白・唇紫・脈微あるいは結・代を伴う

2 弁証のポイント

陰寒・痰濁・瘀血の鑑別

陰寒	寒邪の感受により誘発，胸痛が急激，舌苔白滑
痰濁	胸中が悶塞で痛む，舌苔濁膩
瘀血	胸部が刺痛，舌質紫あるいは瘀斑

3 治療原則

発作期	先治其標	通陽・理気・化瘀・化痰
寛解期	後治其本	温陽益気

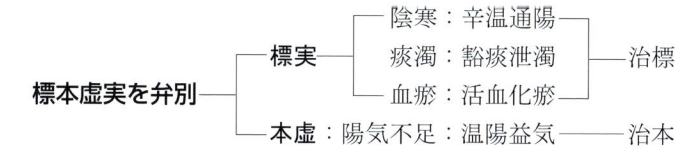

標本虚実を弁別
- 標実
  - 陰寒：辛温通陽
  - 痰濁：豁痰泄濁 ─ 治標
  - 血瘀：活血化瘀
- 本虚：陽気不足：温陽益気 ── 治本

4 証治分類

1）実証

	心血瘀阻	痰濁壅塞	陰寒凝滞
特徴的な症状	胸部の刺痛，部位が固定し遊走しない	胸悶が重くて痛みが軽い・痰が多い・気短	突然心痛は絞るように胸痛徹背
症状	重いときは心痛が背中へ響く・あるいは心悸不寧	肥満・体が重い・胃脘部の痞え・泥状便・口が粘る・悪心	体が冷える・手足が温まらない・冷汗・心悸・気短・冷やすと悪化
舌	舌質暗紅あるいは紫暗・舌下瘀筋	舌苔白膩	舌苔薄白
脈	沈渋	滑	沈細
病機	血行が瘀滞され，心脈が不通になる	痰濁が内阻し，胸陽が展開できず，気機が痺阻され，脈絡が阻滞する	陽虚体質のところに陰寒が加わり，血行が凝滞し，気機が痺阻され，心陽不振となる

	心血瘀阻	痰濁壅塞	陰寒凝滞
治法	活血化瘀 通絡止痛	通陽泄濁 豁痰開結	辛温通陽 開痹散寒
方剤	血府逐瘀湯	栝楼薤白半夏湯	栝楼薤白白酒湯＋枳実・桂枝・附子・丹参・檀香

2）虚証

	心腎陰虚	気陰両虚	陽気虚衰
特徴的な症状	胸部悶痛・心悸・怔忡・ほてり	胸悶・胸部がシクシク痛む・疲労で悪化	胸悶・息ぎれ・はなはだしい場合は胸痛が背部まで放散
症状	盗汗・顔面紅潮・腰と膝がだるくて力が入らない・耳鳴り	心悸・息切れ・倦怠乏力・精神疲労・頭暈・目眩・顔に艶がない	心悸・自汗・神倦・寒がる・顔色㿠白・四肢が温まらない・唇甲淡白あるいは青紫
舌	舌質紅少津・苔薄あるいは剝脱	舌嫩紅・あるいは歯痕がある	舌質淡あるいは紫暗
脈	細数あるいは結代	弱あるいは結代	沈細あるいは沈微
病機	心腎陰虚により虚火が上炎し，心の滋養が失われ，血脈が不暢になる	心気不足と陰血虧虚により，血行が瘀滞する	陽気虚衰による心陽不振のため気機が痹阻され，血行が瘀滞する
治法	滋陰清火 養心和絡	益気養陰 活血通絡	益気温陽 活血通絡
方剤	左帰飲	生脈散＋ 人参養栄湯	参附湯＋ 右帰飲

右帰飲（『景岳全書』）：熟地黄，山茱萸，枸杞子，山薬，杜仲，甘草，附子，肉桂
栝楼薤白白酒湯（『金匱要略』）：栝楼，薤白，白酒
栝楼薤白半夏湯（『金匱要略』）：栝楼，薤白，白酒，半夏
血府逐瘀湯（『医林改錯』）：当帰，生地黄，桃仁，紅花，枳殻，赤芍，柴胡，甘草，桔梗，川芎，牛膝
左帰飲（『景岳全書』）：熟地黄，山茱萸，枸杞子，山薬，茯苓，甘草
生脈散（『備急千金要方』）：人参，麦門冬，五味子
参附湯（『婦人良方』）：人参，附子，生姜，大棗
人参養栄湯（『太平恵民和剤局方』）：人参，甘草，当帰，白芍，熟地黄，肉桂，大棗，黄耆，白朮，茯苓，五味子，遠志，橘皮，生姜

5 発作時の中成薬の使用

1．寛胸気霧剤（スプレー）（組成：細辛油，檀香油，高良姜油，畢撥油，冰片）を口の中に噴射する。
2．複方丹参滴丸（組成：丹参，三七，冰片）・速効救心丸（組成：川芎，冰片）などを舌の

下に含む，あるいは飲む。

4 予防とケア

1．精神的な刺激を避ける。
2．規則正しい生活を送る。
3．冬の防寒措置をとる。
4．低脂肪の飲食を心がける。
5．便秘を治療する。
6．激しい運動を避ける。

[3] 真心痛

1 概念

真心痛は胸痺が進行した病証であり，病邪が直接に心脈を犯して，激しく，持続的に胸骨後の疼痛を起こす疾患である。

[西洋医学の関連疾患]
心筋梗塞

2 病因病機

1 病因

1）加齢による衰え

> 加齢→腎陽が虚衰→心陽が不足→心血を温運できない→心脈を閉塞→真心痛

2）情志の失調

> 憂鬱と怒り→肝を損傷→肝気が鬱滞→気血が瘀滞→心脈を閉塞→真心痛

3）不適切な飲食

> 甘いもの・脂っこいもの・飲酒過量→湿が聚集して痰が生じる→胸陽を阻遏→心脈を閉塞→真心痛

4）過労

> 過労→脾を損傷→痰湿が内生→心脈を阻滞→心脈を閉塞→真心痛

5）寒邪内侵

> 素体陽虚・中陽不足＋寒邪が侵襲→寒凝気滞によって心脈を閉塞→真心痛

2 病機

1）主要病機：心脈の閉塞
2）病位：心で，その本は腎にある
3）病理の性質

本虚標実

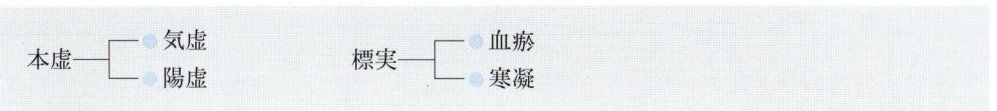

本虚 ─ ● 気虚
　　　　● 陽虚

標実 ─ ● 血瘀
　　　　● 寒凝

4）病機伝変

① 心気不足→気血の運行が不利→動悸・脈結代（不整脈）
② 心腎陽虚→水邪が心肺を犯す→心悸・水腫・喘促（心不全）
③ 亡陰亡陽→陰陽が離訣→厥脱（ショック）

3 病因・病機・病証のまとめ

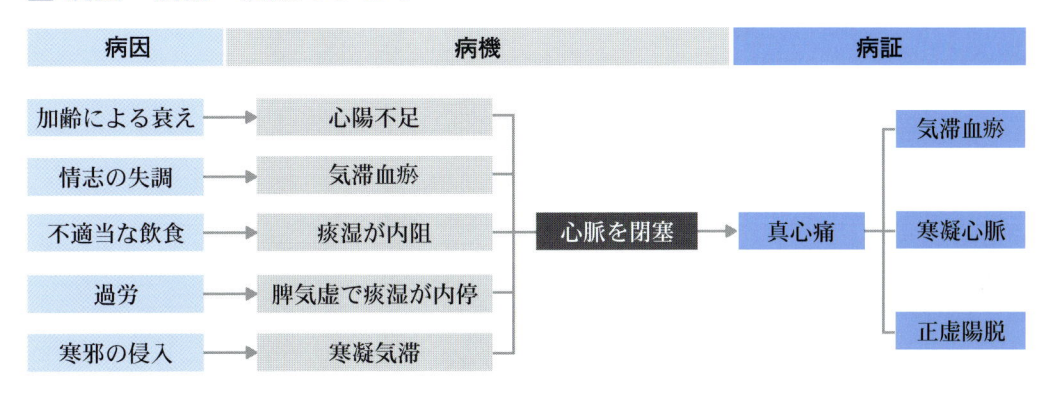

病因	病機		病証
加齢による衰え	心陽不足		気滞血瘀
情志の失調	気滞血瘀		
不適当な飲食	痰湿が内阻	心脈を閉塞 → 真心痛	寒凝心脈
過労	脾気虚で痰湿が内停		
寒邪の侵入	寒凝気滞		正虚陽脱

3 弁証論治

1 類証鑑別

胸痺と真心痛の弁別

	胸痺	真心痛
疼痛の特徴	悶痛・割合に軽い	劇痛，はなはだしい場合は胸痛徹背
病機	胸陽不展・心脈痺阻	心脈閉塞不通
その他	胸痛が短い，休憩あるいはニトログリセリン等で緩和する	胸痛が持続し，休憩あるいはニトログリセリン等で緩和できない，汗をかく，手足が冷たい，顔が真っ青，唇紫，脈微あるいは結，代脈を伴う

2 治療原則

発作期	先治其標	速効的な理気止痛薬物を使って疼痛を緩和する
寛解期	後治其本	補気活血・温陽通絡

3 証治分類

	気虚血瘀	寒凝心脈	正虚陽脱
特徴的な症状	持続的な胸部の刺痛，部位が固定，動くと疼痛が悪化	突然絞られるような心痛・心痛は背に波及し，背痛は心をよぎる	突然の心痛・窒息するほど胸悶感がする
症状	息切れ・全身無力・心悸・汗をかきやすい	胸悶・息切れ・心悸・手足の冷え	喘促・動悸・顔面蒼白・発汗が多い・煩躁不安あるいは意識朦朧・重症の場合は意識消失・四肢厥冷・口が開く・目が閉じる・尿失禁
舌	舌苔胖大，歯痕があり，舌質暗淡あるいは瘀点，瘀斑・舌苔薄白	舌質紫暗・苔白膩	短縮・痿軟
脈	弦細無力	沈無力あるいは結代	微欲絶
病機	気虚血瘀で心脈を閉塞する	陰寒凝滞により心脈を閉塞する	心脈の閉塞で，陽気が外脱する
治法	益気活血 通脈止痛	温補心陽 散寒通脈	回陽救逆 益気固脱
方剤	保元湯 ＋ 血府逐瘀湯	当帰四逆湯	四逆加人参湯

血府逐瘀湯（けっぷちくおとう）（『医林改錯』）：当帰，生地黄，桃仁，紅花，枳殻，赤芍，柴胡，甘草，桔梗，川芎，牛膝
四逆加人参湯（しぎゃくかにんじんとう）（『傷寒論』）：甘草，乾姜，人参，附子
当帰四逆湯（とうきしぎゃくとう）（『傷寒論』）：当帰，桂枝，芍薬，通草，細辛，甘草，大棗
保元湯（ほげんとう）（『情愛心鑑』）：人参，黄耆，肉桂，甘草，生姜

4 発作時の中成薬の使用

1．寛胸気霧剤（スプレー）を口の中に噴射する。
2．複方丹参滴丸・速効救心丸・麝香保心丸（組成：麝香，人参エキス，牛黄，肉桂，蘇合香，蟾酥，冰片）などを舌の下に含む，あるいは飲む。

4　予防とケア

1．過労を避ける。
2．精神的な刺激を避ける。
3．規則正しい生活を送る。
4．冬の防寒措置をとる。
5．便秘を治療する。

[4] 不寐

1 概念

中医病名の不寐とは，日常的に寝つけない・眠りが浅い・目が覚めやすいなどを特徴とする病証である。

[西洋医学の関連疾患]
①自律神経失調症，②更年期症候群，③脳動脈硬化症。

2 病因病機

1 病因

1）不適切な飲食

- 暴飲暴食→宿食の停滞→痰の発生・化熱→痰熱が上擾 ─┐
- 濃い茶・コーヒー・飲酒→心神を撹乱 ────────┴─ 心神不安→不寐

2）情志の失調

- 鬱・怒によって肝を損傷→肝鬱によって化火→心神を擾動 ─┐
- 五志の過度→心火が盛んとなる→心神を擾動 ────────┤
- 喜びや笑いが度を越す→心神が激動→神魂不安 ──────┼─ 不寐
- 突然に驚きや恐れを覚える→心虚胆怯→心神が動揺 ────┘

3）労逸による失調

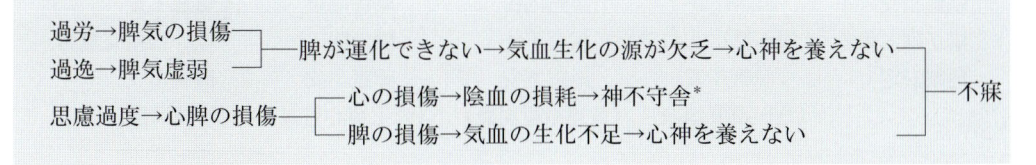

過労→脾気の損傷 ─┐
過逸→脾気虚弱 ──┴─ 脾が運化できない→気血生化の源が欠乏→心神を養えない ─┐
                                                              ├─ 不寐
思慮過度→心脾の損傷 ─┬─ 心の損傷→陰血の損耗→神不守舎* ─────────┤
                    └─ 脾の損傷→気血の生化不足→心神を養えない ────┘

*神不守舎：心神は気血津液を基礎として活動する。外からの刺激に正しく対応すると同時に，安定した心理状態を保つことを「精神内守」という。陰血不足によって，心神を養えなくなり，安定した心理状態を守れなくなることを「神不守舎」という。

4）病後・身体の虚弱

```
久病による血虚      ┐
加齢による血の不足  ├─ 心血の不足→心神を養えない ┐
腎陰の不足→心火が単独で上亢→心神を撹乱        ├─ 不寐
                                                ┘
```

2 病機
1）基本病機：陽盛陰衰・陰陽失交・心神不安
2）病位：心。腎・肝・脾・胃と関連

3 病因・病機・病証のまとめ

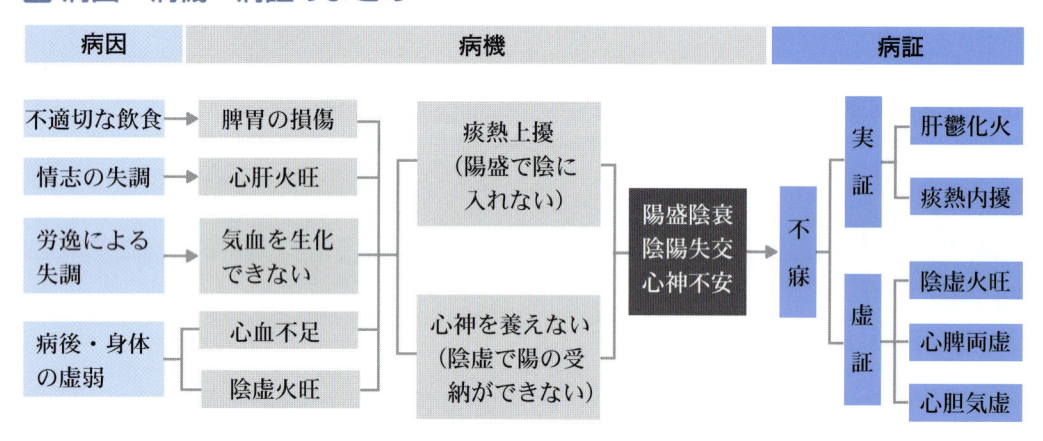

病因	病機	病証
不適切な飲食 → 脾胃の損傷	痰熱上擾（陽盛で陰に入れない）	実証：肝鬱化火／痰熱内擾
情志の失調 → 心肝火旺		
労逸による失調 → 気血を生化できない	陽盛陰衰・陰陽失交・心神不安 → 不寐	
病後・身体の虚弱 → 心血不足／陰虚火旺	心神を養えない（陰虚で陽の受納ができない）	虚証：陰虚火旺／心脾両虚／心胆気虚

【陰陽失交による不寐のイメージ】

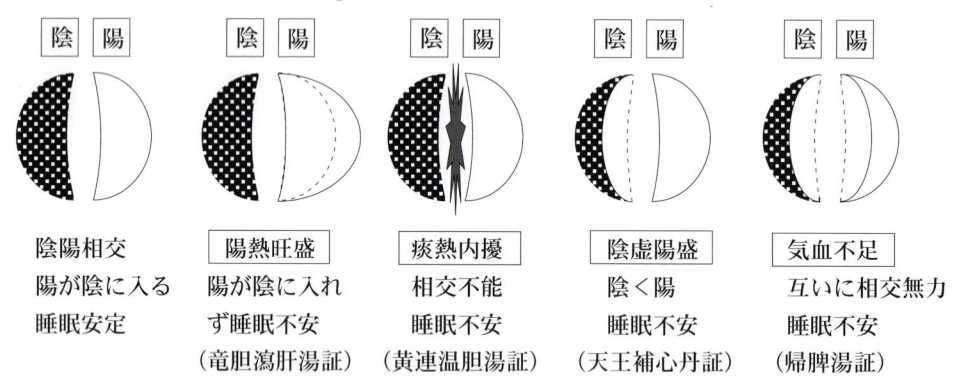

陰陽相交	陽熱旺盛	痰熱内擾	陰虚陽盛	気血不足
陽が陰に入る	陽が陰に入れず睡眠不安	相交不能 睡眠不安	陰＜陽 睡眠不安	互いに相交無力 睡眠不安
睡眠安定	（竜胆瀉肝湯証）	（黄連温胆湯証）	（天王補心丹証）	（帰脾湯証）

98　第3章｜心系病証

3 弁証論治

1 弁証のポイント

虚証と実証の弁別

	虚証	実証
所見	不眠・体質的に痩せて弱い・顔色に艶がない・神疲・懶言・心悸・健忘	不眠・心煩・怒りっぽい・口苦・咽の乾き・便秘・小便黄赤
病機	気血不足によって神を養えない	邪熱が心を撹乱して，心神が不安となる

2 治療原則

補虚瀉実・陰陽調整

虚証	心脾両虚	補気養血	養心安神あるいは鎮心安神
	陰虚火旺	滋陰降火	
実証	痰熱内擾	化痰清熱	
	肝火上炎	疏肝瀉火	

3 証治分類

	実証		虚証		
	肝鬱化火	痰熱内擾	陰虚火旺	心脾両虚	心胆気虚
特徴的な症状	心煩不眠・躁擾不安	不眠・悪夢が多い・頭重・胸悶・痰が多い	心煩不眠・寝つきが悪い	多夢・目が覚めやすい・食欲不振	心煩不眠・よく夢を見る・目が覚めやすい
症状	憂鬱・いらいら・目の充血・口苦・口乾・小便短赤・便秘	心煩・噯気・吐き気・口苦・目眩	腰がだるくて足がだるい・目眩・耳鳴り・健忘・夢遺，五心煩熱・口乾	心悸・健忘・目眩・倦怠・精神不振・顔に艶がない	心悸・物事に驚かされやすい・自汗・倦怠
舌	舌質紅・苔黄	舌質紅・苔黄膩	舌質紅・苔少あるいは無苔	舌質淡・苔薄	舌質淡
脈	弦数	滑数	細数	細弱	弦細
病機	肝鬱によって化火し，上部にのぼって心神を撹乱	痰鬱によって熱が生じ，上部にのぼって心神を撹乱	陰虚火旺によって陰陽のバランスがくずれる	心脾両虚によって心神が養われない	心胆虚怯によって心神が養われない
治法	疏肝瀉火 鎮心安神	化痰清熱 和中安神	滋陰降火 養心安神	補益心脾 養血安神	益気鎮驚 安神定志

	実証		虚証		
	肝鬱化火	痰熱内擾	陰虚火旺	心脾両虚	心胆気虚
方剤	竜胆瀉肝湯	黄連温胆湯	黄連阿膠湯（交通心腎）あるいは天王補心丹（補陰を主に）あるいは朱砂安神丸（清火を主に）	帰脾湯	安神定志丸＋酸棗仁湯

安神定志丸（『医学心悟』）：人参，茯苓，茯神，遠志，石菖蒲，竜歯
黄連阿膠湯（『傷寒論』）：黄連，阿膠，黄芩，鶏子黄，芍薬
黄連温胆湯（『千金方』）：半夏，陳皮，茯苓，甘草，枳実，竹筎，黄連，大棗
帰脾湯（『済生方』）：人参，黄耆，白朮，甘草，生姜，大棗，当帰，遠志，茯神，酸棗仁，竜眼肉，木香
酸棗仁湯（『金匱要略』）：酸棗仁，知母，川芎，茯苓，甘草
朱砂安神丸（『医学発明』）：黄連，朱砂，生地黄，当帰，炙甘草
天王補心丹（『摂生秘剤』）：人参，玄参，丹参，茯苓，五味子，遠志，桔梗，当帰，天門冬，麦門冬，柏子仁，酸棗仁，生地黄，辰砂
竜胆瀉肝湯（『蘭室秘蔵』）：竜胆草，沢瀉，木通，車前子，当帰，柴胡，生地黄（近代の処方には黄芩，山梔子が入っている）

4 予防とケア

1．ストレスを解消する。
2．寝る前にタバコを吸わない，濃い茶・コーヒーを飲まない。
3．適当な運動を行う。
4．規則正しい生活を送る。

［5］
多寐

1 概念

多寐とは，昼夜を問わず眠りたがり，呼び起こしてもすぐ眠ってしまう病証である。

[西洋医学の関連疾患]
①睡眠発作，②神経症，③一部の精神疾患。

2 病因病機

1 病因

1）不適切な飲食

> 甘いもの・脂っこいもの→脾の運化失調→痰湿が発生→陽気を阻遏→心陽不振→多寐

2）七情の損傷

> - 鬱怒→肝を損傷→肝気を鬱滞→瘀血が内停 ┐
> - 心労過度→脾気を損傷→痰湿が発生   ┘ 陽気を阻遏→心陽不振→多寐

3）加齢と慢性の持病

> - 脾腎陽虚→陽気が虚弱になる ┐
> - 陰血不足→陰病が陽に及ぶ   ┘ 心陽不振→心神を養えない→多寐

2 病機

1）主要病機：①湿・濁・痰・瘀が陽気を阻遏し，心陽不振になる，②陽虚気弱・心神失栄（心神を養えない）
2）病位：心。脾・腎と関連

3 病因・病機・病証のまとめ

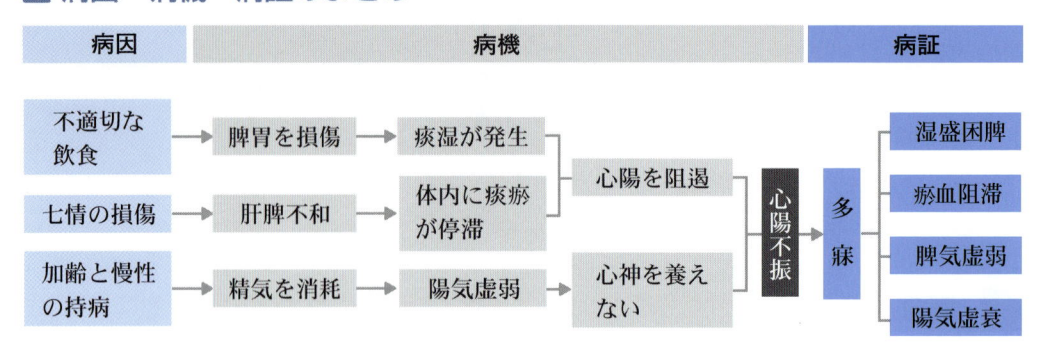

病因	病機				病証
不適切な飲食	→ 脾胃を損傷 →	痰湿が発生	→ 心陽を阻遏		湿盛困脾
七情の損傷	→ 肝脾不和 →	体内に痰瘀が停滞		心陽不振 → 多寐	瘀血阻滞
加齢と慢性の持病	→ 精気を消耗 →	陽気虚弱	→ 心神を養えない		脾気虚弱
					陽気虚衰

3 弁証論治

1 弁証のポイント

多寐の虚証と実証の弁別

	虚証	実証
所見	倦怠感，冷えなどの気虚・陽虚の症状	胸脘脹悶・頭痛・舌紫苔膩などの痰湿と瘀血の症状
病機	陽気が不足	陽気を阻遏

2 治療原則

気虚：補気
陽虚：温陽
湿困：祛湿
瘀血：活血

3 証治分類

	湿盛困脾	瘀血阻滞	脾気虚弱	陽気虚衰
特徴的な症状	頭が包まれるような感じ，眠りたがる	頭昏・頭痛・眠りたがる	精神が倦怠して眠りたがる，特に食後	精神朦朧・1日中眠りたがる
症状	肢体が重だるい・胸部と胃脘部に痞悶感	善忘・心悸・胸悶・唇紫	四肢無力・食欲不振・泥状便・顔色に艶がない	冷え・手足の冷え・健忘・顔色㿠白
舌	舌苔膩	舌質紫暗	舌質淡・苔薄白	舌質淡・苔薄
脈	濡	渋	虚弱	沈細無力
病機	湿邪が脾気を困遏し，心陽を阻遏する	瘀血が阻滞して，心陽が不振になる	脾気不足で，気血の化生不足により，心神を養えない	心腎陽虚で，心神を養えない

	湿盛困脾	瘀血阻滞	脾気虚弱	陽気虚衰
治法	燥湿健脾	活血化瘀	健脾益気	益気温陽
方剤	平胃散	通竅活血湯	帰脾湯	附子理中丸

帰脾湯(『済生方』):人参,黄耆,白朮,甘草,生姜,大棗,当帰,遠志,茯神,酸棗仁,竜眼肉,木香

通竅活血湯(『医林改錯』):赤芍,川芎,桃仁,紅花,麝香,老葱,生姜,大棗,黄酒

附子理中丸(『太平恵民和剤局方』):附子,人参,白朮,炮姜,炙甘草

平胃散(『太平恵民和剤局方』):蒼朮,厚朴,橘皮,甘草,生姜,大棗

4　予防とケア

1. 脂っこいものを控える。
2. 適当な運動をする。
3. 規則正しい生活を送る。

[6] 健忘

1 概念

健忘とは，記憶力が低下し，物忘れしやすくなる病証である。

[西洋医学の関連疾患]
①自律神経症，②脳動脈硬化症。

2 病因病機

1 病因

1）過度の心労

> 過度の心労→心脾を損傷→気血が虧虚→脳の滋養を失う→健忘

2）節度のない性生活

> 節度のない性生活→腎精を消耗→腎精虧虚により脳髄を養えない→健忘

3）加齢と体質の虚弱

> 加齢と体質の虚弱→臓気が衰退 ─┬─ 肝腎陰虚 ─┐
> 　　　　　　　　　　　　　　　└─ 腎精不足 ─┴─ 髄海が空虚になる→健忘

4）情志の失調

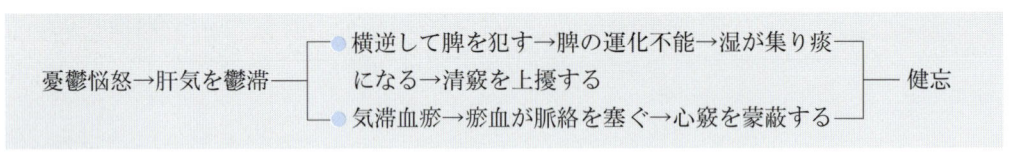

> 憂鬱悩怒→肝気を鬱滞 ─┬─ 横逆して脾を犯す→脾の運化不能→湿が集り痰 ─┐
> 　　　　　　　　　　　│　になる→清竅を上擾する　　　　　　　　　　　　├─ 健忘
> 　　　　　　　　　　　└─ 気滞血瘀→瘀血が脈絡を塞ぐ→心竅を蒙蔽する ──┘

2 病機

1）基本病機：①心脾腎虚損・気血陰精不足，②気滞血瘀・痰濁が上擾
2）病位：脳。心・肝・脾・腎と関連する
3）病理の性質：本虚標実で，虚の部分が多く，実の部分が少なく，虚実挟雑がよくみられる

3 病因・病機・病証のまとめ

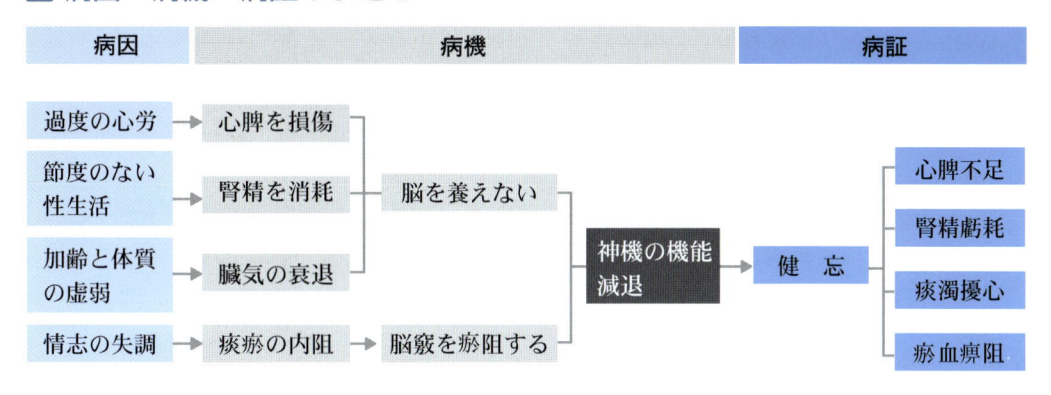

病因	病機	病証

- 過度の心労 → 心脾を損傷 ┐
- 節度のない性生活 → 腎精を消耗 ├→ 脳を養えない ┐
- 加齢と体質の虚弱 → 臓気の衰退 ┘ ├→ 神機の機能減退 → 健忘 →
- 情志の失調 → 痰瘀の内阻 → 脳竅を瘀阻する ┘

病証：
- 心脾不足
- 腎精虧耗
- 痰濁擾心
- 瘀血痺阻

3 弁証論治

1 類証鑑別

1）健忘と痴呆の弁別

	健忘	痴呆
忘れること	今聞いたこと	以前のこと
物事に対する理解	できる	できない
見当識障害	ない	ある
人格障害	ない	ある

2）健忘と鬱証の弁別

	健忘	鬱証
発症年齢	高齢	青年・中年
性別	性別差はない	女性が多い
発作の特徴	持続性	間歇性
主症	健忘	憂鬱

2 治療原則

健忘は虚によるものが多いため，補虚が治療の原則となる。

3 証治分類

	心脾不足	腎精虧耗	痰濁擾心	瘀血痺阻
特徴的な症状	記憶力の低下・精神的倦怠感・心悸・不眠	物忘れ・腰膝がだるくて力が入らない・眩暈・耳鳴	健忘・眠気・胸部に満悶感	健忘・表情が硬い・反応が鈍い

	心脾不足	腎精虧耗	痰濁擾心	瘀血痹阻
症状	四肢無力・食欲不振・顔色に艶がない	精神的疲労・遺精早泄・ほてり	頭暈・吐き気・咳嗽・痰涎を喀出する	心悸・胸悶・言語が遅緩・唇紫
舌	舌質淡・苔薄白	舌質紅・苔少	舌苔膩	舌質紫暗
脈	沈細弱	細数	弦滑	細渋
病機	心脾不足・気血虚弱で，脳髄を養えない	腎精不足で脳髄を充養できず，髄海が空虚になる	痰濁が中焦を阻塞して，心神を上擾する	瘀血によって脳脈を痹阻する
治法	補益心脾	補益腎精	化痰寧心	活血化瘀
方剤	帰脾湯	河車大造丸	温胆湯	血府逐瘀湯

温胆湯（『備急千金要方』）：半夏，陳皮，甘草，枳実，竹筎，生姜，茯苓
河車大造丸（『扶寿精方』）：紫河車，熟地黄，杜仲，天門冬，麦門冬，亀板，黄柏，牛膝
帰脾湯（『済生方』）：人参，黄耆，白朮，甘草，生姜，大棗，当帰，遠志，茯神，酸棗仁，竜眼肉，木香
血府逐瘀湯（『医林改錯』）：当帰，生地黄，桃仁，紅花，枳殻，赤芍，柴胡，甘草，桔梗，川芎，牛膝

4　予防とケア

1．規則正しい生活習慣を守る。
2．十分な睡眠を取る。
3．適当な運動を行う。
4．飲酒を控える。

[7] 癲狂

1 概念

　癲狂とは，精神異常の疾患である。臨床においては「癲病」と「狂病」の2つの病症があるが，それが同時に，あるいは交替してみられ，相互転換することがある。「癲病」は精神が抑鬱し，表情が乏しい・沈黙・痴呆・独り言を言う・言葉に脈絡がない・静かにしていてあまり動かないことを好む，といった症状を特徴とする。「狂病」は精神が亢奮し，狂躁・罵ったり，ものを壊したりする・よく怒る，といった症状を特徴とする。

[西洋医学の関連疾患]
①癲病は，統合失調症の一部と鬱病に相当する。
②狂病は，統合失調症の一部と躁狂型鬱病に相当する。

2 病因病機

1 病因

1）七情内傷

　憂鬱→肝気鬱結→気鬱により痰が生じる→上逆して心神を撹乱 ┐
　怒り→肝胆の気が上逆→化火し津液を焼灼して痰にする→痰熱が心神を撹乱 ┘──癲狂

2）先天素因

　先天素因→臓の気血が逆乱しやすい体質＋情志刺激→気機が逆乱・陰陽が失調→癲狂

2 病機

1）基本病機

　痰気が鬱結→神竅を蒙蔽→癲病（重陰者は癲である）

　痰火が上擾→神明を上擾→狂病（重陽者は狂である）

2）病位：①おもには心・肝，②脾・胃と関連する，③久病では腎に及ぶ
3）病理素因：①病理的な素因には気・痰・火・瘀がある，②気鬱で発症・重点は痰にある，③癲病は痰気により発症し，狂病は痰火により発症する
4）病理の性質
　　初期：邪実　　久病：虚実挟雑

①癲病：痰気が鬱結・神竅を蒙蔽→心脾を耗傷・気血が不足
②狂病：痰火が内盛・神明を上擾→火盛で陰を耗傷・心腎が失調になる

5）癲と狂はその病理素因の消長によって相互に転化する

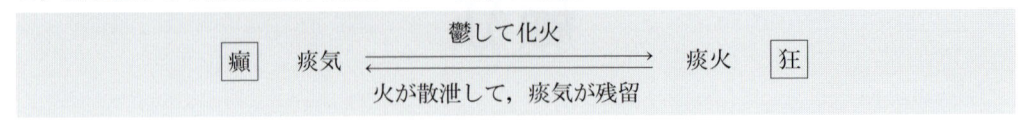

```
                   鬱して化火
 癲   痰気 ←――――――――――→ 痰火   狂
            火が散泄して，痰気が残留
```

3 病因・病機・病証のまとめ

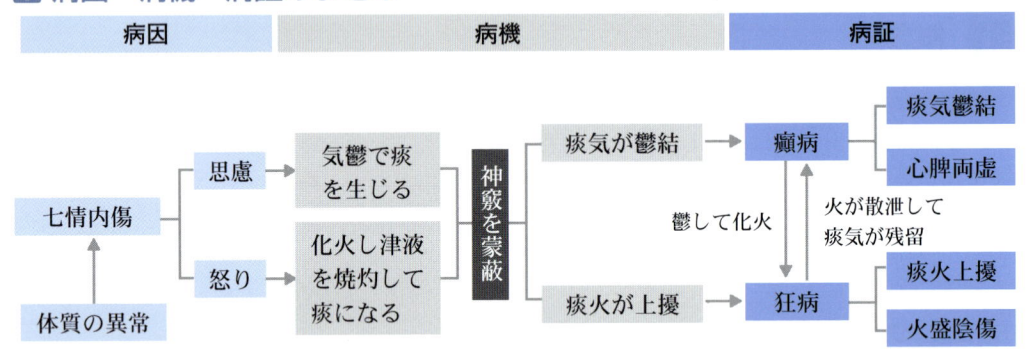

| 病因 | 病機 | 病証 |

七情内傷 / 体質の異常 → 思慮 → 気鬱で痰を生じる / 怒り → 化火し津液を焼灼して痰になる → 神竅を蒙蔽 → 痰気が鬱結 → 癲病 → 痰気鬱結 / 心脾両虚

鬱して化火 ⇅ 火が散泄して痰気が残留

痰火が上擾 → 狂病 → 痰火上擾 / 火盛陰傷

3 弁証論治

1 弁証のポイント

癲病と狂病の弁別

	癲病	狂病
共通症状	精神の異常	
特徴的な症状	精神抑鬱・表情が冷淡・沈黙・痴呆・独り言を言う・言葉に脈絡がない・静かにしていてあまり動かないことを好む	精神が亢奮・狂躁・罵ったりものを壊したりして，よく怒る
病機	痰気が鬱結して神竅を蒙蔽する	痰火が内盛して神明を上擾する
病位	心・脾	心・肝

2 治療原則

初期：理気解鬱・降火化痰・化痰通竅
後期：補益心脾・滋陰養血・調整陰陽

3 証治分類

	癲病		狂病	
	痰気鬱結	心脾両虚	痰火上擾	火盛傷陰
特徴的な症状	精神抑鬱・表情が冷淡・寡黙で言葉数が少ない	精神が恍惚・心悸で驚きやすい	突然に発狂して，罵ったり叫んだり，高いところに登ったりする・親疎を問わずものを壊したり，人に危害を加えたりする	狂病の発作が繰り返し，症状が悪化したり軽減したりする・煩躁・驚きやすい
症状	痴呆・独り言を言う・言葉に脈絡がない・静かにしていてあまり動かない・胸脘部に痞悶感・食欲不振	すぐ悲しんだり泣き出したりする・四肢無力・飲食が減少	普段からイライラして怒りっぽい・頭痛・不眠・怒っているような目つき・顔や目が赤い・気力が異常に強い・不食不眠	体が痩せる・顔面紅潮・ほてり・寝汗・不眠
舌	舌苔膩	舌質淡・苔膩	舌質紅絳・苔黄膩，あるいは黄燥で厚	舌質紅・苔少または無苔
脈	弦滑	細沈無力	弦大滑数	細数
病機	痰気が鬱結して，神竅を蒙蔽する	気血の虧耗により，心神を養えない	痰火が内盛し，神明を上擾する	火鬱で陰を耗傷して，心神不安になる
治法	理気解鬱 化痰開竅	益気健脾 養心安神	瀉肝清火 醒神滌痰	滋陰降火 安神定志
方剤	順気導痰湯	養心湯	生鉄落飲	二陰煎

順気導痰湯（験方）：半夏，陳皮，茯苓，甘草，生姜，胆南星，枳実，木香，香附子
生鉄落飲（『医学心悟』）：生鉄落，天門冬，麦門冬，貝母，胆南星，橘紅，遠志，石菖蒲，連翹，茯苓，茯神，玄参，釣藤，丹参，辰砂
二陰煎（『景兵全書』）：生地黄，麦門冬，酸棗仁，生甘草，玄参，茯苓，黄連，木通，灯心草，竹葉
養心湯（『証治準縄』）：黄耆，茯苓，茯神，当帰，川芎，炙甘草，半夏，柏子仁，酸棗仁，遠志，五味子，人参，肉桂

4 予防とケア

1．ストレスを解消する。
2．カウンセリングを充実する。
3．作業療法などをする。
4．精神看護を重視して，安全措置も採る。

[8] 癇証

1 概念

　癇証とは，一種の発作性神志異常の疾病である。「癲癇」「羊癇風」とも言われる。臨床所見としては，突然意識不明になる・転倒して両目が上視して口から涎沫を吐く・四肢の痙攣・あるいは豚や羊のような声を出す・時間が少し立つと目が醒める・目が醒めると通常通りに戻ることを特徴とする。

[西洋医学の関連疾患]
癲癇（種々の病因によってもたらされる慢性の脳疾患で，大脳灰白質神経細胞の過剰で，無秩序な電気的発射による反復性の発作を特徴とする疾患群）

2 病因病機

1 病因

1）七情の失調

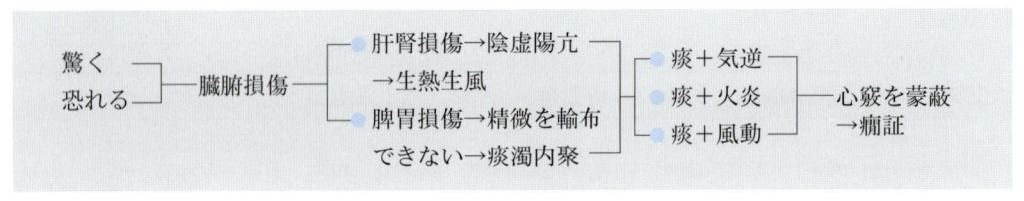

驚く・恐れる → 臓腑損傷 → 肝腎損傷→陰虚陽亢→生熱生風 / 脾胃損傷→精微を輸布できない→痰濁内聚 → 痰+気逆 / 痰+火炎 / 痰+風動 → 心竅を蒙蔽→癇証

2）先天の素因

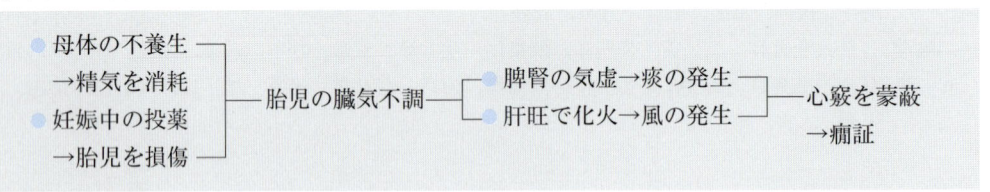

母体の不養生→精気を消耗 / 妊娠中の投薬→胎児を損傷 → 胎児の臓気不調 → 脾腎の気虚→痰の発生 / 肝旺で化火→風の発生 → 心竅を蒙蔽→癇証

3）脳絡の損傷

分娩の損傷 / 頭部の外傷 → 脳竅を損傷→血で脈絡を阻滞→経脈不暢→脳神を養えない→神志逆乱→癇証

4）その他

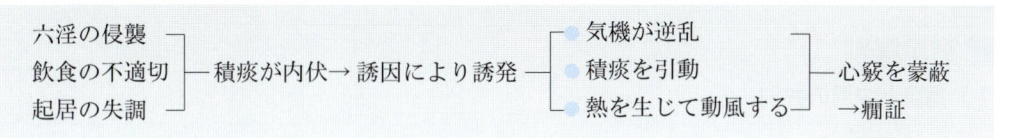

六淫の侵襲 ┐
飲食の不適切 ├─ 積痰が内伏 → 誘因により誘発 ─┬─ 気機が逆乱
起居の失調 ┘　　　　　　　　　　　　　　　　├─ 積痰を引動　　─ 心竅を蒙蔽
　　　　　　　　　　　　　　　　　　　　　　└─ 熱を生じて動風する　→ 癇証

2 病機

1）基本病機：痰が心竅を閉塞し，肝風と火が内動する
2）病位：おもに心・肝。脾・腎と関連する
3）病理的な素因：おもに痰であり，風・火・瘀も兼ねる
　　癇証の痰の特徴：①「痰」が風・気による聚集と散らばる
　　　　　　　　　　②「痰」が膠着してなかなか除けない
4）病理性質
　　初期：邪実
　　久病：虚実挟雑

3 病因・病機・病証のまとめ

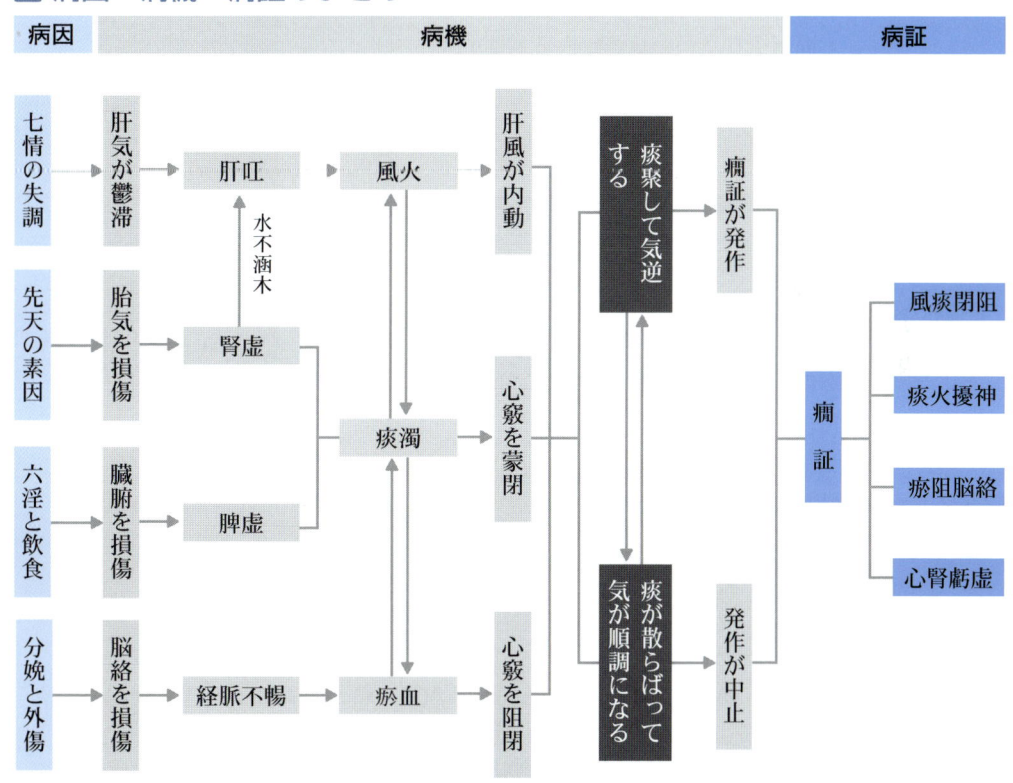

病因	病機	病証
七情の失調 → 肝気が鬱滞 → 肝旺 → 風火 → 肝風が内動 → 痰聚して気逆する → 癇証が発作		風痰閉阻
先天の素因 → 胎気を損傷 → 腎虚（水不涵木） → 痰濁 → 心竅を蒙閉	→ 癇証	痰火擾神
六淫と飲食 → 臓腑を損傷 → 脾虚 → 痰濁		瘀阻脳絡
分娩と外傷 → 脳絡を損傷 → 経脈不暢 → 瘀血 → 心竅を阻閉 → 痰が散らばって気が順調になる → 発作が中止		心腎虧虚

3 弁証論治

1 類証鑑別

1）癇証と中風の弁別

	癇証	中風
共通症状	突然転倒・意識消失	
特徴的な症状	口から涎沫を吐く・四肢の痙攣・あるいは豚や羊のような声を出す・時間が少し立つと目が醒める・目が醒めてから通常通りに戻る・半身不随なし	意識消失が持続的に存在・半身不随がある

2）癇証と厥証の弁別

	癇証	厥証
共通症状	突然意識を消失する	
特徴的な症状	口から涎沫を吐く・四肢の痙攣・あるいは豚や羊のような声を出す・時間が少し立つと目が醒める・目が醒めてから通常通りに戻る	顔面蒼白・四肢厥冷・豚や羊のような声を出さない

3）癇証と痙証の弁別

	癇証	痙証
共通症状	四肢の引きつけ	
特徴的な症状	口から涎沫を吐く・四肢の痙攣・あるいは豚や羊のような声を出す・時間が少し立つと目が醒める・目が醒めてから通常通りに戻る	引きつけが持続・角弓反張と頸項強直を伴う・痙攣が緩和してからは元の病気の所見がそのままある

2 弁証のポイント

虚実弁証

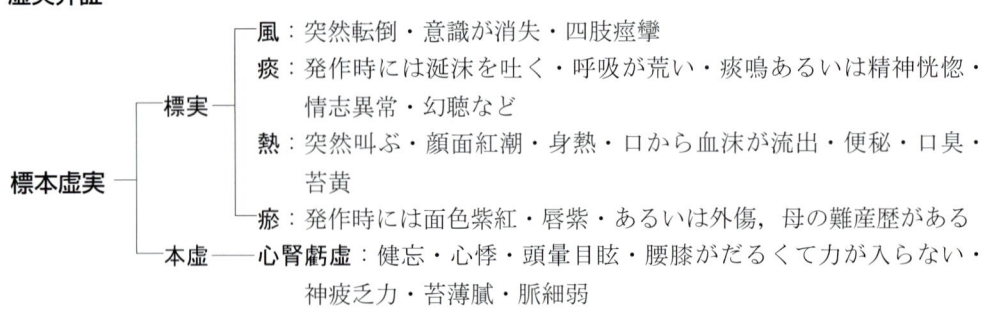

標本虚実
- 標実
  - 風：突然転倒・意識が消失・四肢痙攣
  - 痰：発作時には涎沫を吐く・呼吸が荒い・痰鳴あるいは精神恍惚・情志異常・幻聴など
  - 熱：突然叫ぶ・顔面紅潮・身熱・口から血沫が流出・便秘・口臭・苔黄
  - 瘀：発作時には面色紫紅・唇紫・あるいは外傷，母の難産歴がある
- 本虚
  - 心腎虧虚：健忘・心悸・頭暈目眩・腰膝がだるくて力が入らない・神疲乏力・苔薄膩・脈細弱

3 治療原則

発作期：標治→豁痰順気・熄風開竅定癇

発作休止期：本治→健脾化痰・補益肝腎・養心安神

4 証治分類

	風痰閉阻	痰火擾神	瘀阻脳絡	心腎虧虚
特徴的な症状	突然転倒・意識不明・四肢の痙攣・涎沫を吐く	突然転倒・意識不明・四肢の痙攣・涎沫を吐く・叫ぶ	片側の肢体あるいは顔面部の筋肉が痙攣	癲癇発作を繰り返す・意識が恍惚
症状	両目が上視・項背強直・喉に痰鳴が聞こえる・羊のような声を出す・重症では二便失禁・目が醒めると疲労感，頭痛が残るものの正常な状態に戻る	喉に痰鳴が聞こえる・平素は急躁易怒・心煩不眠・口乾・口苦・便秘	頭部外傷あるいは出生時の損傷あるいは脳部感染症の病歴がある・普段から眩暈あるいは頭痛がある・頭痛の部位が固定・顔面と唇が紫暗	心悸・不眠・健忘・眩暈・腰膝がだるくて力が入らない・精神不振で疲れやすい
舌	舌苔白膩	舌質紅・苔黄膩	舌質紫暗あるいは瘀斑	舌苔薄膩
脈	弦滑	弦滑数	渋あるいは弦	細弱
病機	平素より痰濁内盛で，肝陽が化風して，痰が肝風に従って動きだし，清竅を閉阻する	痰濁が内結し，気鬱が化火して，痰火が内盛で上炎して，脳神を上擾する	瘀血で清竅を阻滞し，脳絡を閉塞し，脳神を養えなく，肝風が内動する	癇証の発作を繰り返すことにより，心腎が虧虚になり，髄海の不足で脳を養えない
治法	滌痰熄風 開竅定癇	清肝瀉火 化痰開竅	活血化瘀 熄風通絡	補益心腎 潜陽安神
方剤	定癇丸	竜胆瀉肝湯＋滌痰湯	通竅活血湯	左帰丸＋天王補心丹

左帰丸（『景岳全書』）：熟地黄，山薬，山茱萸，菟絲子，枸杞子，牛膝，鹿角膠，亀板膠
滌痰湯（『済生方』）：半夏，天南星，陳皮，枳実，茯苓，人参，石菖蒲，竹筎，甘草，生姜
通竅活血湯（『医林改錯』）：赤芍，川芎，桃仁，紅花，麝香，老葱，生姜，大棗，黄酒
定癇丸（『医学心悟』）：天麻，川貝母，胆南星，生姜，半夏
天王補心丹（『摂生秘剖』）：人参，玄参，丹参，茯苓，五味子，遠志，桔梗，当帰，天門冬，麦門冬，柏子仁，酸棗仁，生地黄，辰砂
竜胆瀉肝湯（『蘭室秘蔵』）：竜胆草，沢瀉，木通，車前子，当帰，柴胡，生地黄（近代の処方には黄芩，山梔子が入っている）

4 予防とケア

1．過労とストレスを避ける。
2．羊肉・酒などの燥熱の性質の飲食を控える。
3．危険な作業をしない。

[9] 痴呆

1 概念

　痴呆とは，髄脳の減少，機能の低下による呆け，愚鈍をおもな症状とする神志異常疾患である。軽いものでは，表情が少ない・言葉数が少ない・反応鈍遅・健忘などがみられる。重いものでは，1日中話をせず1人で閉じこもる・あるいは独り言や呟きをする・ときには突然笑ったり泣いたりする・食欲がない・数日食事をしなくても飢餓感がない。

[西洋医学の関連疾患]
1）血管性認知症
2）変性性認知症：①アルツハイマー，②パーキンソン病，③前頭側頭型認知症。
3）正常圧水頭症
4）甲状腺機能低下症

2 病因病機

1 病因

1）加齢による衰え

加齢→臓気の衰退―┬肝腎陰虚―髄海が空虚となる→神機が機能できない→痴呆
　　　　　　　　└腎精不足

2）情志の失調

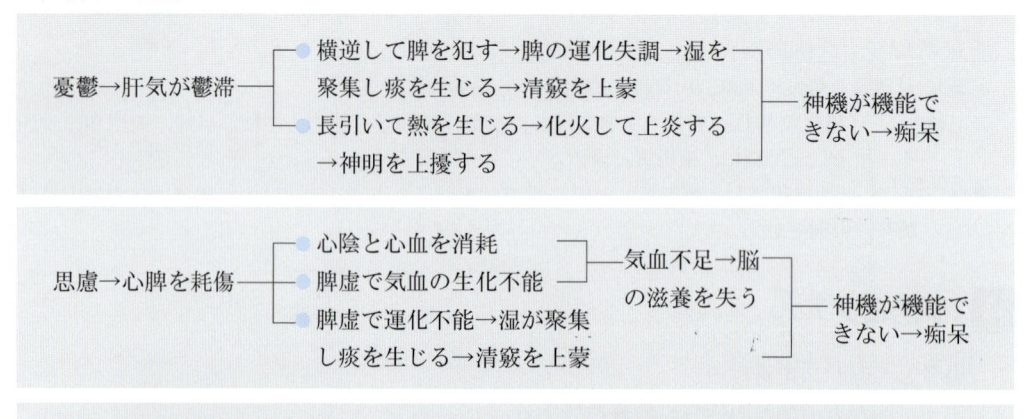

憂鬱→肝気が鬱滞―┬●横逆して脾を犯す→脾の運化失調→湿を
　　　　　　　　│　聚集し痰を生じる→清竅を上蒙　　　　　┐神機が機能で
　　　　　　　　└●長引いて熱を生じる→化火して上炎する　┘きない→痴呆
　　　　　　　　　　→神明を上擾する

思慮→心脾を耗傷―┬●心陰と心血を消耗　　　　　　　　　┐気血不足→脳
　　　　　　　　├●脾虚で気血の生化不能　　　　　　　　┘の滋養を失う┐神機が機能で
　　　　　　　　└●脾虚で運化不能→湿が聚集　　　　　　　　　　　　　┘きない→痴呆
　　　　　　　　　　し痰を生じる→清竅を上蒙

驚恐→腎気を損傷→腎精が虧損→髄海が空虚となる→神機が機能できない→痴呆

3）慢性病による耗損

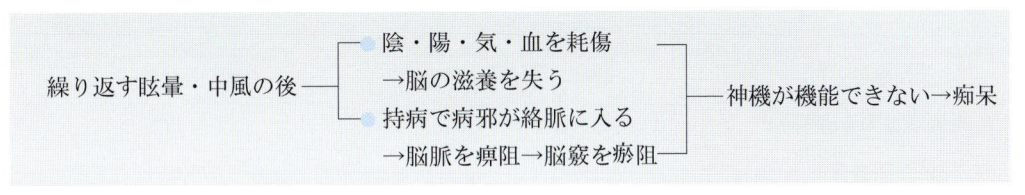

繰り返す眩暈・中風の後 ─┬─ 陰・陽・気・血を耗傷
　　　　　　　　　　　　│　→脳の滋養を失う
　　　　　　　　　　　　└─ 持病で病邪が絡脈に入る
　　　　　　　　　　　　　　→脳脈を痺阻→脳竅を瘀阻
　　　　　　　　　　　　　　　　　　　　　　　── 神機が機能できない→痴呆

2 病機

1）基本病機：髄海の不足によって，神機が機能できない

- 精・気・血虧損→髄海を充養できない→脳の滋養を失う
- 気・火・痰・瘀で内阻する→清竅を上擾する
　　　　　　　　　　　── 神機が機能できない→痴呆

2）病位：①おもには脳，②心・肝・脾・腎と関連する

3）病理の性質：本虚標実

本虚：陰精と気血の虧虚
標実：気・火・痰・瘀が脳を内阻する

3 病因・病機・病証のまとめ

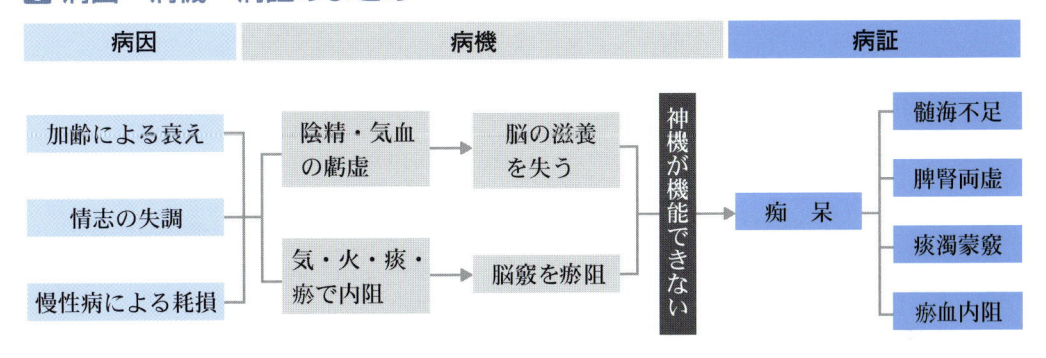

病因	病機	病証

加齢による衰え／情志の失調／慢性病による耗損 → 陰精・気血の虧虚 → 脳の滋養を失う／気・火・痰・瘀で内阻 → 脳竅を瘀阻 → 神機が機能できない → 痴呆 → 髄海不足／脾腎両虚／痰濁蒙竅／瘀血内阻

3　弁証論治

1 類証鑑別

1）痴呆と鬱証の弁別

	痴呆	鬱証
発症年齢	高齢	青年・中年
性別	性別差がない	女性に多い
発作の特徴	持続性	間歇性
知的障害	記憶力・計算力障害	なし
人格・感情障害	可能	なし

2）痴呆と健忘の弁別

	痴呆	健忘
忘れたこと	前のこと	今聞いたこと
物事に対する理解	できない	できる
見当識障害	ある	ない
人格障害	ある	ない

2 治療原則

標治：開鬱逐痰・活血通竅・平肝瀉火
本治：扶正補虚・充髄養脳

3 証治分類

	髄海不足	脾腎両虚	痰濁蒙竅	瘀血内阻
特徴的な症状	記憶力と計算力が低下	表情が硬い・無言で言葉数が少ない・発音がはっきりしなくて言葉の意味もわからない	智力が減退する・笑ったり泣いたりする・独り言を言う・あるいは1日中話をしない・ぼんやりしている	言語不利・健忘・驚きやすい・恐れやすい・言動が異常
症状	眩暈耳鳴・倦怠があり横になりたがる・歯と毛髪に艶がない・腰と膝がだるくて力が入らない	記憶力の低下・認識力と計算力の低下・腰膝がだるくて力が入らない・筋肉萎縮・食欲不振・気力が低下し話をしたくない・涎を流す・四肢が温まらない・ときに夜明け前の泄瀉を伴う	表情が鈍い・食欲がなく上腹部が痞満・涎沫が多い・頭が縛られるように重い	表情が鈍い・皮膚が黒くて荒い・喉が渇くが飲みたくない・両目の周りが黒っぽい
舌	舌苔薄白	舌質淡胖・苔白・あるいは苔少	舌質淡・苔白膩	舌質暗または瘀点・瘀斑
脈	沈細弱	沈細弱	細滑	細渋
病機	腎精虧損により，髄海の滋養を失う	気血虧虚で，腎精が不足する・髄海の滋養を失う	痰濁が上蒙して，清竅を蒙蔽する	瘀血が阻滞して，脳脈を痺阻する
治法	補腎益髄 填精養神	補腎健脾 益気生精	健脾化濁 豁痰開竅	活血化瘀 開竅醒脳
方剤	七福飲	還少丹	洗心湯	通竅活血湯

還少丹（『医方集解』）：熟地黄，枸杞子，山茱萸，肉蓯蓉，巴戟天，小茴香，杜仲，懐牛膝，楮実子，茯苓，山薬，大棗，菖蒲，遠志，五味子
七福飲（『景岳全書』）：熟地黄，当帰，人参，白朮，炙甘草，遠志，杏仁
洗心湯（『弁証録』）：人参，甘草，半夏，陳皮，附子，茯神，酸棗仁，神曲，菖蒲
通竅活血湯（『医林改錯』）：赤芍，川芎，桃仁，紅花，麝香，老葱，生姜，大棗，黄酒

4　予防とケア

1．規則正しい生活習慣を守る。
2．あっさりした食事を摂る。
3．積極的に社会活動に参加する。
4．胡桃・黒胡麻・山薬など補腎の食品を食べる。

[10] 厥証

1 概念

厥証とは，突然の昏倒・意識不明・四肢厥冷をおもな症状とする病証である。

[西洋医学の関連疾患]
①ヒステリー，②低血糖昏睡，③高血圧脳症，④出血性ショック・心原性ショック。

2 病因病機

1 病因

1）虚弱体質

> 慢性の持病→陽気虚弱→気血が上にのぼらない→厥

2）情志の刺激

> 情志の刺激 ─┬─ 憂鬱→心気が鬱滞・肝の条達作用が失調→心肝気鬱 ─┬─ 気血が上逆→厥
> 　　　　　　└─ 怒り→肝陽が上亢→化火して肝風を引き起こす　　　　└

3）不適切な飲食

> 酒・甘いもの・脂っこいもの→痰濁が内盛→痰が逆上する気とともに上昇→心竅を蒙蔽→厥

> 飢餓→陽気虚弱→気血が上へのぼれなくなる→厥

> 暴食→飲食停滞→気機を阻滞→上下が通じなくなる→厥

4）大出血

> 大出血→気が血とともに脱出して虚弱になる→気血が脳を滋養することができない→厥

5）咳喘の持病

> 咳喘の持病→痰濁が内盛→咳喘が発作→痰が逆上する気とともに上昇→心竅を蒙蔽→厥

2 病機

1）基本病機：気機が逆乱して，昇降の失常によって気血陰陽の順接が不能になる
2）病位：おもに心であり，肝・脾と関連する

3）病理の性質
　①虚証：陽虚気弱・営血内耗
　②実証：心肝気鬱・肝陽上亢・痰濁内盛

3 病因・病機・病証のまとめ

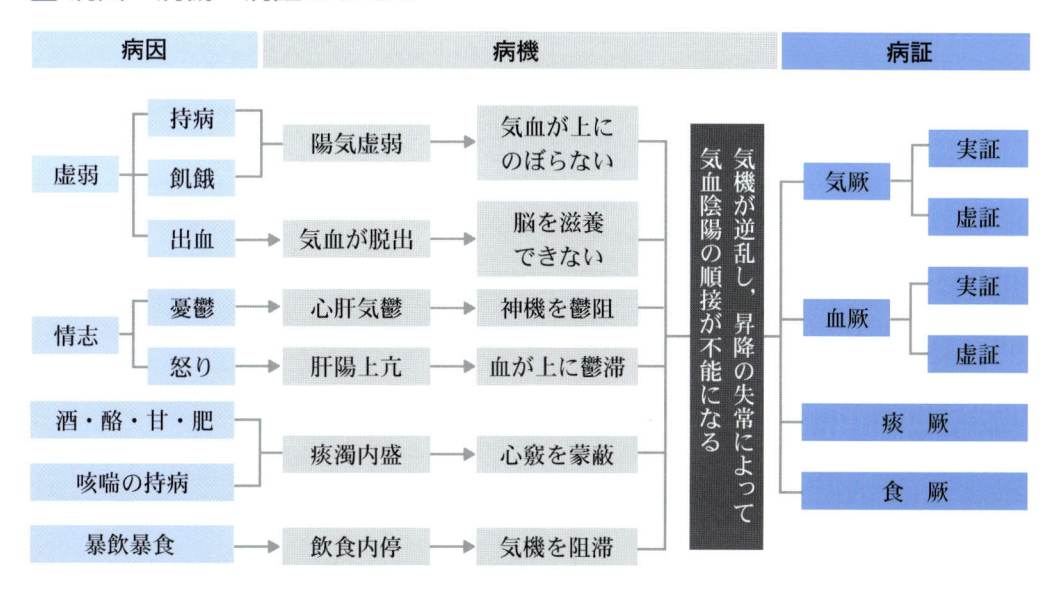

病因	病機	病証
虚弱（持病／飢餓） → 陽気虚弱 → 気血が上にのぼらない	気機が逆乱し，昇降の失常によって気血陰陽の順接が不能になる	気厥（実証／虚証）
虚弱（出血） → 気血が脱出 → 脳を滋養できない		血厥（実証／虚証）
情志（憂鬱） → 心肝気鬱 → 神機を鬱阻		痰厥
情志（怒り） → 肝陽上亢 → 血が上に鬱滞		食厥
酒・酪・甘・肥／咳喘の持病 → 痰濁内盛 → 心竅を蒙蔽		
暴飲暴食 → 飲食内停 → 気機を阻滞		

3 弁証論治

1 類証鑑別

厥証・中風・癇証と痙証の弁別

	厥証	中風	癇証	痙証
共通所見	突然の意識障害			
発症年齢	特定なし	＞40歳	特定なし	特定なし
特徴	顔面蒼白 四肢厥冷	口眼喎斜 半身不随	突然転倒・手足痙攣・涎沫を吐く・顔面痙攣・眼精が上視	強直性痙攣
昏倒時間	短い	長い	短い	短い・長い
後遺症状	なし	口眼歪斜 半身不随・失語	なし	特定なし
予後	稀に重症者で死亡の可能性	重症意識障害者は死亡の可能性	回復後は意識清明	感染症の場合では死亡の可能性
西洋医学の病名	ヒステリー 低血糖・不整脈	脳血管障害	癲癇	熱性けいれん 中枢神経系の感染症

2 弁証のポイント

1）実証と虚証の弁別

	実証	虚証
呼吸	荒い	弱い
口	閉じる	開く
四肢	手を握りしめる・拘急	手は広げたまま・冷たい
汗	少し	あり
脈	沈実あるいは沈伏	微細

2）血実・気実と痰閉の弁別

	血実	気実	痰閉
共通症状	突然の意識障害		
年齢	中高年	不定	老年
既往歴	眩暈・頭痛（高血圧）	鬱証（ヒステリー）	咳・喘促・痰（呼吸器系感染症など）
誘因	煩労悩怒	精神刺激	咳喘発作
特徴的な症状	頭痛・眩暈・痙攣・意識不明	昏睡なし（神経反射検査異常なし）	呼吸困難・痰鳴・面唇青紫

3 治療原則

実証：開竅啓閉
虚証：救逆・回陽・固脱

4 応急処置

1）鍼灸
実証：人中・十宣・湧泉　　虚証：内関（灸：百会・膻中・関元）

2）薬物

実証
- 血厥：羚羊角粉
- 気厥：蘇合香丸
- 痰厥：竹瀝・猴棗散

虚証
- 血厥：独参湯
- 気厥：参附湯

5 証治分類

	気厥		血厥		痰厥	食厥
	実証	虚証	実証	虚証		
特徴的な症状	精神的な刺激により発症・突然の昏倒・口を閉じる・手を握りしめる	緊張，恐怖，痛みあるいは長時間立っていることによって誘発される・発作時には目が眩む・昏迷	怒りによって誘発される・突然の昏迷・意識不明・歯をしっかり閉じて顔が赤い	出血過多により誘発・突然の昏睡・顔面蒼白・唇に艶がない	怒りまたは激しい咳嗽後に突然昏睡・喉に痰鳴がある	食べ過ぎた後に突然意識を失う
症状	普段から憂鬱・発症するときには呼吸が荒い・四肢厥冷	顔面蒼白・呼吸が微弱・汗をかく・肢冷	普段から眩暈・頭痛がある・唇が紫色	口が開く・自汗・皮膚の冷え	普段から咳喘がある・発症時には涎沫を嘔吐し，呼吸が荒い	胃脘部の脹満感
舌	舌苔薄白	舌質淡	舌質暗紅	舌質淡	舌苔白膩	舌苔厚膩
脈	伏または沈弦	沈微	弦有力	芤または細数無力	沈滑	沈滑実
病機	気の鬱結によって，清竅を閉阻する	陽虚気弱によって，気血が上にのぼらない	肝陽上亢により気血が上逆して，清竅を閉塞する	気が血とともに脱出して，血虚気弱となり，脳を滋養できない	痰が気機を閉塞し，清竅を蒙蔽する	飲食内停によって気機が阻塞され，上下が通じなくなる
治法	開竅行気解鬱	補気回陽醒神	平肝潜陽理気通瘀	補気養血	行気豁痰	和中消導
方剤	五磨飲子	四味回陽飲	羚羊鈎藤湯（平肝潜陽熄風）通瘀煎（活血順気）	独参湯＋人参養栄湯	導痰湯	神朮散＋保和丸

五磨飲子（『医方集解』）：烏薬，沈香，檳榔子，枳実，木香
四味回陽飲（『景岳全書』）：人参，附子，炮姜，炙甘草
神朮散（『医学心悟』）：蒼朮，陳皮，厚朴，藿香，甘草，縮砂
通瘀煎（『景岳全書』）：当帰，山楂子，香附子，紅花，烏薬，青皮，木香，沢瀉
導痰湯（『済生方』）：半夏，陳皮，枳実，茯苓，甘草，天南星
独参湯（『傷寒大全』）：人参

人参養栄湯(『太平恵民和剤局方』)：人参，甘草，当帰，白芍，熟地黄，肉桂，大棗，黄耆，白朮，茯苓，五味子，遠志，橘皮，生姜
保和丸(『丹渓心法』)：神曲，山査子，茯苓，半夏，陳皮，連翹，萊菔子
羚羊鈎藤湯(『通俗傷寒論』)：羚羊角，桑葉，川貝母，生地黄，釣藤鈎，菊花，白芍，生甘草，竹筎，茯神

4 予防とケア

1．規則正しい生活を送る。
2．ストレスを解消する。
3．禁煙・禁酒。
4．厳密に経過観察を行う。
5．血圧をコントロールする。

第4章 脾胃系病証

脾胃系病証の概要

〈1〉脾

1 脾の機能と病機

●機能	●病機	●現れる症状
運化を主る	脾の運化機能が失調し，気血の生化ができなくなる	食欲不振・腹脹・泥状便・倦怠感・顔色が黄色で艶がない・舌質淡・苔白・脈緩弱
	脾の運化機能が失調し，水湿が停滞する	痰飲・水腫
統血を主る	脾気が虚弱で統血が不能になる	各種の出血

2 弁証論治

1 弁証の原則

虚実を弁証する ─┬─ 実証：寒湿困脾・湿熱蘊脾
　　　　　　　　└─ 虚証：脾気虚弱・脾陽不足

2 主症の弁証

下痢	実証：湿盛・食滞
	虚証：脾虚・脾虚肝旺・脾腎陽虚
腹痛	実証：寒邪・湿熱・積滞による腑気の通降不利
	虚証：臓気虚寒・気血を温養できない
便秘	実証：燥熱内結
	本虚標実：気虚による伝送無力・血虚によって腸道の濡潤が失われる・陽虚によって陰寒凝結になる

3 治療原則

実証	温化寒湿・清化湿熱
虚証	補気・温中・祛寒

〈2〉胃

1 胃の機能と病機

●機能	●病機	●臨床所見
水穀の受納	受納できない	厭食・胃脘の脹満感・嘔吐
水穀の腐熟	腐熟できない	腐臭のあるげっぷ・胃酸が込み上がる

2 弁証論治

1 弁証の原則

主症の認識	胃に関連する症状：胃痛・痞満・嘔吐・呃逆
病証の性質	寒・熱・虚・実

2 治療原則

胃の特性	治療原則
喜潤悪燥，和降は正常な状態	理気和中・滋養胃陰・和降胃気

[1]
胃痛

1 概念

　胃痛とは，胃脘痛とも称し，上腹胃脘部から心下（鳩尾）にかけて，疼痛を主証とする病証である。

[西洋医学の関連疾患]
①急性胃炎，②慢性胃炎，③胃潰瘍・十二指腸潰瘍，④胃神経症。

2 病因病機

1 病因

1）寒邪の感受

　寒邪→胃を犯す→胃脘の気滞→胃気が鬱滞して痛くなる→胃痛

2）不適切な飲食

　不衛生な飲食
　過食あるいは空腹　──脾胃を損傷→胃気が壅滞→胃の和降機能が失調→気機が鬱滞すれば痛くなる→胃痛
　偏食

3）情志の失調

　● 憂慮→脾を損傷→脾の運化機能が失調→胃気を阻滞　──　胃の和降機能が失調→気機が
　● 怒り→肝を損傷→肝気が鬱滞→横逆して胃を犯す　　　　鬱滞すれば痛くなる→胃痛

4）脾胃の虚弱

　素体不足・脾胃の気虚
　中陽不足・中焦の虚寒　──胃の和降機能が失調→気機が鬱滞すれば痛くなる→胃痛
　胃陰損傷・胃の濡養を失う

2 病機

1）基本病機：胃気が阻滞され，胃の和降機能が失調し，気機が鬱滞すれば痛くなる
2）病位：胃。肝・脾と関連する
3）病理素因：気滞・寒凝・熱鬱・湿阻・血瘀

4）病理の変化

①実証→虚実挟雑証

初　期：実証の方が多い
- 胃気鬱滞あるいは気鬱化火・胃熱内鬱
- 気滞が血に及び，気滞血瘀になる

進行期：脾胃が虚弱になって，虚実挟雑の方が多い

②出血

胃熱壅盛・迫血妄行
瘀血阻滞・絡傷血溢　──　嘔血・便血
脾気虚弱・統血不能

③難病になる

胃痛が長引く→瘀痰互結で胃脘を壅塞→噎膈・反胃

3 病因・病機・病証のまとめ

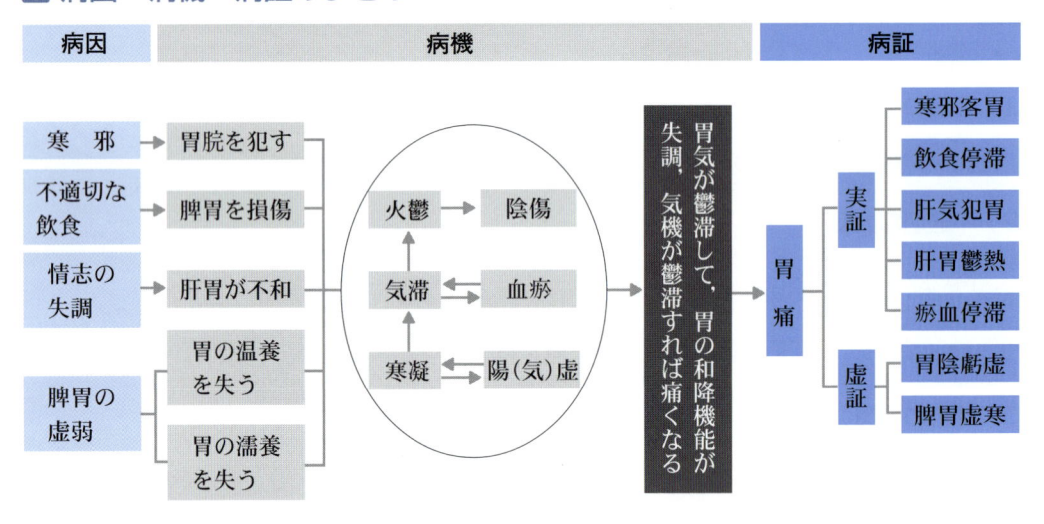

病因	病機		病証	
寒邪	胃脘を犯す		実証	寒邪客胃
不適切な飲食	脾胃を損傷	火鬱─陰傷		飲食停滞
情志の失調	肝胃が不和	気滞⇄血瘀	胃痛	肝気犯胃
脾胃の虚弱	胃の温養を失う	寒凝⇄陽（気）虚		肝胃鬱熱
	胃の濡養を失う			瘀血停滞
			虚証	胃陰虧虚
				脾胃虚寒

胃気が鬱滞して，胃の和降機能が失調，気機が鬱滞すれば痛くなる

3 弁証論治

1 類証鑑別

胃痛と真心痛・脇痛・腹痛との弁別

	胃痛	真心痛	脇痛	腹痛
部位	胃脘部	胸部	脇部	胃脘部以下の腹部
性質	脹痛・隠痛	圧迫されるような激しい痛み	脹痛・疝痛	脹痛・疝痛・隠痛
随伴症状	げっぷ・嘔吐	心悸気短・汗出肢冷	発熱・黄疸	下痢

	胃痛	真心痛	脇痛	腹痛
予後	良好	危険	不定	不定
検査方法	胃カメラ	心電図	肝胆エコ・血清アミラーゼ・AST・ALT	便検査・腹部透視・大腸カメラ
西洋医学の病名	急性胃炎・慢性胃炎・胃潰瘍・十二指腸潰瘍・胃神経症	狭心症・心筋梗塞	胆嚢炎・胆石症・膵臓炎・肝炎など	急性腸炎・慢性腸炎・大腸がんなど

2 弁証のポイント

胃痛の性質からの弁証

寒	寒冷で誘発・胃脘部が冷えて痛む・温めれば胃痛が軽減する
熱	胃脘部に灼熱感・痛みが急迫
気滞	脹痛・げっぷをすると疼痛が軽減する
血瘀	刺痛・痛みの部位が固定
実証	食事をすると痛みが激しくなる・痛むところを押されるのを嫌がる
虚証	食事をすると痛みが軽減・痛むところを押されるのを嫌がらない

3 治療原則

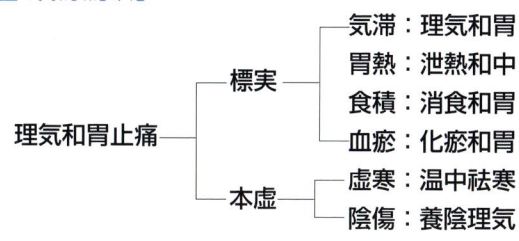

理気和胃止痛 ─┬─ 標実 ─┬─ 気滞：理気和胃
　　　　　　　│　　　　├─ 胃熱：泄熱和中
　　　　　　　│　　　　├─ 食積：消食和胃
　　　　　　　│　　　　└─ 血瘀：化瘀和胃
　　　　　　　└─ 本虚 ─┬─ 虚寒：温中祛寒
　　　　　　　　　　　　└─ 陰傷：養陰理気

4 証治分類

1）実証

	寒邪客胃	飲食停滞	肝気犯胃	肝胃鬱熱	瘀血停滞
特徴的な症状	胃痛が突然に起こる・冷たいものを嫌い，温かいものを好む・脘腹を温めると痛みが和らぐ・冷やすと痛みが激しくなる	胃脘部の脹満感・腹部を押されるのを嫌がる・腐臭のあるげっぷ・胃酸が込み上がる・または未消化物を吐く	胃脘部の脹痛が脇に及ぶ	胃脘部の灼痛・痛みが急迫する	胃脘部に針で刺すような疼痛・痛む場所が固定・押すと胃痛が悪化する

	寒邪客胃	飲食停滞	肝気犯胃	肝胃鬱熱	瘀血停滞
症状	口渇はない・あるいは熱いものを好む	嘔吐や放屁で胃痛が和らぐ・または大便がすっきり出ない	胸悶・げっぷ・ため息・便秘・げっぷや放屁で気分がよくなる・よく情志が誘因となって発症する	イライラして怒りっぽい・胃酸が込み上がる・胸焼け・口が乾燥して苦い	食後あるいは夜中は胃痛が悪化する・ときには吐血・黒便がみられる
舌	舌苔薄白	舌苔厚膩	舌苔薄白	舌質紅・苔黄	舌質紫暗あるいは瘀斑
脈	弦緊	滑	弦	弦数	渋
病機	寒邪が胃脘を凝滞し，陽気が抑圧され，気機を阻滞する	飲食が積滞して，胃気を阻塞する	肝気が鬱結して横逆し，胃を犯し，胃気を阻滞する	肝鬱化火して胃を犯し，胃気を阻滞する	胃絡で瘀血が停留して，脈絡を壅滞する
治法	温胃散寒 行気止痛	消食導滞 和胃止痛	疏肝解鬱 理気止痛	疏肝泄熱 理気和胃	化瘀通絡 理気和胃
方剤	香蘇散（理気散寒） 良附丸（温胃散寒）	保和丸	柴胡疏肝散	化肝煎	実証：失笑散＋丹参飲 虚証：調営斂肝飲

2）虚証

	胃陰虧虚	脾胃虚寒
特徴的な症状	胃脘部にシクシクとした灼痛がある・嘈雑・口乾	胃がシクシクと痛む・温かいものを好み，腹部を押されても嫌がらない・空腹時に痛みが激しくなり食後に痛みが軽減する
症状	空腹だが食べたがらない・ほてり・便秘・痩せる	清水を吐く・食欲不振・精神不振・手足が冷える・大便溏薄
舌	舌質紅・津少	舌質淡・苔白
脈	細数	虚弱
病機	胃陰が不足して，胃の濡養を失う	脾胃の虚寒によって，胃の温養を失う
治法	養陰益胃	温中健脾
方剤	一貫煎＋芍薬甘草湯	黄耆建中湯

一貫煎（『柳州医話』）：沙参，麦門冬，当帰，生地黄，枸杞子，川楝子
黄耆建中湯（『金匱要略』）：黄耆，白芍，桂枝，炙甘草，生姜，大棗，膠飴

化肝煎(『景岳全書』)：青皮，陳皮，芍薬，牡丹皮，山梔子，沢瀉，貝母
香蘇散(『太平恵民和剤局方』)：香附子，紫蘇，陳皮，甘草
柴胡疏肝散(『景岳全書』)：柴胡，香附子，枳殻，陳皮，川芎，芍薬，甘草
失笑散(『太平恵民和剤局方』)：五霊脂，蒲黄
芍薬甘草湯(『傷寒論』)：白芍，炙甘草
丹参飲(『医宗金鑑』)：丹参，檀香，縮砂
調営斂肝飲(『医醇賸義』)：当帰，白芍，海蛤殻，阿膠，枸杞子，五味子，川芎，酸棗仁，茯苓，陳皮，木香，生姜，大棗
保和丸(『丹渓心法』)：神曲，山査子，茯苓，半夏，陳皮，連翹，萊菔子
良附丸(『良方集腋』)：高良姜，香附子

4 予防とケア

1．食事
　1）食事時間・食事回数・食事量を一定にする。
　2）ゆっくりと食べる・柔らかいものを食べる・温かいものを食べる。
　3）著しい空腹や過食を避ける。
2．嗜好品
　酒・濃い茶・コーヒーを控える。
3．薬物
　アスピリンやステロイド類の薬物の使用に注意する。
4．情志
　ストレスを溜めない。
5．防寒
　体を冷やさない。

[2] 吐酸

1 概念

　吐酸とは，酸水を吐き出すのをおもな症状とする病証である。軽いものを泛酸といい，酸水が胃から喉に上がってきて再び胃に流れ込むことを呑酸という。

[西洋医学の関連疾患]
①胃炎，②胃潰瘍・十二指腸潰瘍，③逆流性食道炎。

2 病因病機

1 病因

1）飲食の不摂生

| 脂っこいもの
辛いもの
酒 | ─ 脾胃を損傷→中焦の運化機能が失調→体内で湿熱が生じる→胃の和降が失調→吐酸 |

2）寒邪の感受

| 寒邪を感受する
冷たいものを過食 | ─ 胃陽を損傷→中焦で湿濁が停滞→胃の和降が失調→吐酸 |

3）情志の失調

- 鬱怒→肝を損傷→肝気が鬱滞→横逆して胃を犯す ─┐
- 思慮→脾を損傷→中気不足→中陽が不足になる　　 ├─ 胃の和降が失調→吐酸

4）脾胃の虚弱

| 素体脾胃が虚弱
過労で脾を損傷 | ─ 脾気不足→運化機能の失調→胃の和降が失調→吐酸 |

2 病機

1）基本病機：肝気が胃を犯して，胃の和降が失調する
2）病位：胃。肝・脾と関連する

3）病理の性質

熱証：肝鬱が化熱して胃を犯す
寒証：寒邪が胃を犯す，あるいは脾胃虚寒

3 病因・病機・病証のまとめ

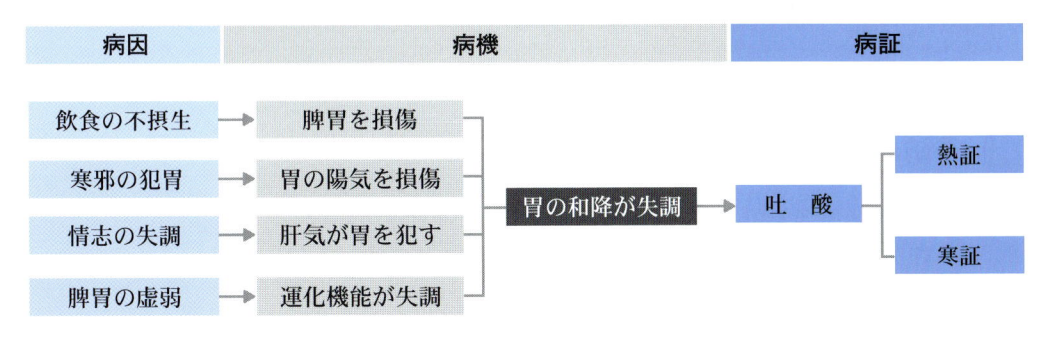

病因	病機		病証
飲食の不摂生	脾胃を損傷		熱証
寒邪の犯胃	胃の陽気を損傷	胃の和降が失調 → 吐酸	
情志の失調	肝気が胃を犯す		寒証
脾胃の虚弱	運化機能が失調		

3 弁証論治

1 弁証のポイント

寒熱弁証

	熱証	寒証
共通症状	吐酸	
舌苔	舌質紅・苔黄厚	舌質淡・苔薄白
脈	弦数	沈遅

2 治療原則

熱証：泄肝和胃・苦辛通降
寒証：温中散寒・和胃制酸

3 証治分類

	熱証	寒証
特徴的な症状	吐酸・腐敗した臭いを伴うげっぷ	吐酸を繰り返す・涎を吐く
症状	胃脘部に満悶感・胸脇の脹痛・イライラ・怒りっぽい・大便が生臭い	熱いものを食べたがる・冷え・倦怠感・大便溏薄
舌	舌質紅・苔黄厚	舌質淡・苔薄白
脈	弦数	沈遅
病機	肝鬱が化熱して胃を犯し，胃の和降機能が失調する	脾胃虚寒のもとに，肝気が胃を犯して，胃の和降機能が失調する

	熱証	寒証
治法	泄肝和胃 苦辛通降	温中散寒 和胃制酸
方剤	左金丸	香砂六君子湯 ＋ 呉茱萸・乾姜

香砂六君子湯（『古今名医方論』）：木香，縮砂，陳皮，半夏，党参，白朮，茯苓，甘草
左金丸（『丹渓心法』）：黄連，呉茱萸

4 予防とケア

1．冷たいもの，なまもの，塩辛いもの，油っこいものを避ける。
2．あっさりしたもの，柔らかいもの，消化しやすいものを食べる。
3．ストレスを解消する。
4．体を冷やさないようにする。

[3] 嘈雑

1 概念

　嘈雑(そうざつ)は，胃の中が空で何もないようで，飢えているようだがそうではなく，ピリッとしているようだがそうではなく，痛みのようだがそうではないという，何とも言い難い病証である。

[西洋医学の関連疾患]
①胃炎，②胃潰瘍・十二指腸潰瘍，③自律神経失調症。

2 病因病機

1 病因

1）不適切な飲食

- 餅などの粘膩なもの→痰湿が内聚
- 辛いもの→熱が体内で生じる ─── 体内で痰熱が生じる→胃の和降が失調→嘈雑
- 飲酒→中焦に積熱

冷食を過度→胃陽を損傷→胃の受納と運化が失調→嘈雑

2）情志の失調

鬱怒→肝を損傷→肝の疏泄が失調→肝気が横逆して胃を犯す→胃の和降が失調→嘈雑

3）過労と体虚

- 労作過度→陽気を消耗→胃の受納と運化が失調 ─── 胃の和降が失調→嘈雑
- 熱病の後→胃陰を耗傷→燥熱が内擾

2 病機

1）基本病機：胃気不和
2）病位：胃。肝・脾と関連する

3 病因・病機・病証のまとめ

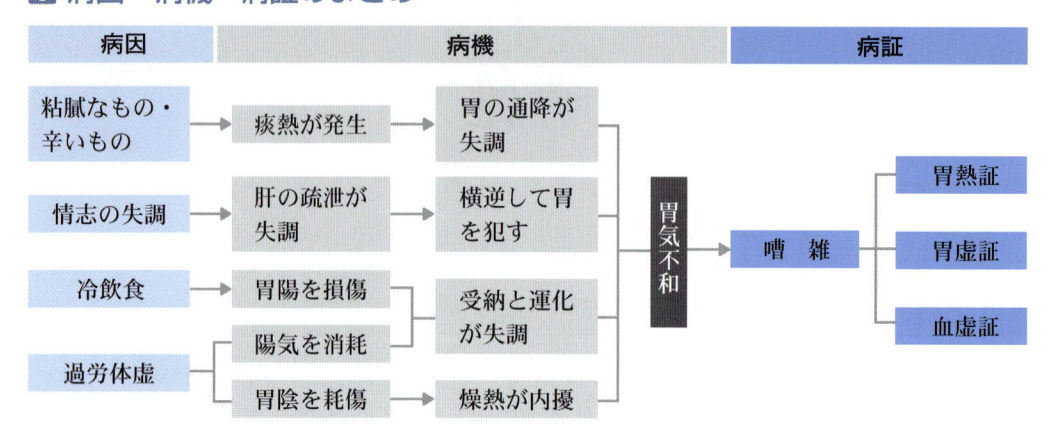

病因	病機		病証
粘膩なもの・辛いもの → 痰熱が発生 → 胃の通降が失調			胃熱証
情志の失調 → 肝の疏泄が失調 → 横逆して胃を犯す		胃気不和 → 嘈雑	胃虚証
冷飲食 → 胃陽を損傷 / 陽気を消耗 → 受納と運化が失調			血虚証
過労体虚 → 胃陰を耗傷 → 燥熱が内擾			

3 弁証論治

1 治療原則

理気和中 ─ 実証：祛邪和中
　　　　 └ 虚証：補虚和中

2 証治分類

	胃熱証	胃虚証	血虚証
特徴的な症状	嘈雑，吐き気に胃酸の込み上がりを伴う	嘈雑は起こったり止んだりする・味覚が低下	嘈雑・唇色が淡い
症状	口渇・冷たいものを飲みたがる・口臭・煩躁・多食・飢えているようだが飢えていない	食欲不振・食後に腹脹・倦怠感	顔色が白い・頭暈・心悸・不眠・多夢
舌	舌質紅・苔黄	舌質淡	舌質淡
脈	滑数	虚	細弱
病機	痰熱が中焦を阻滞し，胃の和降機能が失調する	気陰不足によって胃の滋養と運化機能が失われ，胃気不和となる	気血不足によって胃の濡潤が失われ，胃気不和となる
治法	清熱化痰和中	健脾益気和中	益気養血和中
方剤	温胆湯	気虚：四君子湯 陰虚：益胃湯	帰脾湯

温胆湯（『備急千金要方』）：半夏，陳皮，甘草，枳実，竹筎，生姜，茯苓
益胃湯（『温病条弁』）：沙参，麦門冬，生地黄，玉竹，氷砂糖
帰脾湯（『済生方』）：人参，黄耆，白朮，甘草，生姜，大棗，当帰，遠志，茯神，酸棗仁，竜眼肉，木香
四君子湯（『太平恵民和剤局方』）：党参，白朮，茯苓，甘草

4 予防とケア

1．冷たいもの，辛いもの，硬いもの，刺激性のある飲食を控える。
2．ストレスを解消する。

[4] 痞満

1 概念

痞満とは，胸腹部間の痞悶・脹満・不快感といった自覚症状を主症状とする病証である。一般に触ると形がなく，柔らかくて痛みはない。

[西洋医学の関連疾患]
①慢性胃炎，②胃下垂，③胃神経症，④消化不良。

2 病因病機

1 病因

1）外邪の感受

- 六淫を感受→表邪が裏に入る ┐
- 下剤で中気を損傷→表邪が内陥 ┘ ── 胃脘に結滞→中焦の気機の昇降が失調→痞満

2）不適切な飲食

暴飲暴食
アイス・脂っこいもの ── 脾胃を損傷→胃に飲食と痰湿が停滞→気機を阻滞→痞満
過度の飲酒

3）情志の失調

- 憂思→脾を損傷→脾の運化機能が失調→胃腑が不和 ┐
- 怒り→肝を損傷→肝気が鬱滞→横逆して脾胃を犯す ┘ ── 胃気が不和→痞満

2 病機

1）基本病機：脾胃の気機が不利となり，昇降機能が失調する
2）病位：胃。肝・脾と関連する
3）病理変化

①実証：外邪・食積・痰湿・気滞
②虚証：脾胃虚弱（気虚あるいは陰虚）

3 病因・病機・病証のまとめ

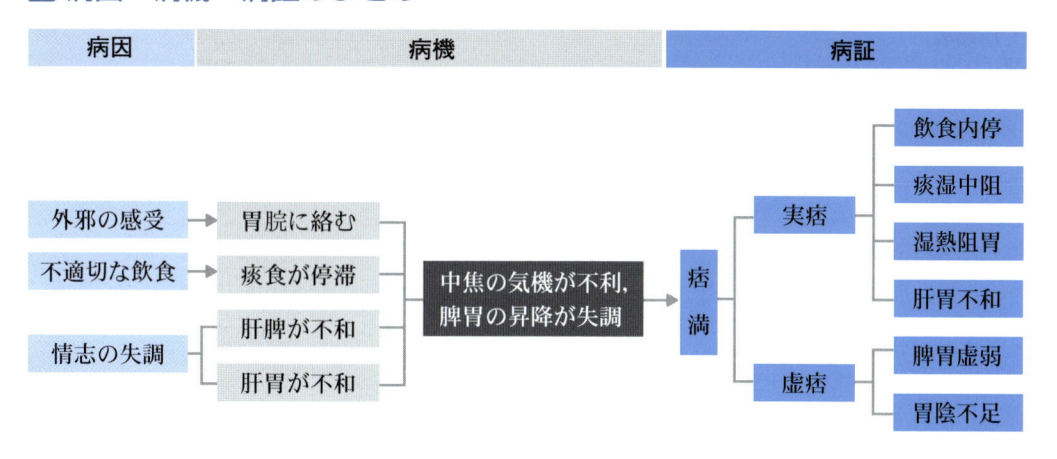

病因	病機	病証

```
外邪の感受 → 胃脘に絡む
不適切な飲食 → 痰食が停滞       → 中焦の気機が不利,  → 痞満 ┬ 実痞 ┬ 飲食内停
情志の失調 → 肝脾が不和           脾胃の昇降が失調              │      ├ 痰湿中阻
              肝胃が不和                                        │      ├ 湿熱阻胃
                                                                │      └ 肝胃不和
                                                                └ 虚痞 ┬ 脾胃虚弱
                                                                        └ 胃陰不足
```

3 弁証論治

1 類証鑑別

1）痞満と胃痛の弁別

	痞満	胃痛
部位	胃脘部	
症状	痞え	疼痛
発症	緩慢	急激
圧迫痛	なし	ある

2）痞満と結胸の弁別

	痞満	結胸
部位	胃脘部	
症状	心下胃脘に痞満感・手に硬いものを触れない	心下から少腹にかけて硬くて脹満疼痛・お腹を押されるのを嫌がる

2 治療原則

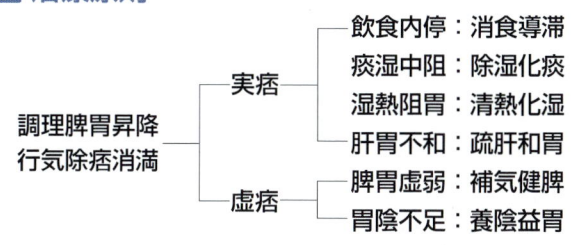

```
調理脾胃昇降 ┬ 実痞 ┬ 飲食内停：消食導滞
行気除痞消満 │      ├ 痰湿中阻：除湿化痰
              │      ├ 湿熱阻胃：清熱化湿
              │      └ 肝胃不和：疏肝和胃
              └ 虚痞 ┬ 脾胃虚弱：補気健脾
                      └ 胃陰不足：養陰益胃
```

4｜痞満　137

3 証治分類

1）実痞

	飲食内停	痰湿中阻	湿熱阻胃	肝胃不和
特徴的な症状	脘腹部の脹満感・痞え・押すと増悪する	脘腹部の痞え・胸膈部の満悶感	胃脘部の痞えと脹満感・嘈雑	脘腹部の痞え・満悶感・胸脇の脹満感
症状	腐臭のあるげっぷ・胃酸が込み上がる・吐き気・嘔吐・屁がなま臭い	めまい・体がだるい・吐き気・嘔吐・食欲不振・味覚が鈍い・口渇はない・小便不利・あるいは咳嗽・痰が多い	吐き気・嘔吐・口渇するが水を飲みたがらない・口苦・食欲不振	イライラする・怒りっぽい・ため息をよくつく・吐き気・げっぷ・排便がすっきりしない
舌	舌苔厚膩	舌苔白厚膩	舌質紅・苔黄	舌苔薄白
脈	弦滑	沈滑	滑数	弦
病機	飲食の停滞によって胃気が壅塞する	痰濁阻滞によって気機が不和になる	湿熱内蘊によって気機が阻滞する	肝気が胃を犯して，胃気が鬱滞する
治法	消食和胃 行気消痞	除湿化痰 理気寛中	清熱化湿 和胃消痞	疏肝解鬱 和胃消痞
方剤	保和丸	二陳湯	瀉心湯＋連朴飲	越鞠丸＋枳朮丸

2）虚痞

	脾胃虚弱	胃陰不足
特徴的な症状	脘腹部の痞悶感・軽かったり悪くなったりする・温かいものを好む・お腹を押されるのを嫌がらない	脘腹部の痞悶感・嘈雑・空腹だが食べたがらない
症状	食欲不振・精神疲労・気力がない・あまり話したがらない・泥状便	悪心・噯気・口咽乾燥・便秘
舌	舌質淡・苔薄白	舌質紅・苔少
脈	沈弱	細数
病機	脾胃虚弱によって，気機の昇降が失調する	陰虚によって胃の濡養が失われ，胃気の和降が失調する
治法	補気健脾 昇清降濁	養陰益胃 調中消痞
方剤	補中益気湯	益胃湯

益胃湯（『温病条弁』）：沙参，麦門冬，生地黄，玉竹，氷砂糖
越鞠丸（『丹渓心法』）：川芎，蒼朮，香附子，山梔子，神曲
枳朮丸（『脾胃論』）：枳実，白朮，荷葉
瀉心湯（『金匱要略』）：大黄，黄芩，黄連

二陳湯（『太平恵民和剤局方』）：半夏，陳皮，茯苓，炙甘草
補中益気湯（『脾胃論』）：人参，黄耆，白朮，甘草，当帰，陳皮，升麻，柴胡
保和丸（『丹渓心法』）：神曲，山査子，茯苓，半夏，陳皮，連翹，莱菔子
連朴飲（『霍乱論』）：黄連，厚朴，石菖蒲，半夏，芦根，山梔子，香豆豉

4 予防とケア

1．食事
　1）暴飲暴食を避ける。
　2）刺激のあるものと脂っこいものを控える。
　3）なまもの・アイス・酒を避ける。
2．ストレスを解消する。
3．生活リズムを規則正しくする。

［5］嘔吐

1 概念

　嘔吐とは，胃の和降が失調し，胃気上逆のため胃の内容物を吐き出すといった病証である。「嘔」とは，吐物があり吐くときに声が出ることであり，「吐」とは，吐物があり吐くときに声が出ないことである。

[西洋医学の関連疾患]
①胃腸病の嘔吐
　　胃・十二指腸疾患：炎症・潰瘍
　　腸疾患：虫垂炎・腸閉塞
②反射性嘔吐
　　咽喉への刺激：喫煙・咳・咽喉炎
　　肝臓・胆嚢・膵臓疾患
　　尿管結石・前庭病変・緑内障・乱視
③中枢性嘔吐
　　感染症：脳炎・髄膜炎
　　脳血管疾患：脳出血・脳梗塞・片頭痛
　　他の病気による脳圧増加：外傷・腎不全など
④神経性嘔吐
　　胃腸神経症・神経性厭食

2 病因病機

1 病因

1）外邪の侵入

　穢濁の気／風寒暑湿の外邪 ── 胃腑を侵犯→胃の和降が失調→胃気が上逆→嘔吐

2）不適切な飲食

　過食／アイス／脂っこいもの／不潔なもの ── 脾胃を損傷→中焦の運化不能→胃に食が停滞→胃の和降が失調→胃気が上逆→嘔吐

3）情志の失調

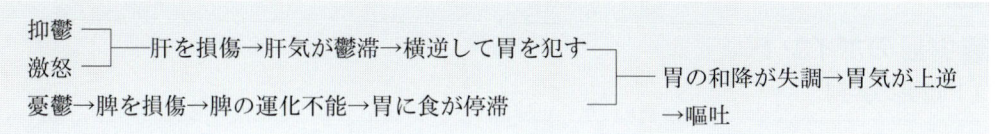

抑鬱　　　　　　　　　　　　　　　　　　　　　　　　　　　　　　胃の和降が失調→胃気が上逆
激怒　──肝を損傷→肝気が鬱滞→横逆して胃を犯す──┐→嘔吐
憂鬱→脾を損傷→脾の運化不能→胃に食が停滞　　　　┘

4）過労・持病

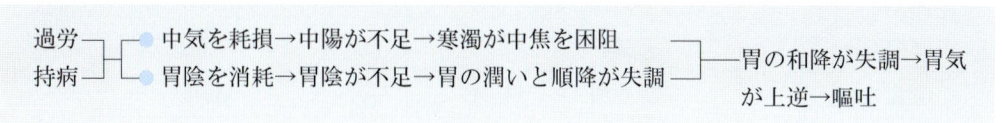

過労　┬●中気を耗損→中陽が不足→寒濁が中焦を困阻　　　　　┐→胃の和降が失調→胃気
持病　┴●胃陰を消耗→胃陰が不足→胃の潤いと順降が失調　　　┘　が上逆→嘔吐

2 病機

1）基本病機

胃の和降が失調→胃気が上逆する

2）病位：胃。肝・脾と関連する

3）病理的性質

実証：外邪・食滞・痰飲・肝気が犯胃→胃の和降が失調
虚証：脾胃の気・陰・陽の虧虚→飲食の受納と水穀精微の化生ができない

4）病理変化

初　期：実証の方が多い。
長期化：水穀精微の化生ができない→虚

3 病因・病機・病証のまとめ

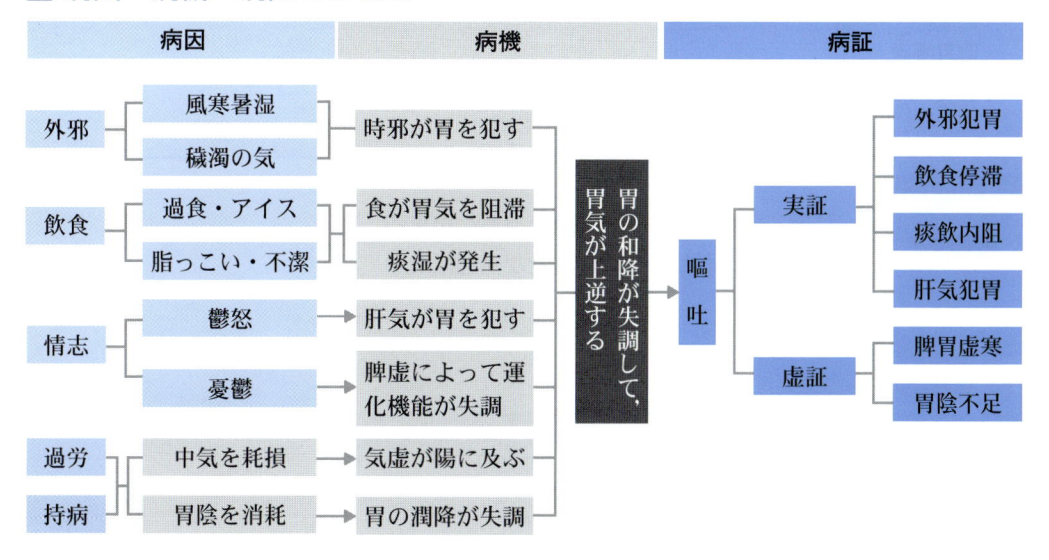

病因		病機		病証	
外邪	風寒暑湿	時邪が胃を犯す	胃の和降が失調して、胃気が上逆する → 嘔吐	実証	外邪犯胃
	穢濁の気				飲食停滞
飲食	過食・アイス	食が胃気を阻滞			痰飲内阻
	脂っこい・不潔	痰湿が発生			肝気犯胃
情志	鬱怒	肝気が胃を犯す		虚証	脾胃虚寒
	憂鬱	脾虚によって運化機能が失調			胃陰不足
過労	中気を耗損	気虚が陽に及ぶ			
持病	胃陰を消耗	胃の潤降が失調			

3 弁証論治

1 弁証のポイント

1）虚実の弁別

	実証	虚証
病因	外邪・飲食	労倦・持病
体質	強壮	虚弱
発症	急激	緩慢
経過	短い	長い
病機	邪気の犯胃・胃気の上逆	中陽不足あるいは胃陰不足・胃の和降が失調
治法	祛邪化濁 和胃降逆	温中健胃 あるいは滋養胃陰

2）実証の嘔吐の弁別

	随伴症状
外邪犯胃	悪寒・発熱などの表証
飲食停滞	脘脹・拒食・腐臭のあるげっぷ
肝気犯胃	胸脇の脹満感・胃酸が込み上がる
痰飲内停	清水あるいは痰涎を嘔吐する

3）虚証の嘔吐の弁別

	随伴症状
脾胃陽虚	倦怠感・手足の冷え・大便溏薄
胃陰不足	乾嘔・口咽部の燥乾感

2 治療原則

和胃降逆 ─┬─ 祛邪：邪を駆除すれば嘔吐が自然に止まる
　　　　　└─ 扶正：正気が回復すれば嘔吐が自然に治る

3 証治分類

1）実証

	外邪犯胃	飲食停滞	痰飲内阻	肝気犯胃
特徴的な症状	突然の嘔吐・発熱・悪寒	酸っぱいあるいは腐臭を伴うものを嘔吐する	薄い痰涎を嘔吐する	嘔吐・胃酸が込み上がる

	外邪犯胃	飲食停滞	痰飲内阻	肝気犯胃
症状	頭痛・胃脘部の満悶感・食欲不振	脘腹部の脹満感・げっぷ・拒食・吐き出すと症状が軽減する・大便がなま臭いあるいは溏薄あるいは秘結	胃脘部の痞え・食欲不振・めまい・心悸	頻繁にげっぷをする・胸脇部の悶痛
舌	舌苔白膩	舌苔厚膩	舌苔白膩	舌辺紅・苔薄膩
脈	濡緩	滑実	滑実	弦
病機	外邪が胃を犯して,中焦が気滞になり,濁気が上逆する	食積が内停して,脾胃の気機を阻滞し,濁気が上逆する	痰飲の内停により中陽が不振となり,胃気が上逆する	肝気が鬱滞して,横逆して胃を犯し,胃気が上逆する
治法	疏邪解表 化湿和中	消食化滞 和胃降逆	温中化飲 和胃降逆	疏肝理気 和胃降逆
方剤	藿香正気散	保和丸	小半夏湯 + 苓桂朮甘湯	半夏厚朴湯 + 左金丸

2) 虚証

	脾胃気虚	脾胃虚寒	胃陰不足
特徴的な症状	食後には消化しにくい・吐き気・嘔吐	なまものや冷たいものによって嘔吐が引き起こされる	嘔吐を繰り返す・ときには乾嘔する
症状	食欲不振・胃脘部の痞悶感・大便不暢	顔面晄白・倦怠感・口渇するが水を飲みたくない・四肢が温まらない・泥状便	口乾咽燥・空腹感があるが食べたくない
舌	舌苔白滑	舌質淡	舌質紅・少津
脈	虚弦	濡弱	細数
病機	脾胃気虚によって,胃の受納と運化機能が不能となり,胃気が上逆する	脾胃の虚寒によって,胃を温煦できなくなり,運化ができず,胃気が上逆する	胃陰の不足によって,胃の濡潤を失い,和降が失調して,胃気が上逆する
治法	健脾益気 和胃降逆	温中健脾 和胃降逆	滋養胃陰 降逆止嘔
方剤	香砂六君子湯	理中丸	麦門冬湯

3）食滞の種類による対応生薬

食滞の種類	対応する生薬
肉類	山楂子
米	穀芽
麺類	莱菔子・麦芽
酒	葛花・蔻仁
魚・蟹	蘇葉・生姜
大豆製品	生大根汁

4）妊娠嘔吐の対応

脾胃虚弱	健脾和胃・降逆止嘔	香砂六君子湯
肝胃不和	抑肝和胃・降逆止嘔	蘇葉黄連湯

5）抗がん剤による嘔吐の対応

	所見	治法	方剤
胃寒	清水や痰涎を嘔吐する・冷え	温中止嘔	香砂六君子湯
胃熱	嘔吐が頻発・口苦・口渇・舌質紅	清熱止嘔	蘇葉黄連湯
湿阻	嘔吐・吐き気・胸脘部の痞悶感・舌苔膩	化湿止嘔	藿香正気散

6）止嘔と催吐

①嘔吐は人間のもつ祛邪反応の一つであるため，嘔吐をみて，すぐに止嘔してはいけない。
②毒物誤食・傷食・痰涎などの場合，ときには催吐が必要である。

藿香正気散（『太平恵民和剤局方』）：藿香，紫蘇，白芷，桔梗，白朮，厚朴，半夏，大腹皮，茯苓，橘皮，甘草，大棗
香砂六君子湯（『古今名医方論』）：木香，縮砂，陳皮，半夏，党参，白朮，茯苓，甘草
左金丸（『丹渓心法』）：黄連，呉茱萸
小半夏湯（『金匱要略』）：半夏，生姜
蘇葉黄連湯（『温熱経緯』）：黄連，蘇葉
麦門冬湯（『金匱要略』）：麦門冬，人参，半夏，甘草，粳米，大棗
半夏厚朴湯（『金匱要略』）：半夏，厚朴，紫蘇，茯苓，生姜
保和丸（『丹渓心法』）：神曲，山査子，茯苓，半夏，陳皮，連翹，莱菔子
理中丸（『傷寒論』）：人参，白朮，乾姜，炙甘草
苓桂朮甘湯（『金匱要略』）：茯苓，桂枝，白朮，甘草

4 予防とケア

1．規則正しい生活・外邪の侵入を避ける。
2．ストレス解消。
3．飲食調理
　　気虚・陽虚の者は，アイスなどを避ける。
　　胃熱の者は，辛辣なもの・脂っこいもの・酒を避ける。

[6] 噎膈

1 概念

　噎膈^{いっかく}とは，食べものを飲み込むときに喉に詰まってスムーズに嚥下できなく，はなはだしい場合は，食べものが胃に入らなく，食べるとすぐに吐き出してしまうという病証である。

[西洋医学の関連疾患]
①食道がん，②噴門痙攣，③食道炎，④食道憩室。

2 病因病機

1 病因

1）不適切な飲食

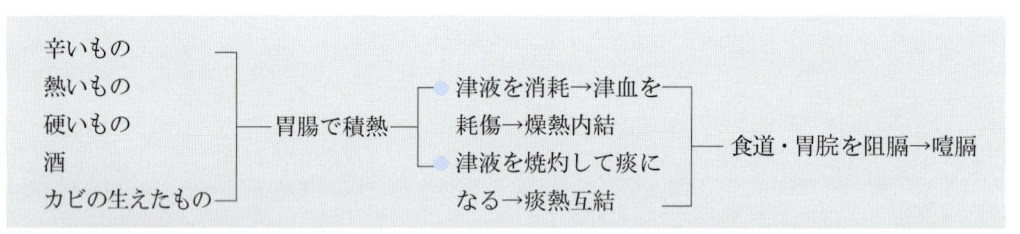

辛いもの　　　　　　　　　　　　　●津液を消耗→津血を
熱いもの　　　　　　　　　　　　　　耗傷→燥熱内結
硬いもの　──胃腸で積熱──　　　　　　　　　　　　　──食道・胃脘を阻膈→噎膈
酒　　　　　　　　　　　　　　　　●津液を焼灼して痰に
カビの生えたもの　　　　　　　　　　なる→痰熱互結

2）七情の失調

●憂思→脾を損傷→津液が聚集して痰になる────
●悩怒→肝を損傷→肝気鬱滞→気滞血瘀　　　　　──痰瘀互結→食道・胃脘を阻膈→噎膈

3）高齢と体虚

高齢と体虚→精血の虧損・気陰の耗傷→津気を輸布できない→津液が停滞して痰となる→痰気が瘀阻→食道・胃脘を阻膈→噎膈

2 病機

1）基本病機：気・痰・瘀が交阻し，津気を消耗して，胃の通降機能が失われる
2）病位：胃（食道）。肝・脾・腎と関連する
3）病理の性質

本虚標実

①初　　期：おもに標実──食道・胃に痰気が交阻

②進行期：おもに標実──血が内結，痰・気・瘀が交阻
　　　　　おもに本虚──気鬱して化火，あるいは痰瘀が蘊結して熱を生じる→陰液を消耗

③末　期：おもに本虚──陰傷が陽に及ぶ→胃気が衰弱する→気虚陽微

3 病因・病機・病証のまとめ

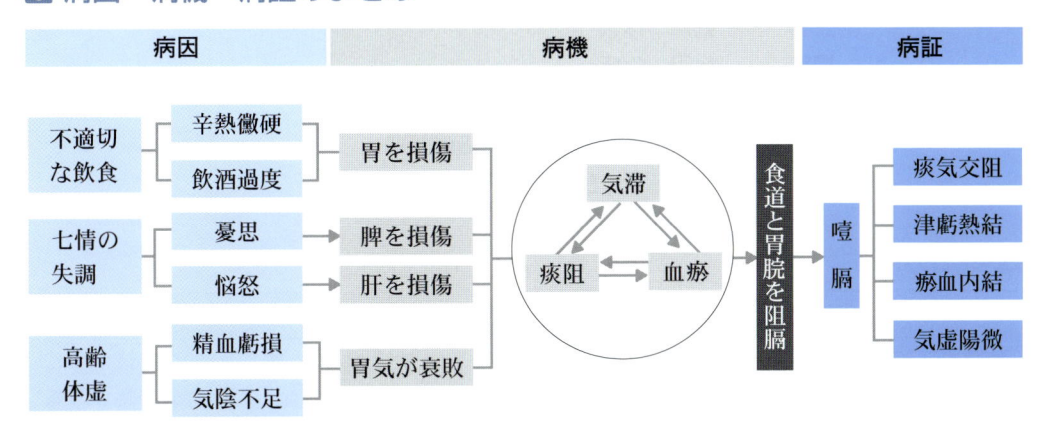

病因		病機		病証
不適切な飲食	辛熱黴硬 / 飲酒過度	胃を損傷	気滞・痰阻・血瘀	痰気交阻
七情の失調	憂思 / 悩怒	脾を損傷 / 肝を損傷	→ 食道と胃脘を阻膈 → 噎膈	津虧熱結
高齢体虚	精血虧損 / 気陰不足	胃気が衰敗		瘀血内結 / 気虚陽微

3 弁証論治

1 類証鑑別

噎膈と梅核気の弁別

	噎膈	梅核気
症状	嚥下困難・食後すぐ嘔吐	咽喉部の違和感　嚥下困難および嘔吐なし
病機	気・痰・瘀が交阻して，津液を消耗する	無形の痰気が咽喉を交阻する
西洋医学の病名	食道がん・噴門痙攣・食道炎・食道憩室	ヒステリー球

2 弁証のポイント

虚実弁証

①実証：体力がある・嚥下するとき違和感がある

タイプ	症状
気滞	胸部と胃脘部に痞え・げっぷをすると軽減する・脈弦
痰濁	唾あるいは痰涎を吐く・舌苔膩・脈滑
瘀血	胸膈疼痛・ときには嘔血・舌質紫斑・脈渋
火盛	胃脘部に灼熱感・皮膚灼熱・煩躁・口乾・舌苔黄濁膩・脈数有力

6｜噎膈　147

②虚証：体力が落ちる・痩せる・食べものの嚥下が困難になる

タイプ	症状
津枯	皮膚乾燥・便秘で大便が羊の糞のように硬い・舌質紅・無苔・乾燥裂紋
陽微	白沫を吐く・冷え・息切れ・汗をかく・あるいは腹脹・腹瀉

3 治療原則

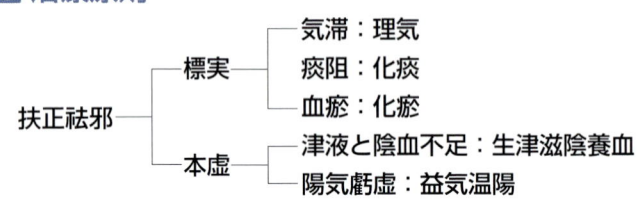

扶正祛邪
- 標実
  - 気滞：理気
  - 痰阻：化痰
  - 血瘀：化瘀
- 本虚
  - 津液と陰血不足：生津滋陰養血
  - 陽気虧虚：益気温陽

4 証治分類

	痰気交阻	津虧熱結	瘀血内結	気虚陽微
特徴的な症状	嚥下困難・胸膈部に痞悶感	嚥下するときに胸骨の裏が痛くなる・はなはだしい場合は水さえ飲み込めない	胸膈部の疼痛・嚥下できない・嘔血	長期間にわたって摂食が困難・多量の涎沫を吐く
症状	気分のよいときには症状が軽減する・精神抑鬱時には増悪する・げっぷ・しゃっくり・痰涎を嘔吐する	胃脘部の灼熱感・大便が羊の糞のように堅い・体が次第に痩せる・口咽の乾燥感・便秘・ほてり	黒い便・顔色が暗い・体がいっそう痩せる・皮膚の乾燥	顔面㿠白・精神不振・寒がる・息切れ・浮腫・腹脹
舌	舌苔薄膩	舌質紅・乾裂少津	舌質紫暗・津少	舌質淡・苔白
脈	弦滑	弦細数	細渋	細弱
病機	痰気が交阻して，胃気が上逆する	陰津が虧耗され，虚火が発生して上逆する	瘀血が内結して，食道を阻滞する	脾腎陽虚のため，脾胃の気が衰微する
治法	開鬱化痰 潤燥降気	滋陰養血 潤燥生津	破結行瘀 滋陰養血	温補脾腎 益気回陽
方剤	啓膈散	沙参麦門冬湯	通幽湯	補気運脾湯（温脾） 右帰丸（温腎）

右帰丸（『景岳全書』）：熟地黄，山薬，山茱萸，枸杞子，杜仲，菟絲子，附子，肉桂，当帰，鹿角膠
啓膈散（『医学心悟』）：沙参，茯苓，丹参，川貝母，鬱金，縮砂，荷葉蒂，杵頭糠
沙参麦門冬湯（『温病条弁』）：沙参，麦門冬，玉竹，桑葉，甘草，天花粉，白扁豆
通幽湯（『蘭室秘蔵』）：生地黄，熟地黄，桃仁，紅花，当帰，炙甘草，升麻
補気運脾湯（『統旨方』）：人参，白朮，茯苓，甘草，黄耆，陳皮，縮砂，半夏，生姜，大棗

4　予防とケア

1．食事
　　1）熱いものを食べることを避ける。
　　2）漬物や燻製品を控える。
　　3）新鮮な野菜や果物を多めに食べる。
2．酒やタバコを控える。
3．ストレスを解消する。

[7] 反胃

1 概念

　　反胃とは，食べものが胃に入った後，長い時間を経ってから，再び吐き出される病証である。

[西洋医学の関連疾患]
①胃がん，②他の病気による幽門狭窄症。

2 病因病機

1 病因

1）飲食の不摂生

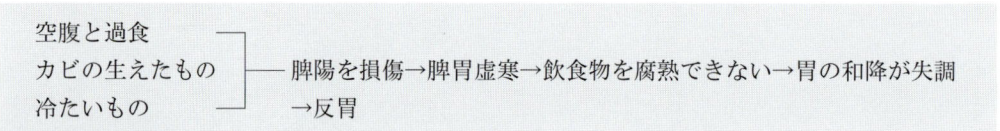

| 空腹と過食
カビの生えたもの
冷たいもの | ── 脾陽を損傷→脾胃虚寒→飲食物を腐熟できない→胃の和降が失調
→反胃 |

2）情志の失調

憂愁・思慮→脾胃を損傷→中焦に虚寒を生じる→飲食物を腐熟できない→胃の和降が失調→反胃

2 病機

1) 基本病機：中焦の陽虚によって，宿食を運化できない
2) 病位：胃。脾・腎と関連する
3) 病理の性質：本虚標実

3 病因・病機・病証のまとめ

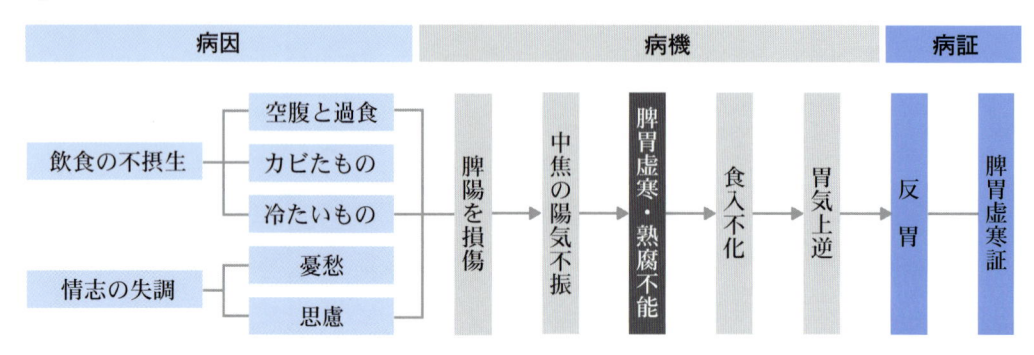

病因	病機	病証
飲食の不摂生 ─ 空腹と過食／カビたもの／冷たいもの 情志の失調 ─ 憂愁／思慮	脾陽を損傷 → 中焦の陽気不振 → 脾胃虚寒・熟腐不能 → 食入不化 → 胃気上逆	反胃　脾胃虚寒証

3 弁証論治

1 類証鑑別

噎膈と反胃の弁別

	噎膈	反胃
症状	嚥下困難・食後すぐ嘔吐	嚥下困難なし・朝食べてから夕方に嘔吐する
病機	気・痰・瘀が交阻して，津液を消耗する	脾胃の虚寒により飲食が胃に停留して消化できず，胃の和降が失調して，胃気が上逆する
西洋医学の病名	食道がん・賁門痙攣・食道炎・食道憩室	胃がん・幽門狭窄症

2 治療原則

温中健脾・降逆和胃 ─┬─ 津気損傷：益気養陰と併用
　　　　　　　　　　└─ 陽気損傷：温補腎陽と併用

3 証治分類

	脾胃虚寒証
症状	食後に胃脘部の脹満感・朝に食べたものを夜に嘔吐する・夜に食べたものを翌朝に嘔吐する・嘔吐物に未消化物が混じる・嘔吐後一時的に軽減する・精神疲労・体力がない・顔面蒼白・手足の冷え・泥状便
舌	舌質淡・苔白滑
脈	細緩無力
病機	脾胃虚寒によって，飲食物の腐熟と運化ができず，胃の中で停滞して，胃気の上逆とともに吐き出される
治法	温中健脾・降逆和胃
方剤	丁沈透膈散

丁沈透膈散（『太平恵民和剤局方』）：白朮，香附子，人参，縮砂，丁香，麦芽，木香，肉豆蔲，神麴，炙甘草，沈香，青皮，厚朴，藿香，陳皮，半夏，草果

4 予防とケア

1．食養生を実行する。塩漬け・発酵物・燻製品などの飲食を控える。
2．胃がん・食道がんの検診と早期診断および治療。
3．ストレスを解消する。

[8] 呃逆

1 概念

呃逆(しゃっくり)とは，逆上した気が上へ衝き上げ，喉から連続的に頻繁に短い音を出し，自らコントロールできないことをおもな証候とする病証である。

[西洋医学の関連疾患]
①横隔膜痙攣（吃逆），②胃腸神経症，③他の原因による横隔膜痙攣。

2 病因病機

1 病因

1) 不適切な飲食

- 早食い・食べ過ぎ→胃の和降機能を失調
- なまものや冷たいものの過食→胃に寒気が溜まる
- 辛いものの過食→体内に燥熱が発生→腑気が不通になる

→胃気が上逆して膈を動かす →呃逆

2) 感情の不調和

- 悩怒→肝を損傷→肝気が鬱滞→横逆して胃を犯す
- 憂思→脾を損傷→脾気が結滞→津液が停滞して痰になる

→胃の和降機能が失調→胃気が上逆して膈を動かす→呃逆

3) 正気の虧虚

- 老いと体の衰え→中陽が不足
- 持病が腎に及ぶ→脾腎陽虚

→清気が上昇できず，濁気が下降できない

- 熱病で津液を耗傷，あるいは過度な発汗と嘔吐→胃陰不足で虚火が上逆

→胃気が上逆して膈を動かす→呃逆

2 病機

1) 基本病機：胃の和降機能が失調し，胃気が上逆して膈を動かす
2) 病位：病位は胃（膈）。肝・脾・腎と関連する

3 病因・病機・病証のまとめ

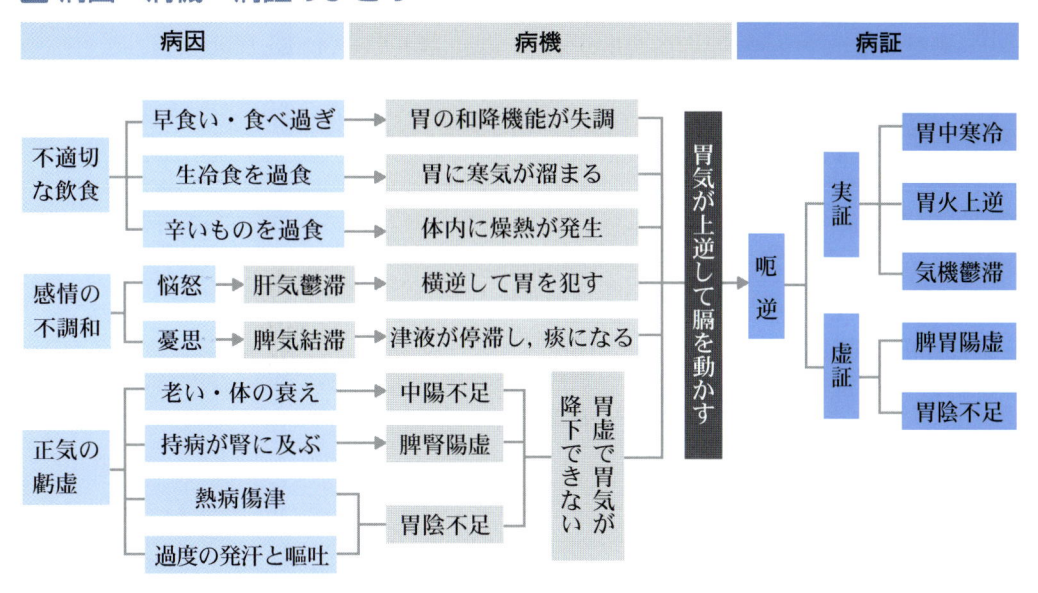

病因		病機		病証	
不適切な飲食	早食い・食べ過ぎ	胃の和降機能が失調	胃気が上逆して膈を動かす → 呃逆	実証	胃中寒冷
	生冷食を過食	胃に寒気が溜まる			胃火上逆
	辛いものを過食	体内に燥熱が発生			気機鬱滞
感情の不調和	悩怒 → 肝気鬱滞	横逆して胃を犯す		虚証	脾胃陽虚
	憂思 → 脾気結滞	津液が停滞し，痰になる			胃陰不足
正気の虧虚	老い・体の衰え	中陽不足	胃虚で胃気が降下できない		
	持病が腎に及ぶ	脾腎陽虚			
	熱病傷津	胃陰不足			
	過度の発汗と嘔吐				

3 弁証論治

1 類証鑑別

呃逆・反胃・梅核気と噎膈の弁別

	呃逆	反胃	梅核気	噎膈
症状	喉から連続的に頻繁に短い音を出し，自らコントロールできない	嚥下困難なし・朝食べて夕方に嘔吐する	咽喉に違和感・嚥下困難や嘔吐はない	嚥下困難・食後すぐ嘔吐
病機	胃の和降機能を失調し，上逆して膈を動かす	脾胃虚寒によって胃に飲食が停留して消化できず，胃の和降機能が失調し，胃気が上逆する	無形の痰気が咽喉を交阻する	気・痰・瘀が交阻して，津液を消耗する
西洋医学の病名	横隔膜痙攣症・胃腸神経症	胃がん・幽門閉塞	ヒステリー球	食道がん・噴門痙攣・食道炎・食道憩室

2 弁証のポイント

呃逆の寒・熱・虚・実の弁別

	所見
寒呃	寒気で誘発・舌苔白・脈遅・手足の冷え

	所見
熱呃	呃声が高くて短い・喉が乾いて口渇・脈数
虚呃	呃声が低く長く・脈に力がない
実呃	呃声が強く・脈滑実

3 治療原則

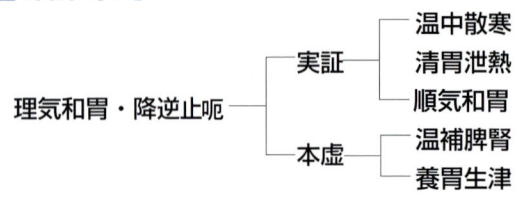

理気和胃・降逆止呃
- 実証
  - 温中散寒
  - 清胃泄熱
  - 順気和胃
- 本虚
  - 温補脾腎
  - 養胃生津

4 証治分類

	実証			虚証	
	胃中寒冷	胃火上逆	気機鬱滞	脾胃陽虚	胃陰不足
特徴的な症状	呃逆の声が緩やか，有力	呃逆の声が高く，有力	呃逆連続・情志不暢により誘発	呃逆の声が低く力がない・透明な水を吐く	呃逆の声が急迫，短くて連続しない
症状	膈や胃脘部に緊張感があり，温めると楽になり，冷えれば悪化する・食欲不振・口渇なし	口臭・煩躁・口渇・冷たいものを好む・尿少で色が濃い・大便秘結	胸悶・脘脇部の脹満・腸鳴・げっぷ	脘腹部に違和感・温かいものを好み，押されるのを嫌がらない・顔色晄白・手足の冷え・食欲不振・倦怠感・泥状便	口や舌の乾燥・ほてり・煩躁不安・嘈雑
舌	舌苔白	舌質紅・苔黄	舌苔薄白	舌質淡・苔白	舌質紅・乾燥・または裂紋・苔少
脈	遅緩	滑数	弦	沈細弱	細数
病機	胃に寒気が溜まり，胃気が上逆する	胃に熱が壅滞して，胃火が上衝する	肝気が胃を犯して，胃気が上逆する	脾胃陽虚によって清気が上昇できず，濁気が下降できず，胃気が上逆する	胃陰の不足によって，虚火が上逆する
治法	温中散寒 降逆止呃	清胃泄熱 降逆止呃	順気解鬱 和胃降逆	温補脾腎 和胃降逆	養胃生津 和中降逆

	実証			虚証	
	胃中寒冷	胃火上逆	気機鬱滞	脾胃陽虚	胃陰不足
方剤	丁香散	竹葉石膏湯	五磨飲子	理中丸	益胃湯
加味	生姜	竹筎・柿蒂	丁香・柿蒂	呉茱萸・丁香	枇杷葉・柿蒂

益胃湯（『温病条弁』）：沙参，麦門冬，生地黄，玉竹，氷砂糖
五磨飲子（『医方集解』）：烏薬，沈香，檳榔子，枳実，木香
竹葉石膏湯（『傷寒論』）：竹葉，石膏，麦門冬，人参，半夏，粳米，炙甘草
丁香散（『古今医統』）：丁香，柿蒂，高良姜，炙甘草
理中丸（『傷寒論』）：人参，白朮，乾姜，炙甘草

4 予防とケア

1．精神的刺激を避ける。
2．体を冷やさないようにする。
3．生冷・辛辣・脂っこい飲食を控え，空腹・食べ過ぎないようにする。

[9] 口瘡

1 概念

口瘡とは，口あるいは舌に潰瘍あるいは糜爛を起こす病証である。

[西洋医学の関連疾患]
①再発性アフタ，②ベーチェット症候群。

2 病因病機

1 病因

1）飲食の不摂生

| 脂っこいもの
辛いもの
過度の飲酒 | ──脾胃の運化失調→胃熱が発生→経絡に沿って上昇する→口瘡 |

2）情志の失調

思慮過度→心脾に熱が溜まる→経絡に沿って上昇する→口瘡

3）邪熱の外感

邪熱を外感→肺胃の熱が盛んになる→口舌を燻蒸する→口瘡

4）虚弱体質・慢性疾患

陰液の不足→虚熱が発生→口舌を燻蒸する→口瘡

脾腎陽虚→虚陽が上浮する→口瘡

2 病機

1）基本病機：心脾積熱・外感熱邪・陰虚火旺・虚陽浮越などによって邪熱が口と舌を燻灼する
2）病位

唇：脾　　舌：心　　咽喉：肺・腎　　両頬・歯齦：胃

3 病因・病機・病証のまとめ

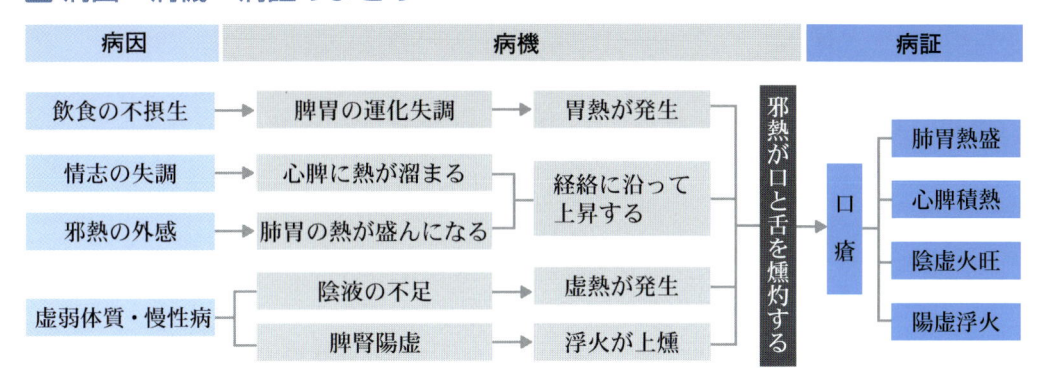

病因	病機		病証
飲食の不摂生	脾胃の運化失調 → 胃熱が発生	邪熱が口と舌を燻灼する → 口瘡	肺胃熱盛
情志の失調	心脾に熱が溜まる → 経絡に沿って上昇する		心脾積熱
邪熱の外感	肺胃の熱が盛んになる		陰虚火旺
虚弱体質・慢性病	陰液の不足 → 虚熱が発生		陽虚浮火
	脾腎陽虚 → 浮火が上燻		

3 弁証論治

1 弁証のポイント

虚実の弁別

	実証	虚証
経過	短い	長い・繰り返し発症する
潰瘍外観	基底部は赤い・周りは紅腫・表面には黄色い分泌物	基底部の赤みは浅い・周りの紅腫は目立たない・表面には白い分泌物
疼痛	激しい灼痛	軽い灼痛
他の症状	口渇・顔面紅潮・煩躁	ほてり・寝汗あるいは冷え・顔面蒼白・倦怠感・泥状便

2 治療原則

1）基本原則：扶正祛邪・内外兼治
2）具体的な原則：
　実熱：清熱瀉火
　虚熱：滋陰降火
　陰虚：滋陰
　陽虚：温陽

3 証治分類

	肺胃熱盛	心脾積熱	陰虚火旺	陽虚浮火
特徴的な症状	口瘡の発症は急劇・表面に黄色あるいは白色の分泌物・その周囲には紅腫あるいは水泡がみられる	ストレスにより口瘡が発症・疼痛・局所の灼熱感・表面に黄色あるいは白色の分泌物・その周囲は赤い・少し腫れる	口瘡を繰り返し、灼熱痛がある・分泌物が少なく周囲が少し赤い	口瘡の表面は灰白色・痛みは激しくない・なかなか治らない
症状	発熱・頭痛・咽喉の疼痛・咳嗽・口渇・便秘・尿の色が濃い	心煩・不眠・尿少で色が濃い	口咽部の乾燥感・ほてり・顔面紅潮・腰と膝がだるくて力が入らない	腹脹・食欲不振・泥状便あるいは冷え・腰と膝がだるくて力が入らない・頭暈・耳鳴
舌	舌質紅・苔黄	舌尖紅・苔黄	舌質紅・苔少	舌質淡・苔白
脈	洪数	滑数	細数	沈弱あるいは浮大無力
病機	肺胃熱盛となり，口舌を燻蒸する	心脾に溜まった熱が経絡に沿って上昇する	陰虚によって内熱が熾盛となり，口舌を燻灼する	脾腎陽虚によって浮火が上燻する
治法	清瀉肺胃 祛邪解毒	清熱瀉火 引熱下行	滋陰降火	温陽扶正 斂火止痛
方剤	涼膈散	瀉黄散 + 導赤散	知柏地黄丸	附子理中丸（脾陽虚）金匱腎気丸（八味丸）+ 交泰丸（腎陽虚）
外治	金銀花・薄荷の煎液で口をすすぐ	蓮子心の煎液で口をすすぐ	黄柏の煎液で口をすすぐ	肉桂の煎液で口をすすぐ

金匱腎気丸（『金匱要略』）：肉桂，附子，熟地黄，山茱萸，山薬，茯苓，牡丹皮，沢瀉
交泰丸（『韓氏医通』）：黄連，肉桂
瀉黄散（『小児薬証直訣』）：防風，生甘草，藿香，石膏，山梔子
知柏地黄丸（『医宗金鑑』）：知母，黄柏，熟地黄，山茱萸，山薬，茯苓，牡丹皮，沢瀉
導赤散（『小児薬証直訣』）：生地黄，木通，竹葉，甘草
附子理中丸（『太平恵民和剤局方』）：附子，人参，白朮，炮姜，炙甘草
涼膈散（『太平恵民和剤局方』）：連翹，大黄，芒硝，黄芩，梔子，甘草，薄荷，竹葉，蜂蜜

4 予防とケア

1．甘いもの・脂っこい飲食を控える。

2．飲酒を控える。
3．ストレスを解消する。
4．口腔衛生に心がける。歯並びを調整する。
5．規則正しい生活を送る。

［10］腹痛

1 概念

腹痛とは，上腹部から恥骨結合部にかける部位に疼痛があるものをいう。多くは臓腑の気機不利，あるいは絡脈の滋養が失われて発症する。

[西洋医学の関連疾患]
①急・慢性膵炎，②単純性イレウス，③結核性腹膜炎，④過敏性腸症候群，⑤尿管結石。

2 病因病機

1 病因

1）時邪の感受

- 寒邪→気機を凝滞→中焦の運化が失調 ─┐
- 暑熱挟湿→中焦で内結→腑気が不通 ──┴─気機が阻滞される→腹痛

2）飲食の不摂生

- 辛いもの・脂っこいもの→体内で湿熱が発生 ─┐
- なまもの・冷たいもの→中焦で寒湿が停留する ─┼─気機が阻滞される→腹痛
- 暴飲暴食→中焦で宿食が停留する ──────┘

3）情志の失調

- 憂慮→脾を損傷→脾の運化機能が失調する→中焦気滞 ─┐
- 怒り→肝を損傷→肝気鬱滞→横逆して脾を犯す ─────┴─気機が阻滞される→腹痛

4）蛔虫の内擾

蛔虫が内擾する→気機が逆乱する→腹痛

5）中陽不足

- 素体陽虚→中陽不足 ─┐
- 慢性腹痛→脾陽を損傷 ┴─中陽衰弱・気血不足→中焦を温養できない→経絡不和→腹痛

6）外傷

- 腹部の外傷 ─┐
- 腹部手術後 ─┴─ 臓腑経絡を損傷→気血瘀滞→腹痛

2 病機

1) 基本病機：臓腑の機能失調によって気血鬱滞・脈絡痺阻となり，気機が詰まり痛みを引き起こす
2) 病位：肝・胆・脾・腎・大腸・膀胱など
3) 病理の素因：寒凝・火鬱・食積・気滞・血瘀
4) 病理の性質

   ①実証：邪気鬱滞・不通則痛（気機が詰まれば痛くなる）
   ②虚証：中臓虚寒・気血温養不能・不栄則痛（経絡を養えなければ痛くなる）

3 病因・病機・病証のまとめ

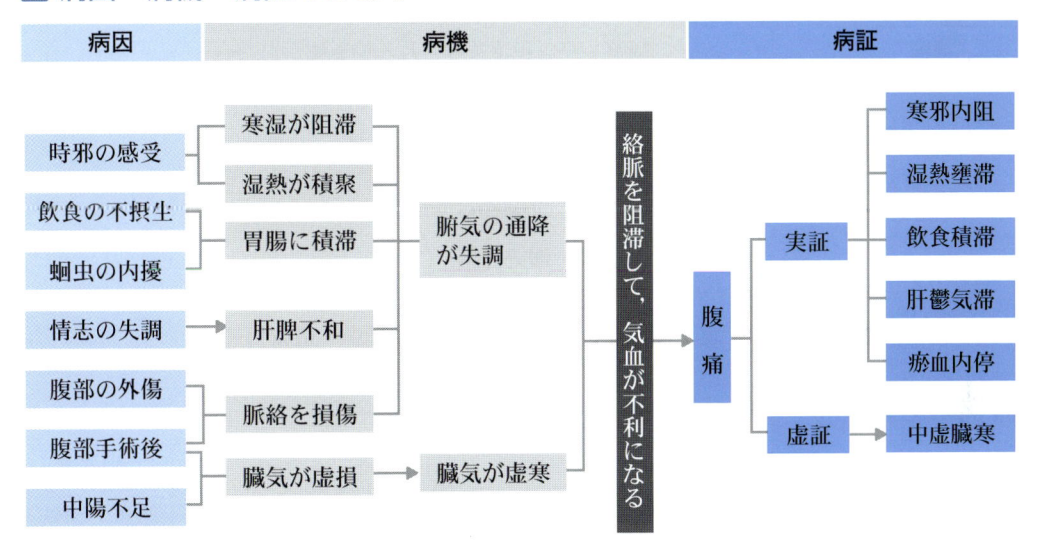

病因	病機			病証
時邪の感受	寒湿が阻滞	腑気の通降が失調	絡脈を阻滞して，気血が不利になる → 腹痛	実証 → 寒邪内阻
	湿熱が積聚			湿熱壅滞
飲食の不摂生	胃腸に積滞			飲食積滞
蛔虫の内擾				肝鬱気滞
情志の失調	肝脾不和			瘀血内停
腹部の外傷	脈絡を損傷			虚証 → 中虚臓寒
腹部手術後	臓気が虚損	臓気が虚寒		
中陽不足				

3 弁証論治

1 弁証のポイント

1) 急痛と久痛の弁別

	急痛	久痛
症状	突然発症・病の勢いが急迫	発症が緩慢・病の勢いが激しくない
病因	六淫・飲食・寄生虫・結石	臓気の虚損

2）腹痛部位の弁別

	肝経	脾胃	膀胱・大小腸
部位	少腹	臍の上・大腹	臍の下・小腹

3）腹痛の性質による弁別

疼痛の性質	臨床所見
寒痛	痛くて体が冷える・温めると腹痛が軽減する
熱痛	痛くて熱感がある・あるいは発熱
気滞痛	脹痛・疼痛の程度と部位がよく変動する
血瘀痛	刺痛・疼痛は持続性・部位が固定
傷食痛	脘腹部の脹痛感・噯気・大便に未消化物が混じる
虫積	発作性の腹痛・ときには痛みが自然に緩和する・痛みの部位が移動する・大便に虫卵が見つかる
実痛	劇痛・痛む部位を押されるのを嫌がる
虚痛	隠痛・痛む部位を押されるのを嫌がらない

2 治療原則

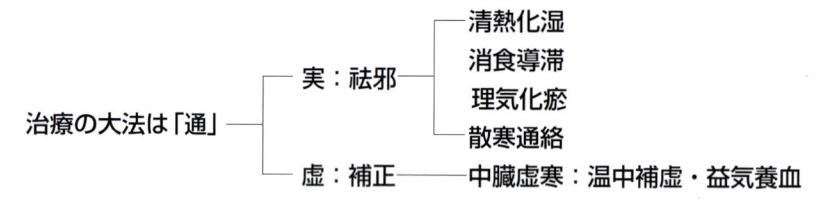

治療の大法は「通」
- 実：祛邪
  - 清熱化湿
  - 消食導滞
  - 理気化瘀
  - 散寒通絡
- 虚：補正 ── 中臓虚寒：温中補虚・益気養血

3 証治分類

	寒邪内阻	湿熱壅滞	飲食積滞	肝鬱気滞	瘀血内停	中虚臓寒
特徴的な症状	腹痛が急激で，温めると痛みが軽減され，冷えると痛みが増悪する	腹部の脹痛で押されるのを嫌がる・身熱・口渇があり水を飲みたがる	上腹部の脹満疼痛で押されるのを嫌がる・腐臭のあるげっぷ・胃酸が込み上がる	脘腹部の脹痛が両脇と少腹部にまで及ぶ	少腹部の刺痛・痛む部位は固定	腹痛が慢性化し，発作を繰り返す・温かいものを好む・押されるのを嫌がらない
症状	口渇なし・尿が透明で多量	便秘または便溏ですっきりしない・自汗・尿少で色が濃い	悪心嘔吐・下痢した後に腹痛が軽減・大便は非常に臭い・または便秘	げっぷをすると脹痛が軽減する・怒ると痛みが激しくなる	ときには血尿がある	空腹時や疲れると痛みが悪化・精神疲労・無気力・冷え・大便稀薄

	寒邪内阻	湿熱壅滞	飲食積滞	肝鬱気滞	瘀血内停	中虚臓寒
舌	舌苔白膩	舌苔黄膩	舌苔厚膩	舌苔薄	舌質紫暗あるいは瘀斑	舌質淡・苔薄白
脈	沈緊	滑数	滑	弦	細渋	沈細
病機	寒邪が中焦を犯して,気機を阻滞する	湿熱が内結して,腑気が不通になる	食滞が内停して,腑気が不利になる	肝気が鬱滞して,気機が渋滞する	瘀血が内阻して,絡脈が不通になる	脾陽不振となり,陰寒が内盛する
治法	温中散寒	泄熱通腑 行気導滞	消食導滞 理気止痛	疏肝解鬱 理気止痛	活血化瘀 和絡止痛	温中補虚 緩急止痛
方剤	良附丸＋正気天香散	大承気湯	軽症：保和丸 重症：枳実導滞丸	柴胡疏肝散	少腹逐瘀湯	小建中湯

枳実導滞丸(『内外傷弁惑論』)：大黄,枳実,黄芩,黄連,神曲,白朮,茯苓,沢瀉
柴胡疏肝散(『景岳全書』)：柴胡,香附子,枳殻,陳皮,川芎,芍薬,甘草
正気天香散(『証治準縄』)：烏薬,香附子,乾姜,紫蘇,陳皮
小建中湯(『傷寒論』)：桂枝,白芍,甘草,生姜,大棗,飴糖
少腹逐瘀湯(『医林改錯』)：小茴香,乾姜,延胡索,没薬,当帰,川芎,肉桂,赤芍,蒲黄,五霊脂
大承気湯(『傷寒論』)：大黄,厚朴,枳実,芒硝
保和丸(『丹渓心法』)：神曲,山査子,茯苓,半夏,陳皮,連翹,莱菔子
良附丸(『良方集腋』)：高良姜,香附子

4 予防とケア

1．暴飲暴食しない。
2．辛辣・生冷・脂っこい飲食を控える。
3．食品の衛生に気をつける。

［11］泄瀉

1 概念

泄瀉とは，排便回数が増加し，大便は稀薄で，はなはだしい場合は水様の大便を排泄する病証である。大便溏薄で勢いが穏やかなものを「泄」，大便清稀で水のようで勢いよく排出するものを「瀉」という。

[西洋医学の関連疾患]
①感染性腸炎，②過敏性腸症候群，③吸収不良症候群。

2 病因病機

1 病因

1）外邪の感受

寒湿
暑湿 ── 湿が停滞して脾の運化機能が失調する→清濁を分別できない→泄瀉
湿熱

2）飲食の不摂生

過食
不潔なもの
なまもの・冷たいもの ── 脾胃を損傷→中焦の運化が失調→脾胃の昇降が失調→清濁を分別できない→泄瀉
脂っこいもの

3）情志の失調

● 憂思→脾を損傷→脾気が虧虚→肝気が脾を犯す ┐
● 鬱怒→肝を損傷→肝気が鬱滞→横逆して脾を犯す ┘ 中焦の運化が失調→脾胃の昇降が失調→清濁を分別できない→泄瀉

4）体質虚弱

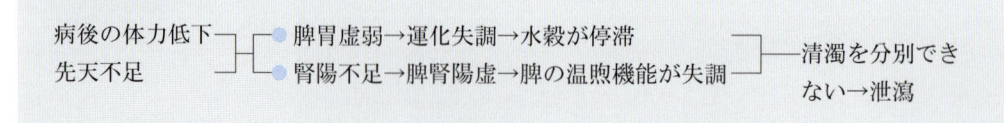

病後の体力低下 ┐ ● 脾胃虚弱→運化失調→水穀が停滞 ┐
先天不足　　　┘ ● 腎陽不足→脾腎陽虚→脾の温煦機能が失調 ┘ 清濁を分別できない→泄瀉

2 病機

1）基本病機：湿勝脾虚
2）病位：脾。肝・腎と関連する
3）病理の性質

急性暴瀉→実証：おもに湿滞

慢性久瀉→虚証：おもに脾気（陽）虚あるいは脾陽虚＋腎陽虚

3 病因・病機・病証のまとめ

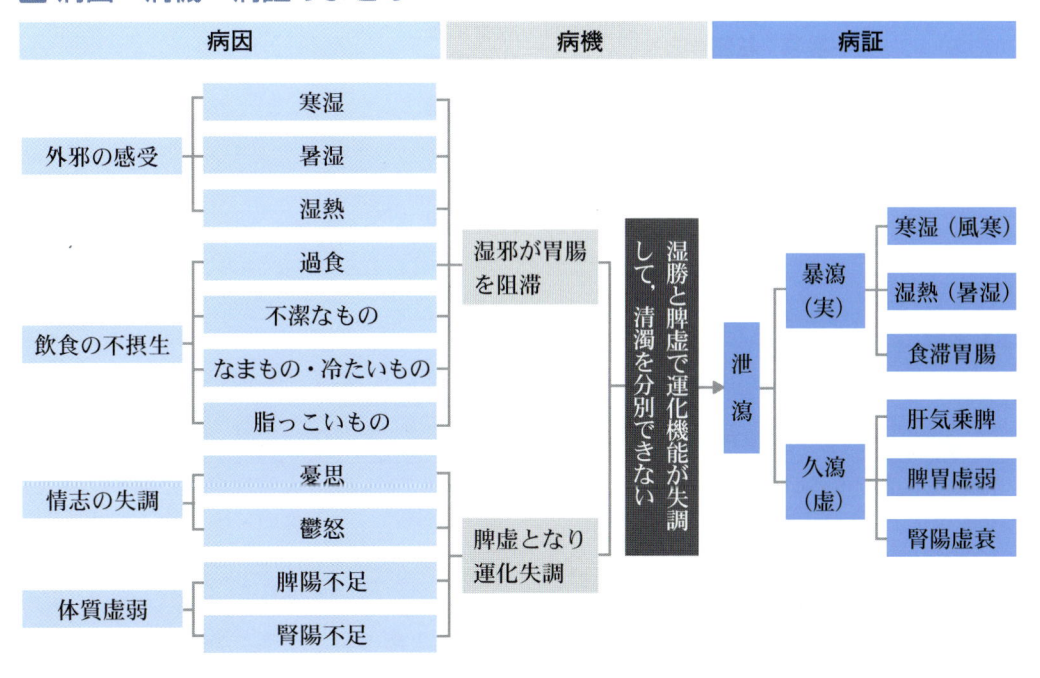

病因	病機	病証
外邪の感受：寒湿／暑湿／湿熱	湿邪が胃腸を阻滞	暴瀉（実）：寒湿（風寒）／湿熱（暑湿）／食滞胃腸
飲食の不摂生：過食／不潔なもの／なまもの・冷たいもの／脂っこいもの	湿勝と脾虚で運化機能が失調して，清濁を分別できない → 泄瀉	
情志の失調：憂思／鬱怒	脾虚となり運化失調	久瀉（虚）：肝気乗脾／脾胃虚弱／腎陽虚衰
体質虚弱：脾陽不足／腎陽不足		

3　弁証論治

1 類証鑑別

泄瀉と痢疾の鑑別

	痢疾	泄瀉
病機	邪が大腸を阻滞し，大腸の伝導機能が障害され，気滞血壅となり，脂絡が損傷される	脾虚によって湿邪が内盛し，脾の運化機能が失常し，気機の昇降失調となり，清濁を分別できない
大便の外観	膿血便	泥状あるいは水様あるいは未消化物が混じる
随伴症状	裏急後重・排便後も腹痛は軽減しない	裏急後重なし・排便後に腹痛は軽減する
病理解剖	直腸・S状結腸粘膜の炎症と潰瘍	胃腸粘膜（おもに小腸）の炎症

2 弁証のポイント

```
泄瀉 ┬ 暴瀉 ┬ 寒湿：大便稀薄・温めると腹痛が軽減・便中に未消化物が混じる
     │      └ 湿熱：切迫した下痢・大便黄色・なま臭い
     └ 久瀉 ┬ 脾虚：慢性下痢・倦怠感・過労により誘発される
            ├ 腎虚：夜明け前の下痢・便中に未消化物が混じる・腰がだるい・冷え
            └ 脾虚肝鬱：下痢を繰り返す・ストレスで誘発される
```

3 治療原則

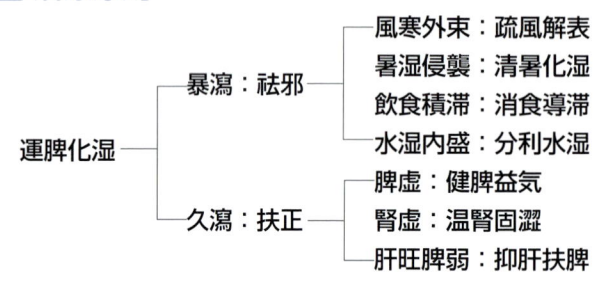

```
運脾化湿 ┬ 暴瀉：祛邪 ┬ 風寒外束：疏風解表
         │            ├ 暑湿侵襲：清暑化湿
         │            ├ 飲食積滞：消食導滞
         │            └ 水湿内盛：分利水湿
         └ 久瀉：扶正 ┬ 脾虚：健脾益気
                      ├ 腎虚：温腎固澀
                      └ 肝旺脾弱：抑肝扶脾
```

4 証治分類

1）暴瀉

| | 外邪感受 ||食滞胃腸 |
	寒湿（風寒）	湿熱（暑湿）	
特徴的な症状	泄瀉・便が稀薄または水様	泄瀉・便が黄褐色で臭い	大便は腐った卵のような臭い・下痢すると痛みが軽減・大便に未消化物が混じる
症状	腹痛・腸鳴・胃脘部の痞悶感・食欲不振・または悪寒・発熱・頭痛	腹痛・切迫した下痢・または下してもすっきりしない・肛門の灼熱感・煩熱・口渇・尿少で色が濃い	腹痛・腸鳴・脘腹部の痞満感・酸っぱくて臭いげっぷ・食欲がない
舌	舌苔薄白あるいは白膩	舌苔黄膩	舌苔垢濁あるいは厚膩
脈	濡緩	濡数あるいは滑数	滑
病機	寒湿を外感して衛表が不和になり，寒湿が内盛して運化機能が失調する	湿熱が中焦を壅滞し，脾胃を損傷して胃腸の伝導・運化機能が失調する	未消化物が内停して胃腸を阻滞して，胃腸の伝導・運化機能が失調する
治法	散寒化湿	清熱利湿	消食導滞
方剤	藿香正気散	葛根黄芩黄連湯	保和丸

2）久瀉

	肝気乗脾	脾胃虚弱	腎陽虚衰
特徴的な症状	憂鬱，怒り，緊張などによって腹痛や泄瀉を誘発する・排便後は腹痛が解消	大便がときには泥状，ときには水様・少しでも脂っこいものを食べると排便の回数が増える	泄瀉の多くは明け方前に発症・腹痛・腸鳴・すぐに泄瀉する
症状	平素から胸肋部の脹悶感がよくある・げっぷ・食欲不振・腸鳴音が強い・放屁がよく出る	食後に脘腹部の脹悶感・顔面が黄色で艶がない・手足の倦怠感	冷え・腰膝がだるくて力が入らない
舌	舌質淡紅・苔薄	舌質淡・苔白	舌質淡・苔白
脈	弦	細弱	沈細
病機	肝気が鬱滞し，横逆して脾を犯し，脾の運化機能が失調する	脾気虚によって運化機能が失調して，清濁を分別できない	腎陽不足によって脾の温煦機能が働かず，運化機能が失調する
治法	抑肝扶脾	健脾益胃	健脾温腎 固澀止瀉
方剤	痛瀉要方	参苓白朮散	四神丸

葛根黄芩黄連湯（『傷寒論』）：葛根，黄芩，黄連，炙甘草
藿香正気散（『太平恵民和剤局方』）：藿香，紫蘇，白芷，桔梗，白朮，厚朴，半夏，大腹皮，茯苓，橘皮，甘草，大棗
四神丸（『証治準縄』）：補骨脂，肉豆蔲，呉茱萸，五味子，生姜，大棗
参苓白朮散（『太平恵民和剤局方』）：人参，茯苓，白朮，桔梗，山薬，甘草，白扁豆，蓮子肉，縮砂，薏苡仁
痛瀉要方（『景岳全書』）：白朮，白芍，防風，陳皮
保和丸（『丹渓心法』）：神曲，山査子，茯苓，半夏，陳皮，連翹，莱菔子

4 予防とケア

1. 飲食・衛生面に注意する。
2. 規則正しい生活を送る。
3. ストレスを解消する。
4. なまもの・アイス・揚げものを避ける。
5. 腹部の保温に心掛ける。

［12］便秘

1 概念

便秘とは，大便が秘結して通じない・排便に時間がかかる・あるいは便意はあるものの排便困難となる病症である。

[西洋医学の関連疾患]
1）機能性便秘
　①単純性便秘：便意抑制の習慣，運動不足，薬物（抗うつ剤・制酸剤・麻薬・造血剤など），排便痛（痔・肛門裂・痔瘻）
　②痙攣性便秘：過敏性腸症候群
2）器質性便秘
　①腸疾患：大腸がん・腸管癒着
　②腸管外疾患による圧迫：肝臓・膵臓・附属器・子宮などの腫瘍あるいは炎症・腹膜炎
　③全身性疾患：内分泌疾患（甲状腺機能低下・糖尿病），神経疾患（脳血管障害・脊髄損傷）
　④外傷による神経，筋損傷

2 病因病機

1 病因

1）飲食の不摂生

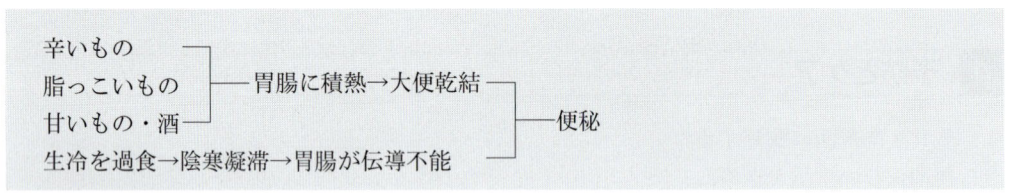

　辛いもの
　脂っこいもの ─ 胃腸に積熱→大便乾結 ─┐
　甘いもの・酒　　　　　　　　　　　　├ 便秘
　生冷を過食→陰寒凝滞→胃腸が伝導不能 ─┘

2）情志の失調

過度の憂い→気機が鬱滞→胃腸の通降が失調・伝導に障害→糟粕が内停し下行できない→便秘

3）労逸の失調

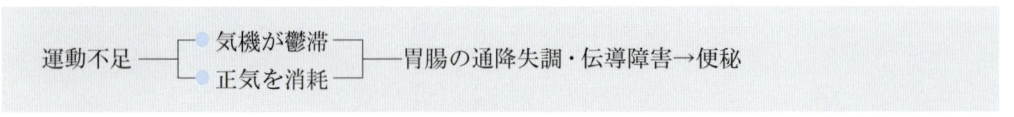

運動不足 ─┬ 気機が鬱滞 ─┬ 胃腸の通降失調・伝導障害→便秘
　　　　　└ 正気を消耗 ─┘

4）虚弱体質

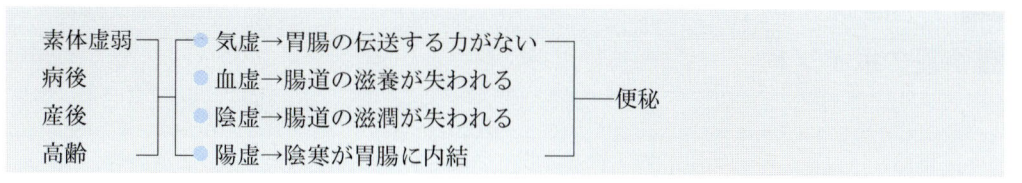

- 素体虚弱
- 病後
- 産後
- 高齢

　→　
- 気虚→胃腸の伝送する力がない
- 血虚→腸道の滋養が失われる
- 陰虚→腸道の滋潤が失われる
- 陽虚→陰寒が胃腸に内結

　→便秘

5）外邪を感受

- 寒邪→陰寒が内盛して胃腸を凝滞→伝導障害→糟粕が内停
- 熱病→腸胃に熱盛→津液を消耗→大腸の滋潤が失われる→伝導障害

　→便秘

2 病機

1）基本病機：大腸の伝導機能の失調
2）病位：大腸。肺・脾・胃・肝・腎と関連する
3）病理の性質

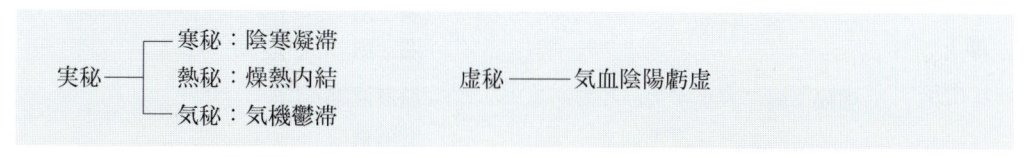

- 実秘
  - 寒秘：陰寒凝滞
  - 熱秘：燥熱内結
  - 気秘：気機鬱滞
- 虚秘 ── 気血陰陽虧虚

3 病因・病機・病証のまとめ

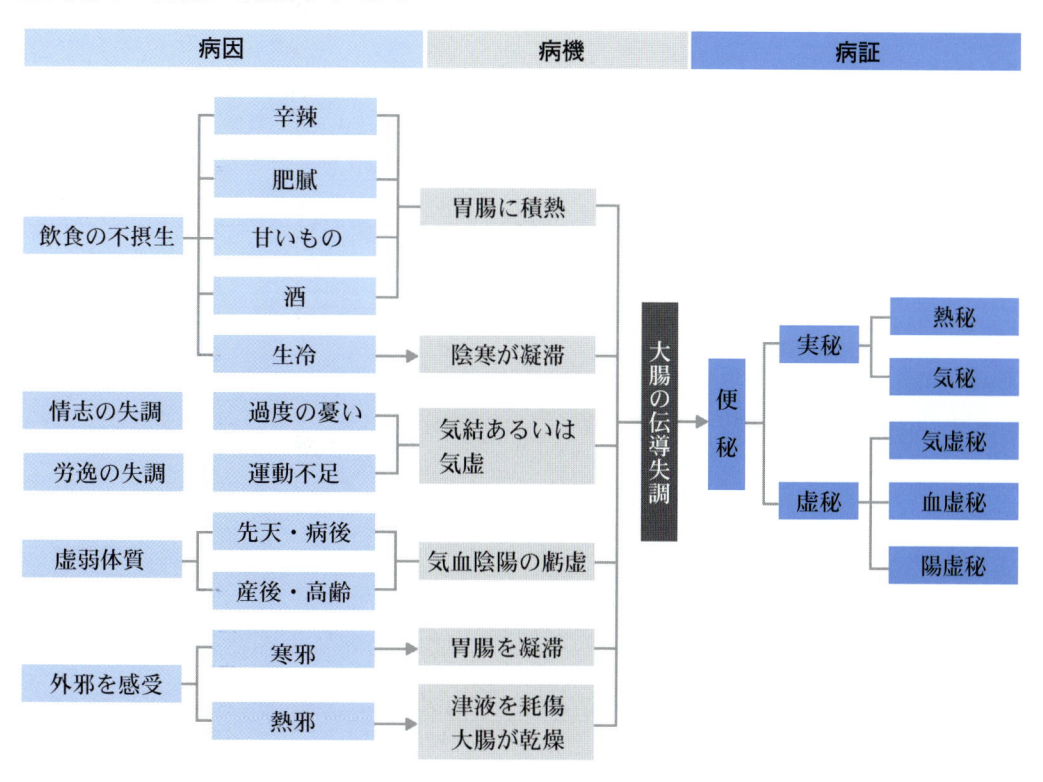

病因	病機	病証
飲食の不摂生：辛辣／肥膩／甘いもの／酒 → 胃腸に積熱	大腸の伝導失調 → 便秘	実秘：熱秘／気秘
飲食の不摂生：生冷 → 陰寒が凝滞		
情志の失調：過度の憂い／労逸の失調：運動不足 → 気結あるいは気虚		虚秘：気虚秘／血虚秘／陽虚秘
虚弱体質：先天・病後／産後・高齢 → 気血陰陽の虧虚		
外邪を感受：寒邪 → 胃腸を凝滞		
外邪を感受：熱邪 → 津液を耗傷 大腸が乾燥		

3　弁証論治

1 弁証のポイント

	特徴
熱秘	大便乾結・腹部に張りや痛みがある・口乾・口臭・舌苔黄燥
気秘	大便秘結・便意はあるが排便できない・腹部の脹痛・舌苔薄白
気虚秘	便意はあるがいきんでも力がでない・大便は乾燥せず硬くもない・舌質淡・苔薄
血虚秘	大便秘結・乾燥・唇や舌の色が淡い
冷秘	排便困難・腹部冷痛・舌質淡・苔白

2 治療原則

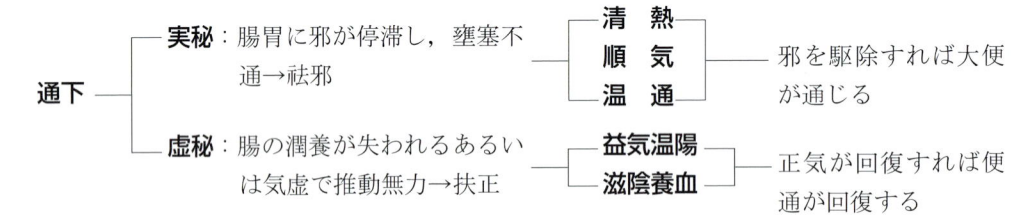

通下 ─┬─ 実秘：腸胃に邪が停滞し，壅塞不通→祛邪 ── **清熱／順気／温通** ── 邪を駆除すれば大便が通じる
　　　└─ 虚秘：腸の潤養が失われるあるいは気虚で推動無力→扶正 ── **益気温陽／滋陰養血** ── 正気が回復すれば便通が回復する

3 証治分類

1）実秘

	熱秘	気秘
特徴的な症状	大便乾結・腹脹・腹痛	大便秘結・便意はあるが排出できない・あるいは排便してもすっきりしない
症状	顔面紅潮・口乾・口臭・イライラする・尿少で色が濃い	げっぷが出る・胸脇部の痞満感・ひどい場合には腹部が脹痛・食欲低下
舌	舌質紅・苔黄燥	舌苔薄膩
脈	滑数	弦
病機	腸腑の燥熱によって津液を耗傷して，大便が乾燥して硬くなる	肝脾の気滞によって，腑気が不通になる
治法	清熱潤腸通便	順気行滞通便
方剤	麻子仁丸	六磨湯

2）虚秘

	気虚秘	血虚秘	陽虚秘
特徴的な症状	大便はあまり乾硬していない・便意はあるがいきんでも力が出ない	大便秘結・排出困難・唇や爪の色が淡い	大便乾燥・または乾かないが排出困難
症状	無理すると汗が出て息切れする・排便後は疲れる・顔面㿠白・倦怠感	顔色に艶がない・心悸・気短・不眠	尿は透明で量が多い・顔面㿠白・四肢が温まらない・腹部冷痛，温めると楽になる・腰と膝がだるくて力が入らない
舌	舌質淡嫩・苔薄	舌質淡	舌質淡・苔白
脈	虚	細渋	沈遅
病機	気虚のため，大腸が伝送する力がない	血虚によって，腸道の滋養が失われる	陽気虚衰のため，陰寒が凝結する
治法	益気潤腸通便	養血潤燥通便	温陽通便
方剤	黄耆湯	潤腸丸	済川煎＋肉桂

黄耆湯（『金匱翼』）：黄耆，陳皮，麻子仁，白蜜
済川煎（『景岳全書』）：当帰，牛膝，肉蓯蓉，沢瀉，升麻，枳殻
潤腸丸（『沈氏尊生書』）：当帰，生地黄，麻子仁，桃仁，枳殻
麻子仁丸（『傷寒論』）：麻子仁，芍薬，枳実，大黄，厚朴，杏仁
六磨湯（『証治準縄』）：沈香，木香，檳榔子，烏薬，枳実，大黄

4 通便作用のある生薬

1. 瀉火通便薬
   大黄・番瀉葉・芦薈
2. 潤腸通便薬
   ①植物の種：麻子仁・郁李仁・桃仁・杏仁・栝楼仁・決明子・柏子仁・蘇子・胡桃肉・桑椹子
   ②その他：当帰・蜂蜜・何首烏・肉蓯蓉

4 予防とケア

1. 植物繊維の豊富な食べものを多く摂る。
2. 十分な睡眠をとる。
3. 毎朝排便の習慣をつける。
4. 適当な運動を行う。
5. 腹筋を鍛える（排便する際の腹圧を保つため）。
6. 食事療法：胡麻油・蜂蜜のスープを飲む。

[13] 腸癰

1 概念

腸癰とは，体内で熱毒が聚集し，腸の中で瘀結して，癰膿が発生する病証である。

[西洋医学の関連疾患]
①急性虫垂炎，②腹部膿瘍，③骨盤内膿瘍。

2 病因病機

1 病因

1）飲食の失調

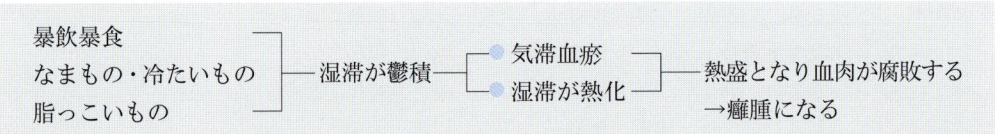

| 暴飲暴食
なまもの・冷たいもの
脂っこいもの | ─ 湿滞が鬱積 ─ | ●気滞血瘀
●湿滞が熱化 | ─ 熱盛となり血肉が腐敗する
→癰腫になる |

2）過労・外傷

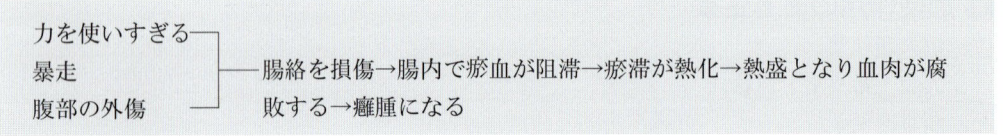

| 力を使いすぎる
暴走
腹部の外傷 | ─ 腸絡を損傷→腸内で瘀血が阻滞→瘀滞が熱化→熱盛となり血肉が腐敗する→癰腫になる |

3）外邪の侵襲

| 寒温を調節できない
平素は胃腸が虚弱 | ─ 虚に乗じて外邪が侵入→腸絡を損傷→瘀血が阻滞→瘀滞が熱化→熱盛となり血肉が腐敗する→癰腫になる |

4）その他

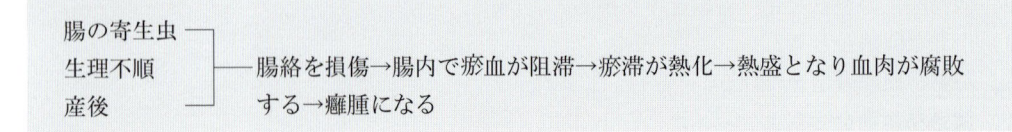

| 腸の寄生虫
生理不順
産後 | ─ 腸絡を損傷→腸内で瘀血が阻滞→瘀滞が熱化→熱盛となり血肉が腐敗する→癰腫になる |

2 病機

1) 基本病機：腸内で気血が壅滞し，積聚して癰になり，血肉が腐敗して，膿腫になる
2) 病位：胃腸

3 病因・病機・病証のまとめ

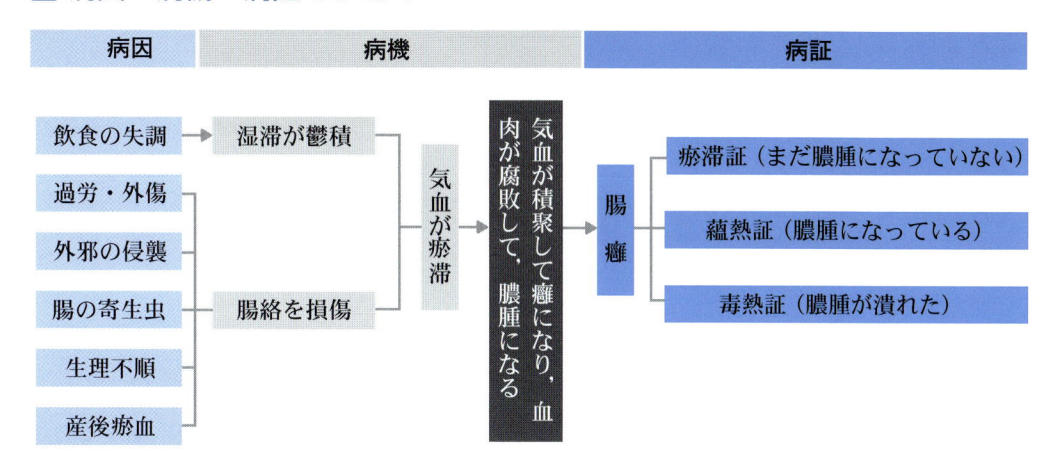

病因	病機	病証

- 飲食の失調 → 湿滞が鬱積 ┐
- 過労・外傷 ┐
- 外邪の侵襲 ┤
- 腸の寄生虫 ┤→ 腸絡を損傷 ┘→ 気血が瘀滞 → 気血が積聚して癰になり，血肉が腐敗して，膿腫になる → 腸癰
- 生理不順 ┤
- 産後瘀血 ┘

病証：
- 瘀滞証（まだ膿腫になっていない）
- 蘊熱証（膿腫になっている）
- 毒熱証（膿腫が潰れた）

3 弁証論治

1 類証鑑別

1）蛔虫症との弁別

	腸癰	虫証
疼痛の部位	少腹	臍の周り
悪寒発熱	あり	なし
按診拒否	あり	なし
西洋医学の病名	虫垂炎	蛔虫症

2）熱淋との弁別

	腸癰	熱淋
共通症状	少腹部の疼痛・悪寒発熱	
随伴症状	まず心窩部（みぞおち付近）に痛みが出て，時間の経過とともに痛みが右下腹部へと移動していく	頻尿・尿急迫・排尿痛
西洋医学の病名	虫垂炎	泌尿系感染症

2 治療原則

1）通裏攻下：腑気不通であること
2）清熱解毒：熱毒内盛であること
3）活血化瘀：気滞血瘀であること

3 証治分類

	瘀滞証 (膿腫になっていない)	蘊熱証 (膿腫になっている)	毒熱証 (膿腫が潰れる)
特徴的な症状	まず心窩部（みぞおち付近）に痛みが出て，時間の経過とともに右下腹部へと移動していく・腹部を押されるのを嫌がる・吐き気	腹痛が酷く，腹筋は緊張し，腹部を押されるのを嫌がる・ときに右少腹に腫塊を触れる	腹痛が全腹部にまで及び，高度な腹筋緊張・腹部を押されるのを嫌がる・腹脹
症状	やや悪寒と発熱	高熱・汗をかく・便秘	高熱・嘔吐・唇の乾燥・便秘
舌	舌苔薄白あるいは薄黄	舌質紅・苔黄膩	舌質紅絳・苔黄・乾燥
脈	弦緊	滑数	洪数
病機	腸胃に湿熱が積滞し，胃腸の伝化機能が失調し，気血が瘀滞する	腸内で気血が壅滞し，積聚して癰になり，血肉が腐敗して，膿腫になる	癰膿が潰れて，熱毒内盛となり，陽明腑実になる
治法	通裏攻下 泄熱袪瘀	通裏攻下 清熱解毒 活血化瘀	通裏攻下 清熱解毒
方剤	大黄牡丹皮湯	仙方活命飲 ＋ 大黄牡丹皮湯	大承気湯（通裏攻下） 黄連解毒湯（清熱解毒）

黄連解毒湯（『外台秘要』）：黄連，黄芩，黄柏，梔子
仙方活命飲（『校注婦人良方』）：金銀花，陳皮，白芷，貝母，防風，赤芍，当帰尾，甘草，皂角刺，穿山甲，天花粉，乳香，没薬
大黄牡丹皮湯（『金匱要略』）：大黄，牡丹皮，芒硝，桃仁，冬瓜仁
大承気湯（『傷寒論』）：大黄，厚朴，枳実，芒硝

4 予防とケア

1．暴飲暴食をしない。
2．激しい運動を控える。
3．産後と月経期のケアに心がける。

第5章 肝胆系病証

肝胆系病証の概要

〈1〉肝

1 肝の機能と病機

●機能	●病機	●臨床所見
疏泄を主る	肝気鬱結	胸脇および少腹部の脹痛・情志抑鬱
	肝脾不和	胸脇部の脹満，遊走性疼痛・焦り・怒りっぽい・食欲不振・腹脹・泥状便
	肝胃不和	胃脘部と脇部の脹痛・胃酸が込み上がる・嘈雑
蔵血を主る	蔵血できない	各種の出血
	肝血不足	顔色は白くて艶がない・視力低下，女性では経血量が少なく，色が淡く，はなはだしい場合は閉経となる

2 弁証論治

1 弁証の原則

虚実を弁証する ─┬─ 実証：肝気鬱結・肝火上炎・肝風内動
　　　　　　　　└─ 虚証：肝陰不足・肝血不足

2 主症の弁証

	●実症	●虚症
頭痛	肝火上炎・肝陽上亢	肝血不足
眩暈	肝火上炎・肝陽上亢	肝血不足・肝陰不足
痙攣	熱動肝風	陰虚風動
昏厥	気血上逆あるいは痰濁上蒙	気血虧虚・上承不能

	●実症	●虚症
黄疸	陽黄：湿熱　　陰黄：寒湿	

3 治療原則

実証	疏肝理気・清肝瀉火・平肝熄風
虚証	滋陰潜陽・養血柔肝

〈2〉胆

1　胆の機能と病機

●機能	●病機	●臨床所見
胆汁の貯蔵と排泄	胆汁の貯蔵と排泄が失調	厭食・腹脹・下痢・黄疸
決断を主る	胆気が虚怯	不安・驚きやすい・恐れやすい

2　弁証論治

治療原則

実証	湿熱蘊結	清熱化湿利胆
虚証	胆気虚怯	益気安神定志

［1］脇痛

1 概念

脇痛とは，片側あるいは両側の胸脇部の疼痛をおもな症状とする病証である。

［西洋医学の関連疾患］
①胆嚢炎・胆石症，②肝臓炎，③胸膜炎，④肋間神経痛，⑤胆道蛔虫症。

2 病因病機

1 病因

1）情志の失調

- 抑鬱
- 激怒

——肝を損傷→肝鬱気滞→疏泄が不利→胸脇の気機を阻滞する→脇痛

2）飲食の不摂生

甘いもの・脂っこいもの→中焦で積滞→体内で湿熱が発生→中焦を蘊結→肝胆の疏泄が失調→肝絡が痺阻される→脇痛

3）湿熱の外感

湿熱を外感→少陽の経絡に鬱滞→少陽枢機が失調→肝胆経気の疏泄不能→脇痛

4）外傷

外傷→脇絡を損傷→瘀血が停着→脇絡を痺阻→脇痛

5）正気不足

- 虚弱な体質
- 過度の労欲

——精血を消耗→肝陰不足→肝絡の滋養が失われる→脈絡が拘急→脇痛

2 病機

1）基本病機：肝絡失和
2）病位：①おもに肝胆，②脾・胃・腎と関連する
3）病理変化：①不通則痛（経絡の気機が詰まれば痛くなる），②不栄則痛（経絡が養えなければ痛くなる）

4）病理素因：気滞・血瘀・湿熱

3 病因・病機・病証のまとめ

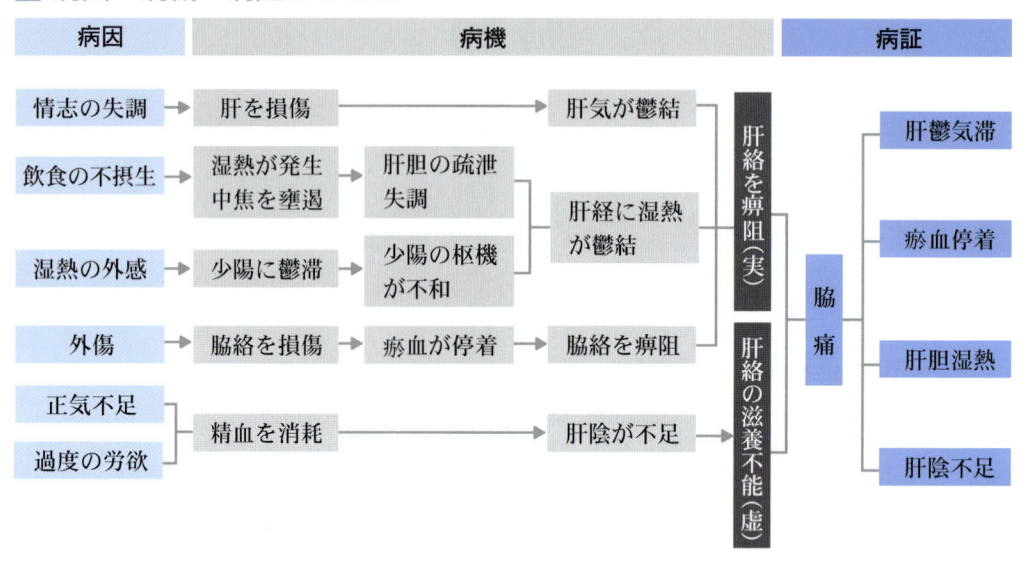

病因	病機	病証

- 情志の失調 → 肝を損傷 → 肝気が鬱結
- 飲食の不摂生 → 湿熱が発生・中焦を壅遏 → 肝胆の疏泄失調 → 肝経に湿熱が鬱結
- 湿熱の外感 → 少陽に鬱滞 → 少陽の枢機が不和
- 外傷 → 脇絡を損傷 → 瘀血が停着 → 脇絡を痺阻
- 正気不足／過度の労欲 → 精血を消耗 → 肝陰が不足

肝絡を痺阻（実） → 肝鬱気滞／瘀血停着
肝絡の滋養不能（虚） → 肝胆湿熱／肝陰不足

脇痛

3 弁証論治

1 類証鑑別

胃痛と脇痛の弁別

	胃痛	脇痛
部位	胃脘部	脇部
性質	脹痛・隠痛	脹痛・疝痛
随伴症状	げっぷ・嘔吐	発熱・黄疸
検査方法	胃カメラ	肝胆エコ・血清アミラーゼ・AST・ALT
西洋医学の病名	急性胃炎・慢性胃炎・胃潰瘍・十二指腸潰瘍・胃神経症など	胆嚢炎・胆石症・膵臓炎・肝炎など

2 弁証のポイント

1）虚実の弁別

初期	病位は気にある	実
久病	病位は血にある	実（あるいは虚実挟雑）

2）気血の弁別

気滞	脹痛・遊走痛・疼痛の部位が一定しない・ストレスと関連する・時々再発する

血瘀	刺痛・鈍痛・疼痛の部位が固定・外傷などと関連する・夜に酷くなる・疼痛が持続する
陰血不足	隠痛・疲労後に酷くなる
気鬱化火	灼痛・イライラする

3 治療原則

疏肝和絡止痛 ─┬─ 実証：理気・活血・清利湿熱
　　　　　　　└─ 虚証：滋陰・養血・柔肝 ＋ 辛燥でない理気薬（仏手・玫瑰花など）

4 証治分類

	肝鬱気滞	瘀血停着	肝胆湿熱	肝陰不足
特徴的な症状	脇部の脹痛，遊走して部位が一定しない・ストレスにより誘発	脇部の刺痛，部位が固定	脇痛・ときには目黄，身黄，小便黄を伴う	脇肋部がシクシクと痛む・疲労で悪化する
症状	胸悶・げっぷ・食欲不振	夜間に痛みが酷くなる・あるいは脇下に腫塊がある	口苦・胸悶・食欲不振・吐き気・嘔吐	脇痛が持続して止まらない・口咽乾燥・ほてり・盗汗・頭暈・目眩
舌	舌苔薄	舌質紫暗	舌苔黄膩	舌質紅・少苔
脈	弦	沈渋	弦滑数	細弦数
病機	肝鬱気滞によって，胸脇の気機が阻滞され，絡脈が不和になる	瘀血の停滞によって，肝絡が痺阻される	湿熱が肝経を蘊結し，肝胆の疏泄が失調して，絡脈が不和になる	肝腎陰虚のため，肝絡の滋養が失われる
治法	疏肝理気	祛瘀通絡	清熱利湿	養陰柔肝
方剤	柴胡疏肝散	旋覆花湯	竜胆瀉肝湯	一貫煎

一貫煎（『柳州医話』）：沙参，麦門冬，当帰，生地黄，枸杞子，川棟子
柴胡疏肝散（『景岳全書』）：柴胡，香附子，枳殻，陳皮，川芎，芍薬，甘草
旋覆花湯（『金匱要略』）：旋覆花，新絳，葱白
竜胆瀉肝湯（『蘭室秘蔵』）：竜胆草，沢瀉，木通，車前子，当帰，柴胡，生地黄（近代の処方には黄芩，山梔子が入っている）

4 予防とケア

1．ストレスを解消する。
2．脂っこい食事を避ける。
3．アルコールを控える。
4．過労しないようにする。

［2］黄疸

1 概念

　黄疸とは，身体・目・小便が黄色くなることを特徴とする病証である。

[西洋医学の関連疾患]
黄疸は血中のビリルビン量が異常に増加した病的状態である。
①肝炎（ウイルス・薬剤・アルコール），②肝硬変，③胆嚢炎・胆石症，④肝臓がん，⑤溶血性黄疸。

2 病因病機

1 病因

1）外邪の感受

湿熱・疫毒→中焦を阻害→湿熱が交わって蒸される→肝の疏泄機能失調→胆汁が外に溢れる
- 肌膚に浸入→目・身体が黄色くなる
- 膀胱に流入→尿が黄色くなる

2）飲食による傷害

飲食の不摂生／過度の飲酒 → 脾胃の運化機能失調→湿濁が体内に生じる→鬱滞して熱化する→肝胆を薫蒸する→胆汁が外に溢れる→黄疸

3）脾胃の虚寒

体質的に陽虚／病後に脾陽を損傷 → 湿が寒化→寒湿が体内に生じる→湿が中焦を阻害→肝の疏泄機能失調→胆汁が外に溢れる→黄疸

4）長期に及ぶ積聚

積聚が長期に及ぶ→体内に瘀血が停滞→胆道を阻滞→胆汁が外に溢れる→黄疸

5）結石・蛔虫

結石・蛔虫→胆道を阻滞→胆汁が外に溢れる→黄疸

2 病機

1）基本病機：湿邪が脾胃を困遏し，肝胆の疏泄を壅塞し，肝胆の疏泄機能が失調して，胆汁

が肌膚に溢れる
2）病位：脾・胃・肝・胆
3）発症素因：湿
4）陰黄と陽黄の病機

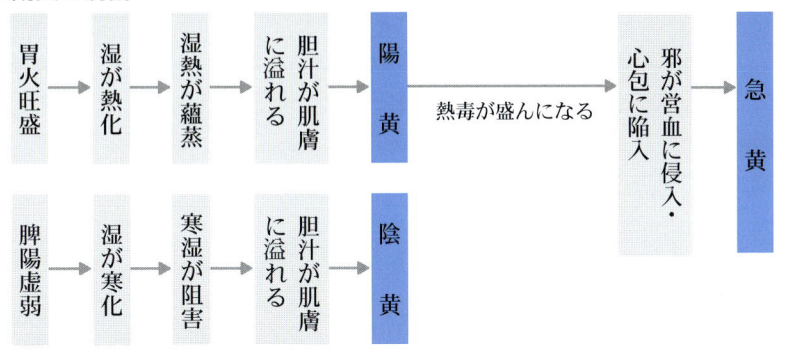

胃火旺盛 → 湿が熱化 → 湿熱が蘊蒸 → 胆汁が肌膚に溢れる → 陽黄 → 熱毒が盛んになる → 邪が営血に侵入・心包に陥入 → 急黄

脾陽虚弱 → 湿が寒化 → 寒湿が阻害 → 胆汁が肌膚に溢れる → 陰黄

3 病因・病機・病証のまとめ

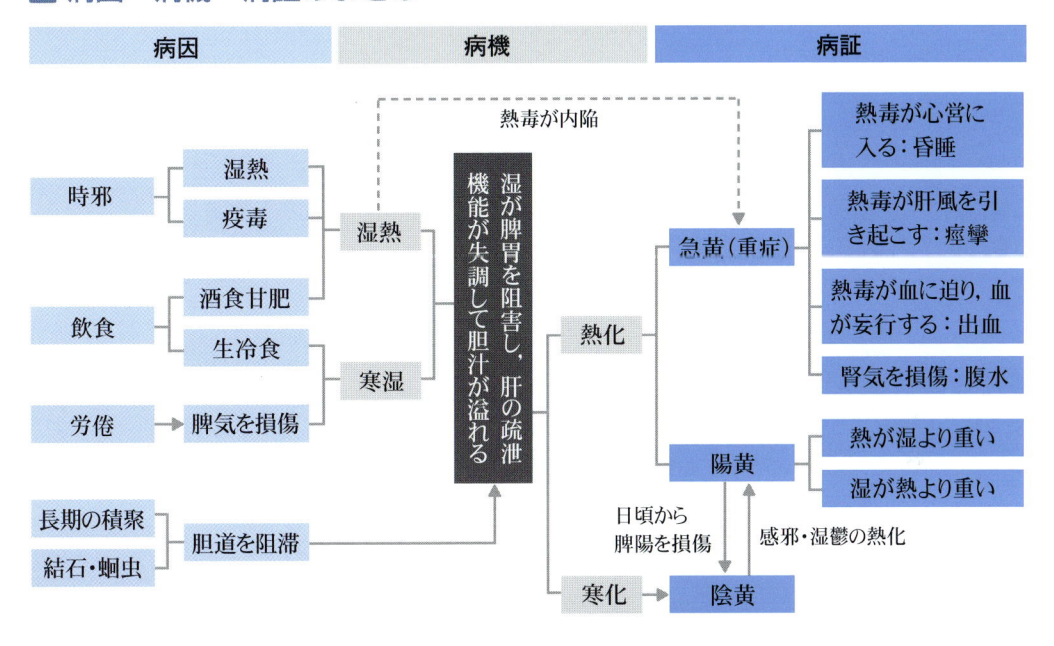

病因	病機	病証
時邪 → 湿熱／疫毒	湿熱 → 熱化	急黄（重症）：熱毒が心営に入る：昏睡／熱毒が肝風を引き起こす：痙攣／熱毒が血に迫り，血が妄行する：出血／腎気を損傷：腹水
飲食 → 酒食甘肥／生冷食	寒湿	陽黄：熱が湿より重い／湿が熱より重い
労倦 → 脾気を損傷	湿が脾胃を阻害し，肝の疏泄機能が失調して胆汁が溢れる	
長期の積聚／結石・蛔虫 → 胆道を阻滞	寒化 → 陰黄	

熱毒が内陥
日頃から脾陽を損傷
感邪・湿鬱の熱化

3 弁証論治

1 弁証のポイント

1）**黄疸の有無を確定**
　①自然光のもとで観察
　②偽性黄疸：カボチャや人参の過食・薬物など

2）**黄疸の早期診断のポイント**
　①初期には食欲不振・倦怠感などの症状
　②黄疸の最初は鞏膜の黄染
　③血総ビリルビン＞ 2.0mg／dL

3）陽黄・急黄と陰黄の弁別

	病機	皮膚と目の色	発症
陽黄	湿熱の蘊蒸	鮮明（蜜柑色）	急
急黄	疫毒の内陥	黄色激増（金色）	激急
陰黄	寒湿の阻害	晦暗（燻された色）	緩慢

4）弁証の原則

陽黄	湿熱
陰黄	寒湿

2 治療原則：化湿・利小便

湿熱：清熱化湿　┐
　　　　　　　　├─ 利小便→祛湿→退黄
寒湿：温中化湿　┘

3 証治分類

	陽黄 熱＞湿	陽黄 湿＞熱	急黄	陰黄
特徴的な症状	鮮やかな黄色を呈する	黄色やや鮮明	急劇な黄疸・意識障害を伴う	皮膚と目がすべて煙で燻されたような暗い黄色
症状	皮膚も目も黄色・小便は茶色・発熱・口苦・吐き気・便秘	皮膚と目が黄色・頭が重い・体がだるい・胸脘痞悶・食欲不振・悪心嘔吐・腹脹・小便黄赤・泥状便	急に発病し、黄疸の色が急速に濃くなる・皮膚と目が濃い黄色を呈す・壮熱・煩渇・脇痛・腹満・煩躁不安・昏睡・譫語または衄血・便血・皮膚発斑	食欲不振・胃脘部の痞満・または腹脹・便溏・精神不振・畏寒・口淡・口渇なし
舌	舌苔黄膩	舌苔膩微黄	舌質紅絳・苔黄干燥	舌質淡・苔膩
脈	弦数	濡数あるいは濡緩	弦滑あるいは数	濡緩あるいは沈遅
病機	湿熱の蘊蒸・胆汁の外泄		湿熱・疫毒の内陥	中陽不振・寒湿滞留
治法	清熱通腑 利湿退黄	利湿化濁 清熱退黄	清熱解毒 涼血開竅	健脾和胃 温化寒湿
方剤	茵蔯蒿湯	茵蔯五苓散（利湿退黄）＋甘露消毒丹（利湿化濁・清熱解毒）	犀角散＋生地黄牡丹皮，玄参，石斛	茵蔯朮附湯

茵蔯蒿湯（『傷寒論』）：茵蔯，山梔子，大黄
茵蔯五苓散（『金匱要略』）：茵蔯，桂枝，茯苓，白朮，沢瀉，猪苓
茵蔯朮附湯（『医学心悟』）：茵蔯，白朮，附子，乾姜，炙甘草，肉桂
甘露消毒丹（『温熱経緯』）：滑石，茵蔯，黄芩，石菖蒲，川貝母，木通，藿香，射干，連翹，薄荷，白豆蔲
犀角散（『備急千金要方』）：犀角，黄連，升麻，山梔子，茵蔯

＊ラボデータは弁証の際の参考となる

検査項目	略称	基準値	単位	弁証意義
アスパラギン酸アミノトランスフェラーゼ	ALT（SGPT）	9〜38	IU/L	↑邪実（湿・熱）
アラニンアミノトランスフェラーゼ	AST（SGOT）	4〜36	IU/L	↑邪実（湿・熱）
総ビリルビン	T.B	0.3〜1.3	mg/dL	↑邪実（湿・熱）
直接ビリルビン	D.B	0〜0.2	mg/dL	↑邪実（湿・熱・気滞）
アルブミン	ALB	3.7〜4.9	g/dL	↓正虚（気虚）

4 大黄の使用

1）茵蔯 ＋ 大黄：退黄に良い効果がある。
2）便秘――生大黄
　　便溏――製大黄
3）急性肝炎：清熱解毒・通便・退黄
　　慢性肝炎：止血・化瘀・退黄

4　萎黄の鑑別

1．萎黄は黄疸ではない。
2．萎黄は目が黄色くならず，顔色と皮膚が淡い黄色で，艶がない。
3．萎黄の病機は脾虚のために運化できず，気血が不足したものである。
4．萎黄の治療においては，脾胃を調理しながら益気養血をはかる。

5　予防とケア

1．飲酒を控える。
2．脂っこい食事を避ける。
3．十分な休憩をとる。
4．感染症などを予防する。

[付] 萎黄

1 概念

萎黄とは，皮膚が淡い黄色で，艶はないが，目黄と小便黄がないことを特徴とする病証である。

[西洋医学の関連疾患]
①貧血，②栄養不良。

2 病因病機

1 病因

1）虫積

寄生虫の侵入→脾胃の運化失調→気血の生化不足→萎黄

2）過度の空腹と満腹

過度の空腹と満腹→脾胃の運化失調→気血の生化不足→萎黄

3）過労・持病・慢性出血

- 過労
- 持病
- 慢性出血

　気血を消耗する→肌膚を養えない→萎黄

2 病機

1）基本病機：脾胃が虚弱と気血が不足によって肌膚を養えない
2）病位：脾・胃

3 病因・病機・病証のまとめ

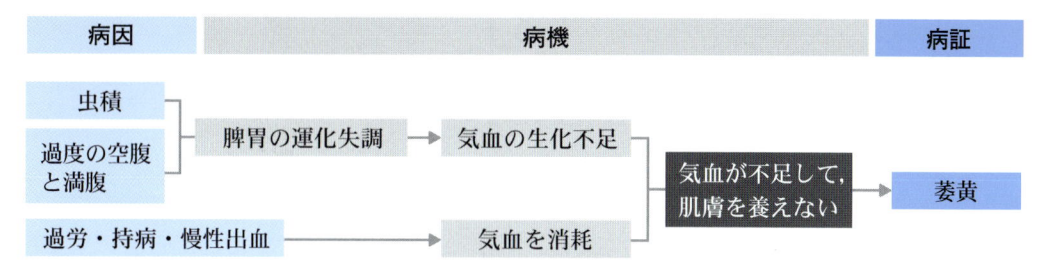

病因	病機	病証
虫積 / 過度の空腹と満腹	脾胃の運化失調 → 気血の生化不足	気血が不足して,肌膚を養えない → 萎黄
過労・持病・慢性出血	気血を消耗	

3 弁証論治

	脾胃虚弱・気血不足
症状	目黄と尿黄なし・全身の皮膚が淡い黄色を呈し,乾燥萎縮して艶がない・食欲不振・倦怠感・眩暈・不眠・心悸・泥状便
舌	舌質淡・苔薄
脈	濡細
病機	気血不足によって,肌膚を養えない
治法	調理脾胃・益気補血
方剤	黄耆建中湯(温中健脾),人参養栄湯(益気健脾・大補気血)

黄耆建中湯(『金匱要略』):黄耆,白芍,桂枝,炙甘草,生姜,大棗,膠飴
人参養栄湯(『太平恵民和剤局方』):人参,甘草,当帰,白芍,熟地黄,肉桂,大棗,黄耆,白朮,茯苓,五味子,遠志,橘皮,生姜

4 予防とケア

1. 栄養豊富で,消化しやすいものを食べる。
2. しっかりと睡眠をとる。
3. 寄生虫感染のときは駆虫治療を行う。

[3] 積聚

1 概念

　積聚とは，腹腔内に結塊が生じ，疼痛，あるいは脹満を伴うものをいう。「積」とは，形があり，固定して，血分に属し，臓の病証である。「聚」とは，形がなく，聚まったり散ったりして繰り返し，気分に属し，腑の病証である。

[西洋医学の関連疾患]
①肝腫大，②脾腫，③腸の腫瘍，④腸結核，⑤腸の炎症・痙攣，⑥腸イレウスの一部。

2 病因病機

1 病因

1）情志の失調

憂鬱→肝の条達機能が失われる→臓腑が不和
- 気が聚まったり散ったりする→聚証
- 脈絡を損傷→血行不暢→気滞血瘀→積証

2）飲食の不摂生

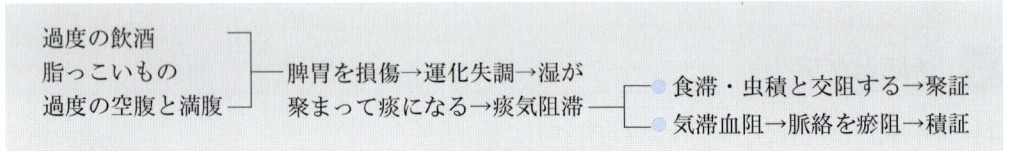

過度の飲酒／脂っこいもの／過度の空腹と満腹 ─ 脾胃を損傷→運化失調→湿が聚まって痰になる→痰気阻滞
- 食滞・虫積と交阻する→聚証
- 気滞血阻→脈絡を瘀阻→積証

3）寒邪の感受

寒邪が侵襲→脾陽を困阻→湿痰が内聚→気機を阻滞→気血が瘀滞→積聚

4）病後

- 黄疸・脇痛→湿濁が留まる→気血を蘊結
- マラリア→湿痰が互いに結びつく→脈絡を痺阻
- 虫毒を感染→肝脾不和→気血凝滞
  （日本住血吸虫症）

─ 積聚

2 病機

1）基本病機：気機が阻滞・瘀血が内結

気滞血瘀 ─┬─ 聚証：おもに気滞
　　　　　└─ 積証：おもに血瘀

2）病位：肝・脾
3）病理素因：寒邪・湿熱・痰濁・食滞・虫積

3 病因・病機・病証のまとめ

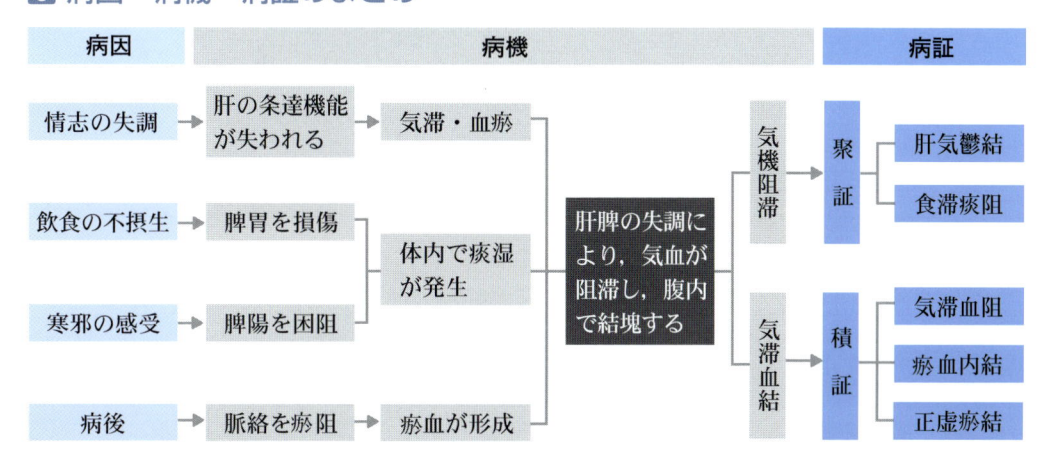

病因	病機	病証
情志の失調 → 肝の条達機能が失われる → 気滞・血瘀	気機阻滞 → 聚証	肝気鬱結 / 食滞痰阻
飲食の不摂生 → 脾胃を損傷 / 寒邪の感受 → 脾陽を困阻 → 体内で痰湿が発生	肝脾の失調により，気血が阻滞し，腹内で結塊する	
病後 → 脈絡を瘀阻 → 瘀血が形成	気滞血結 → 積証	気滞血阻 / 瘀血内結 / 正虚瘀結

3　弁証論治

1 類証鑑別

積聚と痞満の弁別

	積聚	痞満
部位	腹部	脘腹部
症状	脹痛	痞え・脹満感
塊の按診	塊あり	塊なし

2 弁証のポイント

1）積証と聚証の弁別

	積証	聚証
病機	血分に属す，おもに臓の病気	気分に属す，おもに腑の病気
症状所見	腹内に明確な固定した腫塊，痛みの部位が固定する	腹内に腫塊の聚散が不定，痛みの部位が移動する
経過と重症度	経過が長い・比較的重症	経過が短い・比較的軽症
西洋医学の病名	肝の腫大・脾腫・腸の腫瘍・腸結核	腸の炎症・痙攣・イレウス

3｜積聚　187

2）積証と聚証の病期と虚実

積証	聚証
初期：おもに邪実	おもに実証
中期：邪実正虚	
末期：おもに正虚	

3 治療原則

積証	聚証
初期：消散	行気散結
中期：消補兼施	
末期：養正除積	

4 証治分類

	聚証		積証		
	肝気鬱結	食滞痰阻	気滞血阻	瘀血内結	正虚瘀結
特徴的な症状	腹部の腫塊は柔軟で集結したり分散したりする	腹脹または腹痛・ときに腹部に細長いヒモ状の隆起が現れる・押えると脹痛がひどくなる	積塊は柔らかくて硬くなく，固定して移動しない	腹部の積塊がはっきりしており硬い・疼痛・積塊の部位は移動しない	積塊は硬くて，疼痛が日増しに激しくなる
症状	遊走性の腹痛がある・脘脇部に脹満感	便秘・食欲低下	腹部の脹痛	顔色が暗い・痩せ・食欲不振・倦怠感・ときに悪寒発熱・女性では無月経となる	顔色は萎黄または灰黒・身体は枯れて非常に痩せる・精神疲労・力がない・食事量が著しく減少する
舌	舌苔薄	舌苔膩	舌苔薄	舌質紫あるいは瘀斑・苔薄	舌質淡紫・舌光無苔
脈	弦	弦滑	弦	細渋	細数あるいは弦細

	聚証		積証		
	肝気鬱結	食滞痰阻	気滞血阻	瘀血内結	正虚瘀結
病機	肝の疏泄機能が失調し，腹中で気結して，腫塊となる	食滞と痰濁あるいは虫積が互いに阻害して，気が聚まって塊になる	気滞血瘀により脈絡が不和となり，気血が結びついて塊になる	瘀血を解消できず，正気を耗傷し，脾の運化機能も失調する	癥積の経過が長く，中気不足となり運化機能が失調して，気血が不足する
治法	疏肝解鬱 行気消聚	導滞通便 理気化痰	理気活血 通絡消積	袪瘀軟堅 扶正健脾	補益気血 活血化瘀
方剤	逍遙散（疏肝養血） 木香順気散（疏肝化湿）	六磨湯	金鈴子散（疏肝理気）＋失笑散（活血止痛）	膈下逐瘀湯	八珍湯（補気養血）＋化積丸（活血消積）

化積丸（『類証治裁』）：三棱，莪朮，阿魏，海浮石，香附子，雄黄，檳榔子，蘇木，瓦楞子，五霊脂
膈下逐瘀湯（『医林改錯』）：五霊脂，当帰，川芎，桃仁，牡丹皮，赤芍，烏薬，延胡索，甘草，香附子，紅花，枳殻
金鈴子散（『素問病機気宜保命集』）：川楝子，延胡索
失笑散（『太平恵民和剤局方』）：五霊脂，蒲黄
逍遙散（『太平恵民和剤局方』）：柴胡，白朮，白芍，当帰，茯苓，炙甘草，薄荷，生姜
八珍湯（『正体類要』）：人参，白朮，茯苓，甘草，当帰，白芍，川芎，熟地黄，生姜，大棗
木香順気散（『沈氏尊生書』）：木香，青皮，橘皮，甘草，枳殻，厚朴，烏薬，香附子，蒼朮，縮砂，肉桂，川芎
六磨湯（『証治準縄』）：沈香，木香，檳榔子，烏薬，枳実，大黄

4　予防とケア

1．規則正しい生活を送る。
2．飲酒を控える。
3．ストレスを解消する。
4．虫毒を避ける。
5．肝臓炎・マラリア・腸結核などの治療を徹底的に行う。

［4］鼓脹

1 概念

　鼓脹とは，腹部が太鼓のように膨らむことから命名されており，腹部脹大・皮膚灰黄・脈絡暴露を特徴とする病証である。

[西洋医学の関連疾患]
1）肝硬変症による腹水
2）その他の腹水
　①結核性腹膜炎，②がん性腹膜炎，③慢性収縮性心膜炎，④ネフローゼ症候群。

2 病因病機

1 病因

1）飲食の不摂生

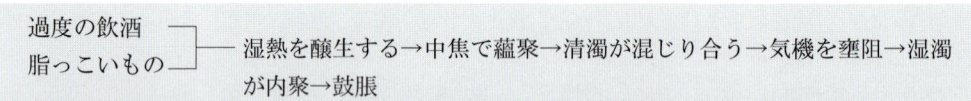

| 過度の飲酒
脂っこいもの | ─ 湿熱を醸生する→中焦で蘊聚→清濁が混じり合う→気機を壅阻→湿濁が内聚→鼓脹 |

2）情志の失調

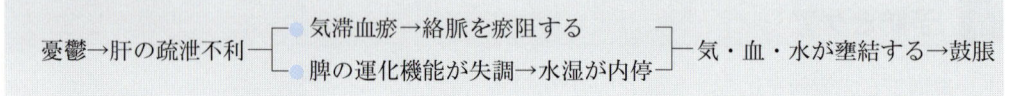

| 憂鬱→肝の疏泄不利 ─ | ● 気滞血瘀→絡脈を瘀阻する
● 脾の運化機能が失調→水湿が内停 | ─ 気・血・水が壅結する→鼓脹 |

3）虫毒感染（日本住血吸虫症）

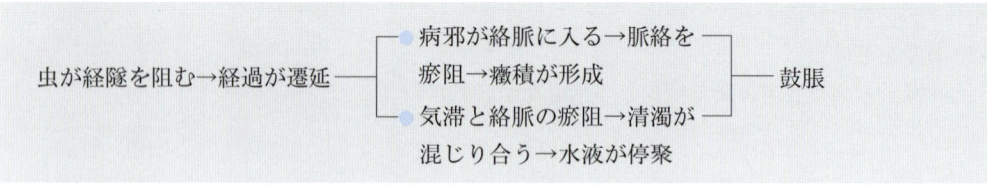

| 虫が経隧を阻む→経過が遷延 ─ | ● 病邪が絡脈に入る→脈絡を瘀阻→癥積が形成
● 気滞と絡脈の瘀阻→清濁が混じり合う→水液が停聚 | ─ 鼓脹 |

4）病後の続発

| ● 黄疸→湿邪が蘊阻→肝脾を損傷→気滞→血瘀
● 癥積→痰瘀が留着→正気を耗傷→水湿を運化できない | ─ 鼓脹 |

2 病機

1）基本病機

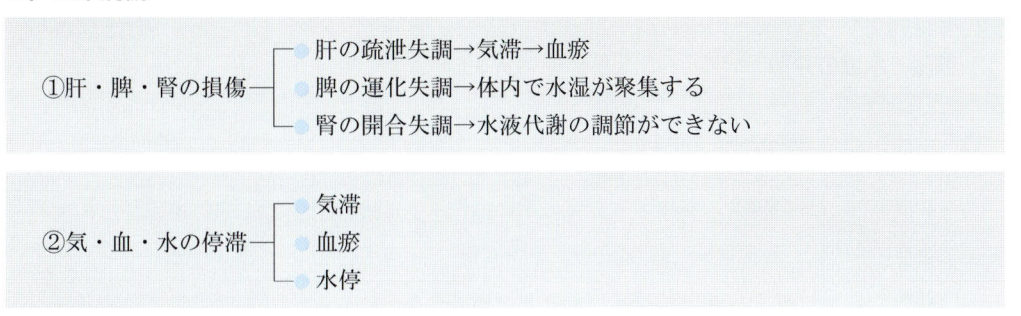

①肝・脾・腎の損傷
- 肝の疏泄失調→気滞→血瘀
- 脾の運化失調→体内で水湿が聚集する
- 腎の開合失調→水液代謝の調節ができない

②気・血・水の停滞
- 気滞
- 血瘀
- 水停

2）病位：肝・脾・腎

3）病理性質

本虚標実
- 初期：肝脾の失調──おもに邪実
- 末期：肝・脾・腎の損傷──おもに正虚

3 病因・病機・病証のまとめ

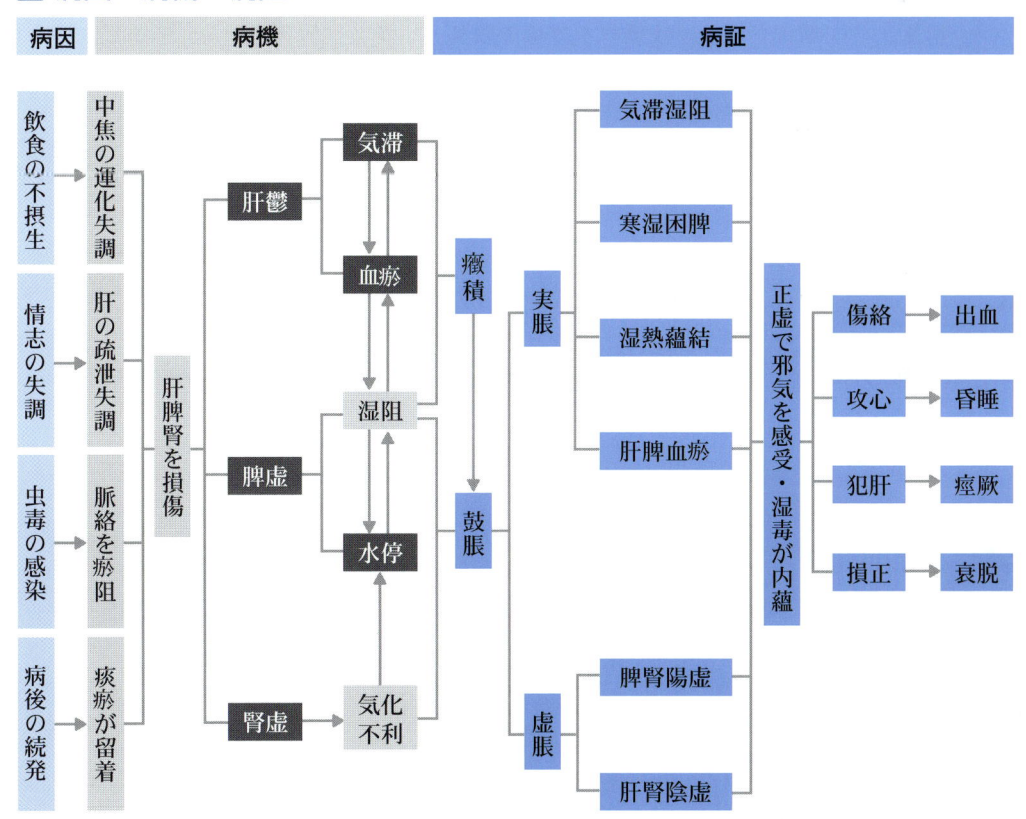

病因	病機	病証

病因：飲食の不摂生／情志の失調／虫毒の感染／病後の続発

病機：中焦の運化失調／肝の疏泄失調／脈絡を瘀阻／痰瘀が留着 → 肝脾腎を損傷 → 肝鬱・脾虚・腎虚 → 気滞・血瘀・湿阻・水停・気化不利 → 癥積・鼓脹

病証：
- 実脹：気滞湿阻／寒湿困脾／湿熱蘊結／肝脾血瘀
- 虚脹：脾腎陽虚／肝腎陰虚
- 正虚で邪気を感受・湿毒が内蘊：傷絡→出血／攻心→昏睡／犯肝→痙厥／損正→衰脱

4｜鼓 脹　191

3 弁証論治

1 類証鑑別
1）鼓脹と水腫の弁別

	鼓脹	水腫
病歴	肝臓病	腎臓病
病機	肝脾腎の損傷および気血水の停滞	肺脾腎が失調して，水湿が氾濫する
主症	単腹脹大・腹部皮膚に静脈拡張	全身浮腫
顔色	青暗い	晄白

2 弁証のポイント
1）気鼓・水鼓・血鼓の弁別

	気鼓	水鼓	血鼓
病機	肝鬱気滞	陽気不振によって，水湿が内停	肝脾血瘀と水湿内停
所見	腹部が膨隆，噯気すると楽になる・押さえると硬くない・叩くと太鼓のような音がする	腹部の脹満・蛙のような腹部を呈する・押さえると水枕のような感じがする・はなはだしい場合は下肢浮腫	腹部の脹満，押さえると硬い・腹部の脈絡が拡張・脇腹部の刺痛・顔色は黒くて艶がない・顔面部，頸部，胸部，腕部に糸のような紋様の血痣（くも状血管腫）がみられる・手掌には赤痕（手掌紅斑）がみられる

2）虚実標本弁証

標実			本虚	
気滞	血瘀	水停	陰虚	陽虚

3 治療原則

標実			本虚	
気滞	血瘀	水停	陰虚	陽虚
行気	活血	利水	滋補肝腎	温補脾腎

4 証治分類

1）実脹

	気滞湿阻	寒湿困脾	湿熱蘊結	肝脾血瘀
特徴的な症状	腹脹，押さえると硬くない・脇下の脹満あるいは疼痛	腹部が脹満，押さえると水袋のような感じがする	腹部が脹大，押さえると硬い・脘腹部が拘急する	腹部の脹満，押さえると硬い・腹部の脈絡が拡張・脇下に腫塊がある・脇腹部に刺痛，部位が移動しない
症状	げっぷをすると腹脹が楽になる・叩くと太鼓の音がする	胸腹部が脹満し，温めると少し楽になる・寒がり・肢体浮腫・尿少・大便溏薄	発熱・煩躁・口苦・口渇するが飲みたくない・小便短赤・大便秘結または溏垢・目や皮膚や尿の色が黄色くなる	顔面部，頸部，胸部，腕部に糸のような紋様の血痣（くも状血管腫）がみられる・手掌に赤痕（手掌紅斑）がみられる・唇紫・口渇があるが飲みたくない・肌膚甲錯・大便が黒い
舌	舌苔薄白膩	舌苔白膩	舌辺及び舌尖紅・苔黄膩あるいは灰黒を伴う	舌質紫紅あるいは紫斑
脈	弦	緩	弦数	細渋
病機	肝鬱気滞により，脾の運化機能が失調して，湿濁が中焦を阻滞する	湿邪が脾陽を困遏して，体内で水湿が停留する	湿熱が壅盛し，中焦で蘊結して，腹内で濁水が停留する	肝鬱脾虚により，脇下に瘀血が内結して，絡脈が滞渋し，腹内で水が停留する
治法	疏肝理気 運脾利湿	温中健脾 行気利水	清熱利湿 攻下逐水	活血化瘀 行気利水
方剤	柴胡疏肝散（肝鬱）胃苓湯（湿阻）	実脾飲	中満分消丸 + 茵蔯蒿湯	調営飲

2）虚脹

	脾腎陽虚	肝腎陰虚
特徴的な症状	腹部が脹大で，満悶感があり，蛙の腹のような形となる・腹部の脹満が朝は軽く，夕方はひどくなる	腹部が脹大で，満悶感があり，押さえると硬い・腹部の皮膚に脈絡がみられる
症状	青い顔色・食欲不振・寒がり・四肢の冷え・浮腫・泥状便・尿少	痩せ・顔色は暗くて艶がない・口乾・心煩・不眠・歯茎から出血・鼻血・尿少

	脾腎陽虚	肝腎陰虚
舌	舌質胖淡紫	舌質紅絳・少津
脈	沈弦無力	弦細数
病機	脾腎陽虚によって，水湿を温運できず，腹内で聚集する	肝腎陰虚で，津液の輸布が失調して，腹内で水湿が停留する
治法	温補脾腎 化気行水	滋養肝腎 涼血化瘀
方剤	附子理中丸 ＋ 五苓散（脾陽虚） 済生腎気丸（牛車腎気丸）（腎陽虚）	六味地黄丸（滋養肝腎）あるいは一貫煎（養陰柔肝）＋ 膈下逐瘀湯

一貫煎（『柳州医話』）：沙参，麦門冬，当帰，生地黄，枸杞子，川棟子
胃苓湯（『丹渓心法』）：蒼朮，厚朴，陳皮，甘草，生姜，大棗，桂枝，白朮，沢瀉，茯苓，猪苓
茵蔯蒿湯（『傷寒論』）：茵蔯，山梔子，大黄
膈下逐瘀湯（『医林改錯』）：五霊脂，当帰，川芎，桃仁，牡丹皮，赤芍，烏薬，延胡索，甘草，香附子，紅花，枳殻
五苓散（『傷寒論』）：桂枝，白朮，茯苓，猪苓，沢瀉
柴胡疏肝散（『景岳全書』）：柴胡，香附子，枳殻，陳皮，川芎，芍薬，甘草
済生腎気丸（牛車腎気丸）（『済生方』）：地黄，山薬，山茱萸，牡丹皮，茯苓，沢瀉，附子，桂枝，牛膝，車前子
実脾飲（『済生方』）：附子，乾姜，白朮，甘草，厚朴，木香，草果，檳榔子，木瓜，生姜，大棗，茯苓
中満分消丸（『蘭室秘蔵』）：厚朴，枳実，黄連，黄芩，知母，半夏，陳皮，茯苓，猪苓，沢瀉，縮砂，乾姜，姜黄，人参，白朮，炙甘草
調営飲（『証治準縄』）：莪朮，川芎，当帰，延胡索，赤芍，瞿麦，大黄，檳榔子，陳皮，大腹皮，葶藶子，赤茯苓，桑白皮，細辛，肉桂，炙甘草，生姜，大棗，白芷
附子理中丸（『太平恵民和剤局方』）：附子，人参，白朮，炮姜，炙甘草
六味地黄丸（『小児薬証直訣』）：熟地黄，山茱萸，山薬，茯苓，牡丹皮，沢瀉

4　予防とケア

1．規則正しい生活を送る。
2．柔らかい食べものを食べる（堅い食べものは厳禁）。
3．ストレスを解消する。
4．カゼを引かないようにする。
5．減塩食を摂る。

[5] 頭痛

1 概念

頭痛とは，外感六淫および内傷雑病によって起こる頭部の痛みを主症状とする病証である。

[西洋医学の関連疾患]
1）機能性頭痛
　①片頭痛，②緊張型頭痛，③群発性頭痛
2）症候性頭痛
　①頭部外傷による頭痛，②血管障害頭痛，③頭蓋内炎症・腫瘍・感染などによる頭痛
3）その他
　①頭部神経痛，②神経幹痛

2 病因病機

1 病因

1）外邪の感受

- 風寒→血脈を凝滞し，絡道を阻遏する
- 風熱→風熱が炎上し，清空を上擾する　　──　脈絡の不通→頭痛
- 風湿→陽気を阻遏し，清竅を蒙蔽する

2）情志の失調

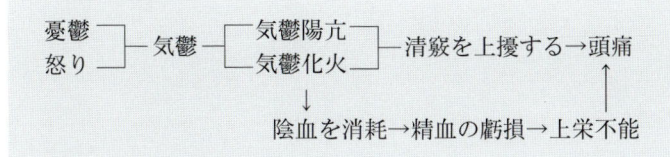

憂鬱・怒り ─ 気鬱 ─ 気鬱陽亢／気鬱化火 → 清竅を上擾する→頭痛
　　　　　　　　　↓
　　　陰血を消耗→精血の虧損→上栄不能

3）飲食の不摂生

- 過食
- 飲酒　── 脾胃を損傷→中焦の運化失調→体内に痰湿が生じる→清竅を上蒙→清陽を阻遏→頭痛

4）正気の不足

先天の不足
過度の性生活　──　腎精の不足→髄海が空虚
　　　　　　　　　　　　↓
　　　　　　　　　陰虚が陽に及ぶ→清陽が昇発できない　──　脳の濡養を失う→頭痛
虚弱体質と持病
過労と不規則な食事　──　脾胃を損傷→気血の生化不足

5）外傷

外傷→瘀血が内停→脳絡を阻滞→気機が阻滞され痛くなる→頭痛

2 病機

1）基本病機

①外感頭痛

風＋寒・湿・熱→巓頂を上犯する→清陽の気を阻滞する→頭痛

②内傷頭痛

● 肝火上炎
● 肝陽上亢　──　清空を上擾→頭痛

腎精不足→髄海が空虚→頭痛

脾虚によって運化機能が失調　──　● 気血が虧虚→清陽が昇発できない→頭痛
　　　　　　　　　　　　　　　　　● 体内に痰濁が生じる→清竅を上蒙する→頭痛

● 頭部外傷後
● 持病で病邪が絡脈に入る　──　脈絡を瘀阻する→頭痛

2）病位：おもに肝・脾・腎

3 病因・病機・病証のまとめ

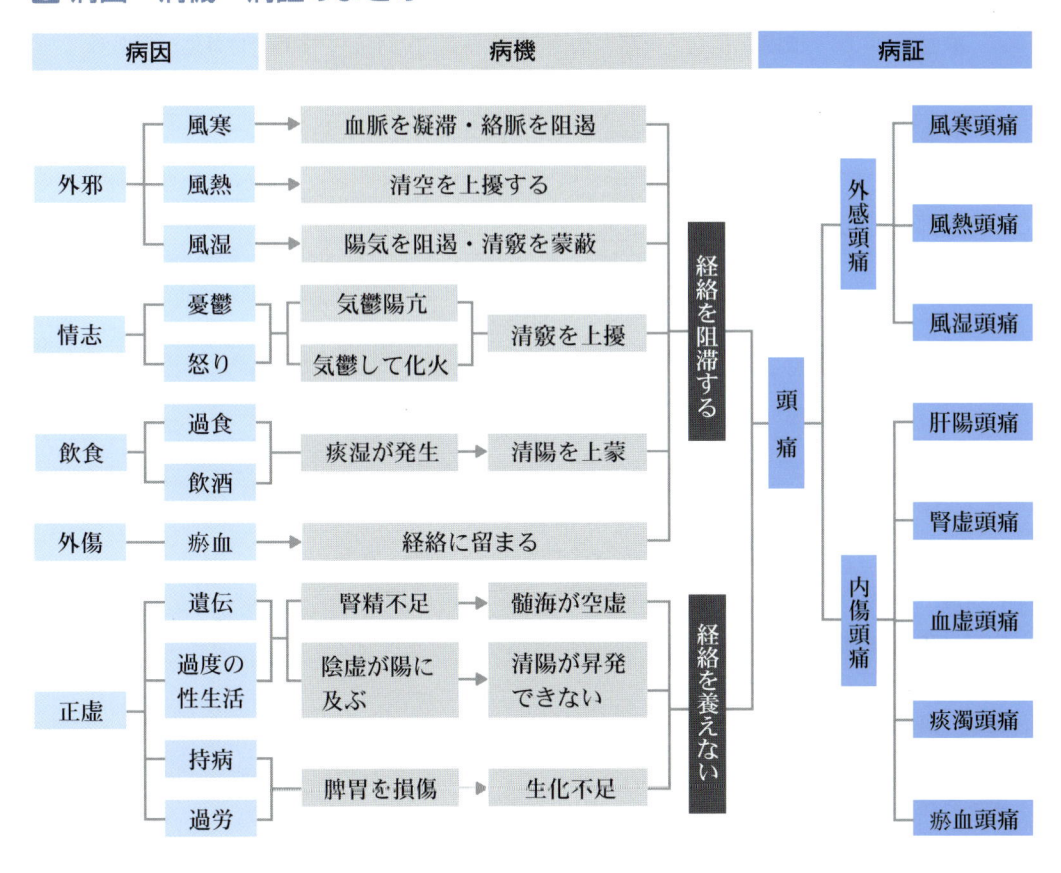

病因	病機	病証

- 外邪
  - 風寒 → 血脈を凝滞・絡脈を阻遏
  - 風熱 → 清空を上擾する
  - 風湿 → 陽気を阻遏・清竅を蒙蔽
- 情志
  - 憂鬱 → 気鬱陽亢
  - 怒り → 気鬱して化火 → 清竅を上擾
- 飲食
  - 過食
  - 飲酒 → 痰湿が発生 → 清陽を上蒙
- 外傷 → 瘀血 → 経絡に留まる

→ 経絡を阻滞する

- 正虚
  - 遺伝
  - 過度の性生活 → 腎精不足 → 髄海が空虚
  - 陰虚が陽に及ぶ → 清陽が昇発できない
  - 持病
  - 過労 → 脾胃を損傷 → 生化不足

→ 経絡を養えない

→ 頭痛

- 外感頭痛
  - 風寒頭痛
  - 風熱頭痛
  - 風湿頭痛
- 内傷頭痛
  - 肝陽頭痛
  - 腎虚頭痛
  - 血虚頭痛
  - 痰濁頭痛
  - 瘀血頭痛

3 弁証論治

1 弁証のポイント

1）外感と内傷の弁別

	外感頭痛	内傷頭痛
病因	風・寒・熱・湿	腎虚・血虚・肝陽・痰濁・瘀血
発症	急	急・緩・繰り返す
疼痛の性質	激しい	緩やか
経過時間	短い	長い
虚実	実	虚・虚実挟雑

2）内傷頭痛の弁別

	所見
虚証	シクシクとした痛み・空虚な痛み・意識がボーッとする痛み・断続的・疲労により悪化

5｜頭痛　197

	所見
瘀血	刺痛・鈍痛・疼痛の部位が固定・経過は長い・あるいは外傷歴がある
痰濁	頭が重くて痛い・胸部と胃脘部の痞え・痰涎を嘔吐する
肝陽	眩暈・ふらつき・イライラする・耳鳴

3）頭痛部位と経絡の関係

部位	関連経絡
後頭部から後頸部	太陽経
前額部および眉稜	陽明経
側頭部から耳	少陽経
頭頂部あるいは目系	厥陰経

2 治療原則

1）外感
実証：疏風 ＋ 散寒・清熱・祛湿

2）内傷
虚証：益腎・滋陰・養血
実証：平肝・化痰・祛瘀
虚実挾雑：扶正祛邪

3 証治分類

1）外感頭痛

	風寒頭痛	風熱頭痛	風湿頭痛
特徴的な症状	頭痛は項背部に連なる	頭部の脹痛・ひどくなると裂けるような頭痛がする	縛られるような頭痛
症状	頭痛が急に起こる・悪風畏寒・風に当たると悪化・口渇なし	発熱・悪風・目の充血・口渇があり水を飲みたがる・便秘・尿黄	体が重くてだるい・食欲不振・胸悶・小便不利・泥状便
舌	舌苔薄	舌尖紅・苔薄黄	舌苔白膩
脈	浮	浮数	濡
病機	風寒の邪が外から襲い，巓頂を上犯して，経脈を凝滞する	風熱の邪が外から襲い，清空を上擾して，竅絡が不和になる	風湿の邪が清竅を上蒙して，清陽を困遏する
治法	疏風散寒止痛	疏風清熱和絡	祛風勝湿通竅
方剤	川芎茶調散	芎芷石膏湯	羌活勝湿湯

2）内傷頭痛

	肝陽頭痛	腎虚頭痛	血虚頭痛	痰濁頭痛	瘀血頭痛
特徴的な症状	頭痛，両側がひどい	空虚な感じの頭痛・眩暈と耳鳴を伴う	頭痛はひどくないが眩暈を伴う	頭が重くて痛い・頭がすっきりしない	頭痛が長く続く・痛みの箇所は固定・刺されたような痛み
症状	煩躁・怒りっぽい・耳鳴・顔面紅潮・口苦	腰と膝がだるい・不眠・精神不振・倦怠感・男性は遺精・女性は帯下が多い	心悸・精神不振・倦怠感・顔色が白くて艶がない	胸脘部の痞え・痰涎を嘔吐	または頭部の外傷歴がある
舌	舌苔薄黄	舌質紅・苔少	舌質淡・苔薄白	舌苔厚膩	舌質紫
脈	弦有力	細無力	細弱	滑	細あるいは細渋
病機	肝の疏泄が失調し，気が鬱して化火する。肝陽が上亢して肝風を引き起こす	腎精の虧虚により，髄海が不足し，脳竅の濡養が失われる	気血の不足により，上部まで上昇できず，竅絡を濡養できない	脾の運化機能が失調し，痰濁が中焦を阻滞して，清竅を上蒙する	瘀血が脳竅を阻滞し，絡脈を滞渋し，気機が阻滞されて，痛くなる
治法	平肝潜陽熄風	養陰補腎	養血滋陰和絡止痛	健脾燥湿化痰降逆	活血化瘀通竅止痛
方剤	天麻鉤藤飲	大補元煎	加味四物湯	半夏白朮天麻湯	通竅活血湯

加味四物湯（『金匱翼』）：白芍，当帰，生地黄，川芎，蔓荊子，菊花，黄芩，甘草
芎芷石膏湯（『医宗金鑑』）：川芎，白芷，石膏，菊花，藁本，羌活
羌活勝湿湯（『内外傷弁惑論』）：羌活，独活，川芎，蔓荊子，甘草，防風，藁本
川芎茶調散（『太平恵民和剤局方』）：川芎，荊芥，薄荷，羌活，細辛，白芷，甘草，防風，茶葉
大補元煎（『景岳全書』）：人参，山薬，熟地黄，杜仲，枸杞子，当帰，山茱萸，炙甘草
通竅活血湯（『医林改錯』）：赤芍，川芎，桃仁，紅花，麝香，老葱，生姜，大棗，黄酒
天麻鉤藤飲（『雑病診治新義』）：天麻，釣藤鉤，石決明，牛膝，桑寄生，杜仲，山梔子，黄芩，益母草，茯神，夜交藤
半夏白朮天麻湯（『医学心悟』）：半夏，白朮，天麻，陳皮，茯苓，甘草，生姜，大棗

3）頭痛治療と生薬の帰経

経絡	生薬
太陽経	羌活・蔓荊子

経絡	生薬
陽明経	葛根・白芷
少陽経	柴胡・黄芩
厥陰経	呉茱萸・藁本

4）虫類薬の運用
①概念
　虫類薬はもともと平肝熄風類の生薬に分類され，虫類捜風といわれ，熄風止痙の作用を発揮する動物生薬である。その祛瘀通絡・解痙鎮痛の効用を利用して，頭痛に対して使われる。
②分類
　おもに実証に使用し，かつ有毒性の薬物：全蝎・蜈蚣
　虚実両証ともに使用可能で，かつ無毒性の薬物：白僵蚕・地竜
③適応証
　頭痛の持病・疼痛の性質が刺痛で，部位が固定する・舌質暗・脈渋の絡脈瘀阻証。
④剤型
　煎剤に入れるあるいは細粒で呑服。
⑤用量
　小毒のものがあるため，少量で使用する。

4　予防とケア

1．静かな環境で休憩する。
2．気温の変化に気をつけ，十分な睡眠を取り，適当な運動を行って体質を強化し，外邪の侵入を防ぐ。
3．ストレスを解消する。
4．脂っこい食事を控える。
5．タバコ・飲酒を控える。

［6］眩暈

1 概念

「眩」とは目が眩むこと，「暈」とは頭がクラクラすることを示す。両者は同時に現れることが多いため，「眩暈」と総称する。

[西洋医学の関連疾患]
1）回転性眩暈
　①末梢前庭障害：メニエール病・突発性難聴
　②中枢前庭障害：脳幹・小脳病変・癲癇
2）非回転性眩暈
　①中枢神経疾患：パーキンソン病・外傷
　②循環系疾患：高血圧・脳血管障害・貧血
3）失神
　①血管迷走神経失調：緊張・激痛・排尿により誘発
　②循環系疾患：不整脈・心筋梗塞
　③起立性低血圧
4）その他
　①低血糖・低酸素
　②ヒステリー

2 病因病機

1 病因

1）飲食の不摂生・肥満体質

- 飲食の不摂生
- 肥満体質

→ 体内で痰湿が発生→痰湿が中焦を阻む→痰湿が上蒙する→清陽を阻遏→眩暈

2）情志の失調

肝気鬱結→気鬱して化火する
- 津液を焼灼して痰になる
- 肝陽が上亢する

→ 清空を上擾する→眩暈

3）虚弱体質・節度のない性生活

- 虚弱体質
- 節度のない性生活 ── 腎が虧損→陰精が不足→髄海が不足→脳を充養できない→眩暈

4）病後の体虚・思慮が過度

- 病後の体力低下
- 過度の思慮 ── 心脾を損傷→気血の生化不足→気血がともに不足→脳を充養できない→眩暈

2 病機

1）基本病機

虚 ┬ 髄海不足
　 └ 気血虧虚 ── 清竅を養えない

実：風・火・痰・瘀→清空を攪乱

2）病位：おもに肝・腎・心・脾である

3 病因・病機・病証のまとめ

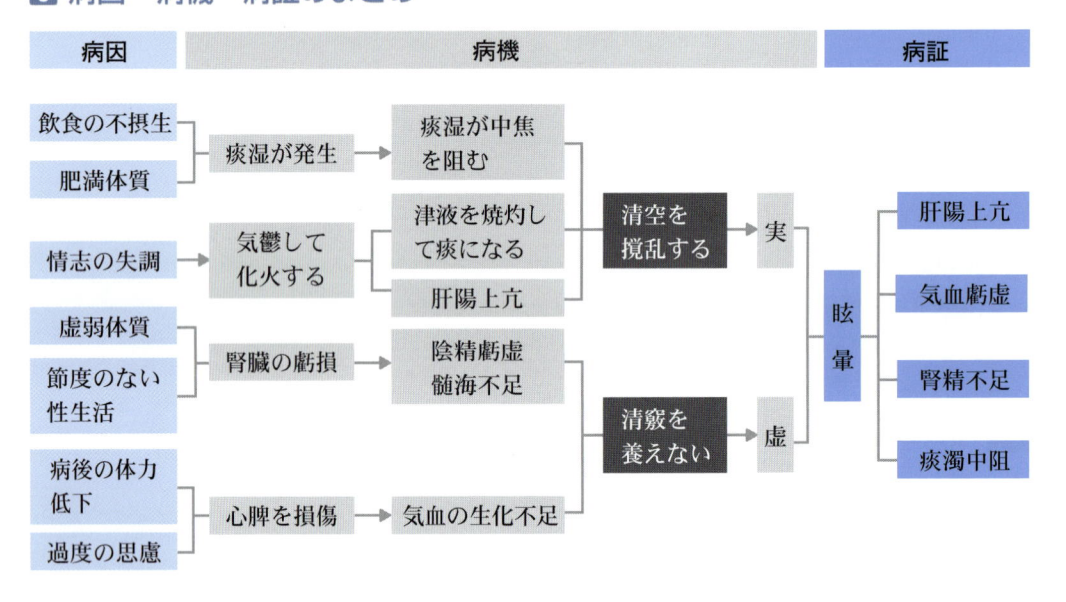

病因	病機	病証
飲食の不摂生／肥満体質	痰湿が発生 → 痰湿が中焦を阻む	肝陽上亢
情志の失調	気鬱して化火する → 津液を焼灼して痰になる／肝陽上亢 → 清空を攪乱する（実）	気血虧虚
虚弱体質／節度のない性生活	腎臓の虧損 → 陰精虧虚・髄海不足 → 清竅を養えない（虚） → 眩暈	腎精不足
病後の体力低下／過度の思慮	心脾を損傷 → 気血の生化不足	痰濁中阻

3 弁証論治

1 類証鑑別

眩暈と頭痛の弁別

	眩暈	頭痛
病因	内傷	外感あるいは内傷
虚実弁証	虚証が多い	実証が多い

	眩暈	頭痛
症状	おもに眩暈	おもに頭痛

2 弁証のポイント

1) 眩暈の虚実弁証

	実証	虚証
経過	短い	長い
発症	急激	緩慢
誘因	情志の失調	過労・節度のない性生活・出血
主症	眩暈が激しい・回転性	眩暈が軽い・非回転性
兼症	風・火・痰・瘀の所見	気血不足・肝腎陰虚の所見
体質	強壮	虚弱

2) 各型眩暈の弁別

肝陽上亢	眩暈・耳鳴・頭の脹痛
気血虧虚	眩暈・疲労で誘発・眩み
腎精不足	眩暈が繰り返す・過労や過剰な性生活により進行
痰濁中阻	眩暈・頭が重くてボーッとする
瘀血阻竅	眩暈・面唇紫暗・舌質瘀斑

3 治療原則

補虚瀉実・調整陰陽 ── 虚証：滋養肝腎・補益気血・填精生髄
　　　　　　　　　 └─ 実証：平肝潜陽・清肝瀉火・化痰行瘀

4 証治分類

	肝陽上亢	気血虧虚	腎精不足	痰濁中阻
特徴的な症状	眩暈・頭の脹痛・耳鳴	過労によって眩暈を誘発あるいは悪化	眩暈・過労や過剰な性生活によって進行	眩暈・頭が重くてボーッとする
症状	煩躁・怒りっぽい・顔面紅潮・口苦	目がくらむ・精神疲労・無気力・心悸・顔面㿠白	腰膝がだるく力が入らない・精神にぐったりとする・男性は遺精・女性は帯下が多い	胸脘部の満悶感・食欲不振・吐き気・痰涎を嘔吐する
舌	舌苔薄黄	舌質淡・苔薄白	舌質紅あるいは舌質淡・苔少	舌苔厚膩

	肝陽上亢	気血虧虚	腎精不足	痰濁中阻
脈	弦有力	細弱	細無力	滑
病機	肝陽が上亢して，清竅を上擾する	気血の虧虚によって，清陽を昇発できず，脳を養えない	腎精が虧損し，髄海不足となり，脳を充養できない	痰湿が中焦を阻んで清竅を上蒙し，清陽を昇発できない
治法	平肝潜陽 清火熄風	補益気血 調養心脾	陰虚：滋補腎陰 陽虚：補腎助陽	化痰祛湿 健脾和胃
方剤	天麻鉤藤飲	帰脾湯	補陰：左帰丸 補陽：右帰丸	半夏白朮天麻湯

右帰丸（『景岳全書』）：熟地黄，山薬，山茱萸，枸杞子，杜仲，菟絲子，附子，肉桂，当帰，鹿角膠
帰脾湯（『済生方』）：人参，黄耆，白朮，甘草，生姜，大棗，当帰，遠志，茯神，酸棗仁，竜眼肉，木香
左帰丸（『景岳全書』）：熟地黄，山薬，山茱萸，菟絲子，枸杞子，牛膝，鹿角膠，亀板膠
天麻鉤藤飲（『雑病診治新義』）：天麻，釣藤鈎，石決明，牛膝，桑寄生，杜仲，山梔子，黄芩，益母草，茯神，夜交藤
半夏白朮天麻湯（『医学心悟』）：半夏，白朮，天麻，陳皮，茯苓，甘草，生姜，大棗

4 予防とケア

1．過食をしないようにする。
2．過労を避ける。
3．ストレスを解消する。
4．塩辛い食べものを控える。
5．タバコ・飲酒を控える。
6．血圧をコントロールする。
7．中風の可能性に注意する。

[7] 耳鳴・耳聾

1 概念

　耳鳴と耳聾とは，いずれも聴覚異常を来す病証である。耳鳴は，耳の内部に音がすること。耳聾は，聴力が低下して，はなはだしい場合には聴覚が失われてしまうこと。耳鳴は耳聾を伴うことがある。

[西洋医学の関連疾患]
1）耳科の疾患
　①内耳疾患：メニエール病
　②外耳疾患：外耳道炎・鼓膜の損傷
　③中耳疾患：中耳炎・中耳硬化症
　④突発性難聴
2）内科の疾患
　①中枢神経の疾患：脳腫瘍・聴神経腫
　②薬物中毒：ストレプトマイシン・シスプラチンなど
　③貧血・高血圧

2 病因病機

1 病因

1）風熱の感受

> 風熱を感受→経絡に邪が鬱滞する→清竅を壅閉する→耳鳴・耳聾

2）情志の失調

> 肝気鬱結→気鬱して化火する→清空を上擾する→清竅を壅閉する→耳鳴・耳聾

3）飲食の不摂生

> ● 過食
> ● 脂っこいもの ── 体内に痰湿が発生→痰湿が熱化→痰火が上擾→清竅を壅閉する→
> ● 過度の飲酒 　　耳鳴・耳聾

4）虚弱体質

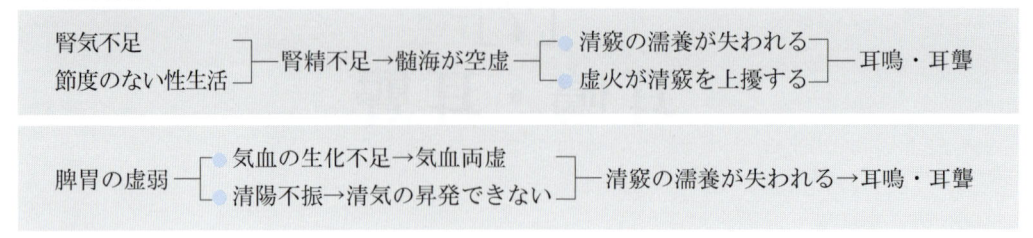

腎気不足
節度のない性生活 ─┬─ 腎精不足→髄海が空虚 ─┬─ 清竅の濡養が失われる
　　　　　　　　　　　　　　　　　　　　　└─ 虚火が清竅を上擾する ─── 耳鳴・耳聾

脾胃の虚弱 ─┬─ 気血の生化不足→気血両虚
　　　　　　└─ 清陽不振→清気の昇発できない ─── 清竅の濡養が失われる→耳鳴・耳聾

2 病機

1）基本病機

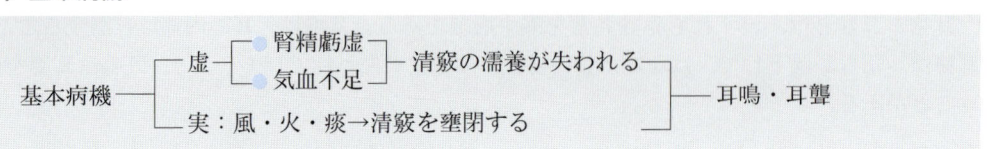

基本病機 ─┬─ 虚 ─┬─ 腎精虧虚
　　　　　│　　　└─ 気血不足 ─── 清竅の濡養が失われる ─┐
　　　　　└─ 実：風・火・痰→清竅を壅閉する ─────────── 耳鳴・耳聾

2）病位：おもに脾・腎・肝・胆である

3 病因・病機・病証のまとめ

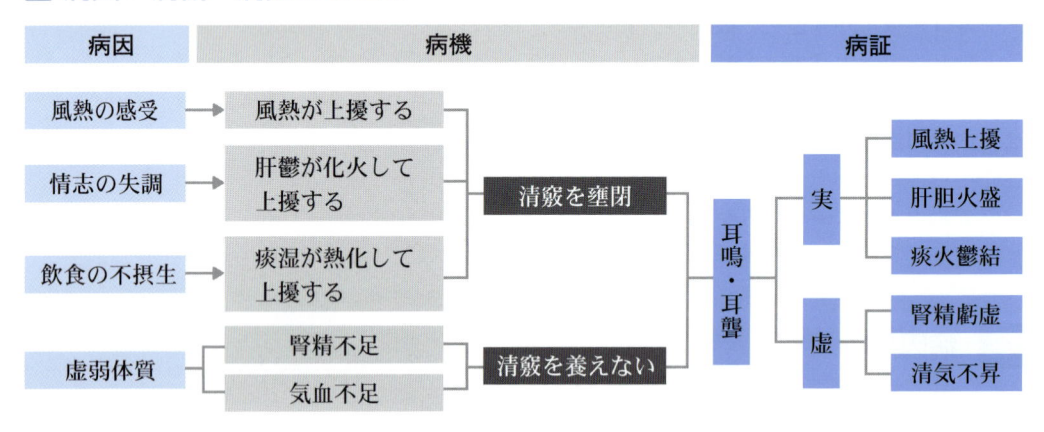

病因	病機		病証	
風熱の感受	風熱が上擾する	清竅を壅閉	実	風熱上擾
情志の失調	肝鬱が化火して上擾する			肝胆火盛
飲食の不摂生	痰湿が熱化して上擾する			痰火鬱結
虚弱体質	腎精不足	清竅を養えない	虚	腎精虧虚
	気血不足			清気不昇

→ 耳鳴・耳聾

3 弁証論治

1 弁証のポイント

1）耳鳴の虚実弁証

	実証	虚証
病因	風熱・肝火・痰熱	腎虚・脾虚
発症	急劇	緩慢
症状	潮騒のような大きな声	蟬の鳴き声のような小さな声

2）耳鳴の特徴からの弁証

風熱	耳鳴・耳聾に発熱と悪寒の表証を伴う

肝火	発作性耳鳴・大きな音がする・怒ると悪化
痰濁	耳鳴・耳聾が悪化と軽快を繰り返す・胸脘痞悶を伴う
腎虚	持続し，蟬の鳴き声のような細い音がする・腰がだるい
気虚	労作すると耳鳴は悪化，休憩すると軽快する
陰虚	午後に悪化し，ほてりを伴う

2 治療原則

補虚瀉実 ─── 実証：疏風清熱・清肝瀉火・化痰清火
　　　　 └── 虚証：滋陰降火・益気昇清

3 証治分類

	風熱上擾	肝胆火盛	痰火鬱結	腎精虧虚	清気不昇
特徴的な症状	外感風熱の経過中において現れた耳鳴・耳聾	突然発作性の耳鳴・大きな音がする・怒ると悪化	蟬の強い鳴き声のような耳鳴・悪化と軽快を繰り返す・耳の閉塞感	持続性で，蟬のような細い鳴き声がする・耳聾	耳鳴・耳聾の悪化と軽快を繰り返す・疲労によって悪化し，休憩すると軽快する
症状	悪寒発熱・咽喉の疼痛・頭痛・眩暈	頭痛・顔面紅潮・口苦・イライラしがちで怒りっぽい・胸脇部の脹満感	胸脘部の痞悶感・痰が多い・口苦・ときには耳の下に脹痛感・便秘	足と腰がだるくて力が入らない・めまい・両頬が赤らむ・手掌と足裏の熱感・遺精	四肢の無力感・疲れやすい・食欲不振・泥状便
舌	舌苔薄	舌質紅・苔黄	舌質紅・苔黄膩	舌質紅・苔少	舌苔薄膩
脈	浮	弦数	弦滑	細数	細弱
病機	風熱が外襲して，清竅を上擾する	肝胆の火が盛んになって，清竅を上擾する	痰火が鬱結して清竅を上擾する	腎精が虧損して清竅を養えない	脾気不足によって，中気が下陥して，清竅を養えない
治法	疏風清熱	清肝瀉火	化痰清火 和胃降濁	滋腎降火 収摂精氣	益気昇清
方剤	銀翹散	竜胆瀉肝湯	温胆湯	耳聾左慈丸	益気聰明湯

温胆湯（『備急千金要方』）：半夏，陳皮，甘草，枳実，竹筎，生姜，茯苓
益気聰明湯（『証治準縄』）：黄耆，人参，升麻，葛根，蔓荊子，芍薬，黄柏，炙甘草
銀翹散（『温病条弁』）：金銀花，連翹，淡豆鼓，牛蒡子，薄荷，荊芥穂，桔梗，甘草，竹葉，鮮芦根
耳聾左慈丸（『小児薬証直訣』）：熟地黄，山茱萸，山薬，牡丹皮，茯苓，沢瀉，柴胡，磁石
竜胆瀉肝湯（『蘭室秘蔵』）：竜胆草，沢瀉，木通，車前子，当帰，柴胡，生地黄（近代の処方には黄芩，山梔子が入っている）

4 予防とケア

1．カゼを予防する。
2．ストレスを解消する。
3．脂っこいものと飲酒を控える。
4．十分な睡眠をとる。

[8] 中風

1 概念

　中風とは，突然意識を失って倒れ，人事不省・口眼歪斜・半身不遂・言語障害を主症とする病証である。軽症の場合では意識を失うことはなく，半身不遂および口眼歪斜だけの所見がみられる。

【中医病名の由来】
　発症が突然・急激
　経過中は変化が激しい ┐── 善行（善くめぐり），数変（数多く変る）という風の性質と一致

[西洋医学の関連疾患]
脳血管障害
　①頭蓋内出血：脳出血・くも膜下出血
　②閉塞性脳血管障害：脳梗塞・一過性脳虚血

2 病因病機

1 病因

1）高齢・陰虚体質・過労・節度のない性生活

- 高齢・陰虚体質
- 過労
- 節度のない性生活

　　── 肝腎の陰を耗傷→肝陽が上亢→気血が上逆→神竅を上蒙する→中風

2）飲食の不摂生

- 過度の飲酒
- 脂っこいもの
- 過食

　　── 脾の運化機能が失調→体内に痰湿が発生→痰湿が蘊結して熱化→神竅を上蒙→中風

3）情志の失調

悩みと怒り→肝気鬱結→気鬱して火化する→肝陽が急に上亢→心火を引き起こす→気血が上衝→神竅を閉阻→中風

4）気虚で邪気に中（あた）る

- 気血不足→脈絡が空虚→風邪が侵襲→気血を痺阻
- 肥満で気虚→体内に痰湿が発生→肝風が痰を挟む →経絡に入る

——経絡が不利→中風（中経絡）

2 病機

1）基本病機：陰陽が失調し，気血が逆乱して，脳を上犯する
2）病位：おもに心・脳。肝・腎と関連する
3）病理基礎：肝腎陰虚
4）病理因子：風・火・痰・気・瘀
5）病理の性質：本虚標実
6）回復期の病機：気血が失調し，血脈が不暢になる

3 病因・病機・病証のまとめ

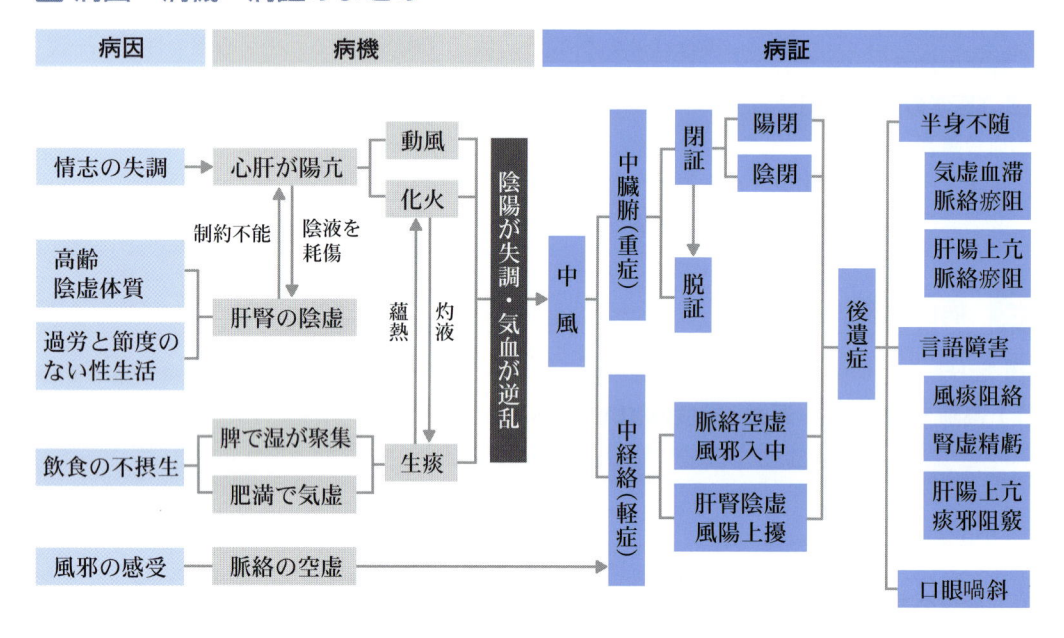

病因	病機	病証
情志の失調	心肝が陽亢 → 動風／化火	
高齢・陰虚体質	制約不能／陰液を耗傷 → 肝腎の陰虚	蘊熱／灼液 → 陰陽が失調・気血が逆乱 → 中風
過労と節度のない性生活		
飲食の不摂生	脾で湿が聚集／肥満で気虚 → 生痰	
風邪の感受	脈絡の空虚	

病証：
- 中臓腑（重症）：閉証（陽閉／陰閉）、脱証
- 中経絡（軽症）：脈絡空虚 風邪入中、肝腎陰虚 風陽上擾
- 後遺症：半身不随、気虚血滞 脈絡瘀阻、肝陽上亢 脈絡瘀阻、言語障害、風痰阻絡、腎虚精虧、肝陽上亢 痰邪阻竅、口眼喎斜

3 弁証論治

1 類証鑑別

1）中風・厥証・癇証と痙証の弁別

	中風	厥証	癇証	痙証
共通所見	突然の意識障害			
発症年齢	＞40歳	特定なし	特定なし	特定なし

	中風	厥証	癇証	痙証
随伴症状	口眼喎斜・半身不随	顔面蒼白・手足の先が冷たい	突然転倒して，痙攣し，沫を吐き，顔の筋肉が痙攣し，眼精が上視する	強直性の痙攣
昏倒時間	長い	短い	短い	短い・長い
後遺症状	口眼喎斜 半身不随・失語	なし	なし	特定できない
予後	重症の意識障害は死亡の可能性	稀に重症者も死亡可能性	回復後は意識清明	感染症の場合死亡の可能性
関連西洋医学の病名	脳血管障害	ヒステリー 低血糖 不整脈	癲癇	熱性けいれん 中枢神経感染症

2）中風後遺症・痿証・痺証の弁別

	中風後遺症	痿証	痺証
共通所見	体の運動機能障害		
病因	中風の後	肝腎虧虚・外邪を感受	風寒湿熱の外邪を感受
発症	中風の後で残る	虚証：緩，実証：急	緩
肢体の特徴	半身不随・手足が痿軟無力あるいは筋肉が痙攣して，関節が動かなくなる	痿軟無力	関節と筋肉の痺れ・腫脹
疼痛	なし	なし	ある
筋肉萎縮	ある	ある	なし・ある
随伴症状	口眼喎斜・失語	筋肉の萎縮無力	表証の合併が可能

2 弁証のポイント

1）弁証の原則

1. 病位 ── 中経絡：浅い
          中臓腑：深い
2. 虚実 ── 閉証：実
          脱証：虚
3. 標本 ── 風・火・痰の偏盛：標
          心・肝・腎の虧虚：本

2）中臓腑における閉証と脱証の弁別

	閉証	脱証
顔色	赤い	蒼白
目	目赤・凝視	閉じるあるいは上視
口	閉じる	開く
呼吸	荒い	弱い
四肢	両手をしっかり握る・拘急	手を広げたまま・弛緩
二便	便秘・尿閉あるいは尿少	失禁
脈	弦滑有力	細・微

3）閉証における陽閉と陰閉の弁別

	陽閉	陰閉
共通所見	突然昏倒・口を閉じる・両手をしっかり握る・便秘・尿閉・肢体の硬直・舌強	
顔色	赤	白
神志	煩躁	安静
四肢	温熱	寒冷
唇	赤・乾燥	紫暗・湿潤
呼吸	荒い・口臭	喉中痰声
舌	舌質紅・苔黄膩	舌質暗・苔白膩
脈	弦滑数	沈滑

3 治療原則

1）中経絡：平肝熄風・化痰通絡
2）中臓腑 ─┬─ 閉証：熄風清火・化痰開竅
　　　　　　└─ 脱証：救陰・回陽・固脱
3）回復期 ─┬─ 祛風化痰・通絡行瘀
　　　　　　└─ 補益気血・滋養肝腎

4 証治分類

1）中経絡

	絡脈空虚・風邪入中	肝腎陰虚・風陽上擾
特徴的な症状	突然に口眼喎斜・言語障害・口角から涎を流す	突然に口眼歪斜・舌の運動障害で喋れない、あるいは半身不随
症状	ときには悪寒・発熱・関節疼痛	ふだんから眩暈・頭痛がある
舌	舌苔薄白	舌質紅・苔黄
脈	浮数	弦細あるいは弦滑

	絡脈空虚・風邪入中	肝腎陰虚・風陽上擾
病機	正気不足により，脈絡が空虚になり，風邪が中に入って，気血が痺阻する	陰虚陽亢により，肝風を引き起こし，痰を伴って絡脈に入り，脈絡が不暢になる
治法	祛風・養血・通絡	平肝潜陽 活血通絡
方剤	大秦艽湯	天麻鉤藤飲

2）中臓腑

	閉証		脱証
	陽閉	陰閉	脱証
特徴的な症状	突然に昏倒・顎をしっかり閉じる・両手をしっかり握る・腹脹・大便秘結・手足痙攣		突然に昏倒・意識消失・目を閉じて口を開けている・呼吸微弱・手を広げたまま・大小便を失禁
症状	顔面紅潮・発熱・呼吸が荒い・煩躁	顔色が白い・唇色が暗い・煩躁しない・手足が冷たい・喉の中で痰鳴あるいは口から痰と涎を流す	手足が冷たい・肢体が柔らかく動かない
舌	舌質紅・苔黄膩	舌苔白膩	舌が萎縮して運動障害
脈	弦滑数	沈滑緩	細弱あるいは微欲絶
病機	肝陽が上亢して肝風を引き起こし，痰火が盛んになり，気血が上逆して神竅を閉阻する	湿痰偏盛の体質で，肝風が痰湿を伴って清竅を上蒙し，神機を閉塞する	正気が脱出して，元気が衰微し，陰陽ともまもなくなる
治法	熄風清火 豁痰開竅	豁痰熄風 辛温開竅	益気回陽 救陰固脱
方剤	至宝丹もしくは安宮牛黄丸（辛涼透竅）＋羚羊角湯（清肝熄風潜陽）	まず，蘇合香丸（清熱解毒・豁痰開竅）さらに，滌痰湯（豁痰熄風）	参附湯＋生脈散

3）後遺症

	半身不随		言語不利			口眼喎斜
	気虚血滞脈絡瘀阻	肝陽上亢脈絡瘀阻	風痰阻絡	腎虚精虧	肝陽上亢痰邪阻竅	口眼喎斜
特徴的な症状	半身不随・手足が柔らかく力がない	半身不随・手足がこわばり痙攣する	舌の運動障害によって喋れない	言葉を話す意識がなくなったため話せない	舌の運動障害によって喋れない・眩暈・頭痛	口眼喎斜

	半身不随		言語不利			口眼喎斜
	気虚血滞脈絡瘀阻	肝陽上亢脈絡瘀阻	風痰阻絡	腎虚精虧	肝陽上亢痰邪阻竅	
症状	罹患した肢体がむくむ・言語不利・口眼歪斜・顔色が黄色で艶がない	頭痛・眩暈・顔面紅潮・耳鳴	肢体の痺れ	動悸・息切れ・腰と膝がだるくて力が入らない	耳鳴・ふらつき	ときには口から涎を流す
舌	舌質淡紫・苔薄白・あるいは舌体不正	舌質紅・苔薄黄	舌質紫暗・苔滑膩	舌質淡紅	舌質紅・苔膩	舌苔膩
脈	細無力	弦	弦滑	沈細	弦滑	弦滑
病機	正気虧虚によって脈絡が瘀阻され,筋肉を養えない	肝腎虧虚・肝陽上亢の上に脈絡の瘀阻が残り,筋肉の濡養が失われる	風痰が舌の絡脈を阻滞し,舌絡の調和が失われる	腎精虧虚によって脳竅を滋養できない	肝陽上亢とともに痰が舌絡を阻滞する	風痰が絡脈に留着し,絡脈が不利になる
治法	補気活血通経活絡	平肝潜陽熄風通絡	祛風除痰宣竅通絡	滋陰補腎利竅	平肝潜陽化痰開竅	祛風化痰通絡
方剤	補陽還五湯	鎮肝熄風湯(おもに滋陰潜陽熄風)天麻鈎藤飲(おもに平肝熄風)	解語丹	地黄飲子	鎮肝熄風湯(おもに滋陰潜陽熄風)あるいは天麻鈎藤飲加味(おもに平肝熄風)	牽正散

安宮牛黄丸(『温病条弁』):牛黄,鬱金,犀角,黄連,朱砂,氷片,珍珠,山梔子,雄黄,黄芩,麝香,金箔衣
解語丹(『医学心悟』):白附子,石菖蒲,遠志,天麻,全蝎,羌活,天南星,木香,甘草
牽正散(『楊氏家蔵方』):白附子,白僵蚕,全蝎
地黄飲子(『宣明論』):生地黄,巴戟天,山茱萸,石斛,肉蓯蓉,五味子,肉桂,茯苓,麦門冬,附子,石菖蒲,遠志,生姜,大棗,薄荷
至宝丹(『太平恵民和剤局方』):朱砂,麝香,安息香,金銀箔,犀角,牛黄,琥珀,雄黄,玳瑁,竜脳
滌痰湯(『済生方』):半夏,天南星,陳皮,枳実,茯苓,人参,石菖蒲,竹筎,甘草,生姜
生脈散(『備急千金要方』):人参,麦門冬,五味子

参附湯(『婦人良方』):人参,附子,生姜,大棗
蘇合香丸(『太平恵民和剤局方』):白朮,青木香,犀角,香附子,朱砂,訶子,檀香,安息香,沈香,麝香,丁香,蓽撥,蘇合香油,乳香,竜脳
大秦艽湯(『素問病機気宜保命集』):秦艽,当帰,甘草,羌活,防風,白芷,熟地黄,茯苓,石膏,川芎,白芍,独活,黄芩,生地黄,白朮,細辛
鎮肝熄風湯(『医学衷中参西録』):牛膝,竜骨,白芍,天門冬,麦芽,代赭石,牡蛎,玄参,川楝子,茵蔯,甘草,亀板
天麻鈎藤飲(『雑病診治新義』):天麻,釣藤鈎,石決明,牛膝,桑寄生,杜仲,山梔子,黄芩,益母草,茯神,夜交藤
補陽還五湯(『医林改錯』):当帰,川芎,黄耆,桃仁,地竜,赤芍,紅花
羚羊角湯(『医醇賸義』):羚羊角,亀板,生地黄,牡丹皮,白芍,柴胡,薄荷,蝉退,菊花,夏枯草,石決明

4 予防とケア

1. 脂っこい食べものを避ける。
2. 規則正しい生活を送る。
3. ストレスを解消する。
4. 塩辛い食べものを控える。
5. タバコ・飲酒を控える。
6. 血圧をコントロールする。
7. 便秘を治療する。

[9] 癭病

1 概念

癭病とは，頸前部両側に対称的な腫脹ができることをおもな特徴とする病証である

[西洋医学の関連疾患]
①単純性甲状腺腫，②甲状腺機能亢進症，③甲状腺炎，④甲状腺腺腫，⑤甲状腺がん。

2 病因病機

1 病因

1）飲食の失調

山間部での生活→食生活の不適切→脾の運化機能が失調→湿が集って痰になる

2）情志の失調

- 抑鬱
- 怒り
　　　肝の疏泄失調→気機が鬱滞→津液を輸布できない→凝聚して痰になる

3）体質的要素

女性の発達・妊娠・哺乳は肝経気血と密接に関連→肝気が鬱滞しやすい→気鬱
- 痰結
- 気滞血瘀
- 化火

陰虚体質→痰気鬱滞・化火しやすい→さらに陰液を耗傷→経過が遷延する

2 病機

1）基本病機

頸前部に気滞・痰凝・血瘀が壅結
- 初期：気機が鬱滞・津液が停聚して痰になる→痰気が凝結
- 進行：血脈を瘀阻し，気痰血が壅結する
- 遷延：心肝陰虚→陰虚火旺

2）病位：おもに肝・脾，心と関連する
3）病理因子：気・火・痰・瘀があり，気鬱が最初

4）病理性質

初期：実　　　進行期：本虚標実

3 病因・病機・病証のまとめ

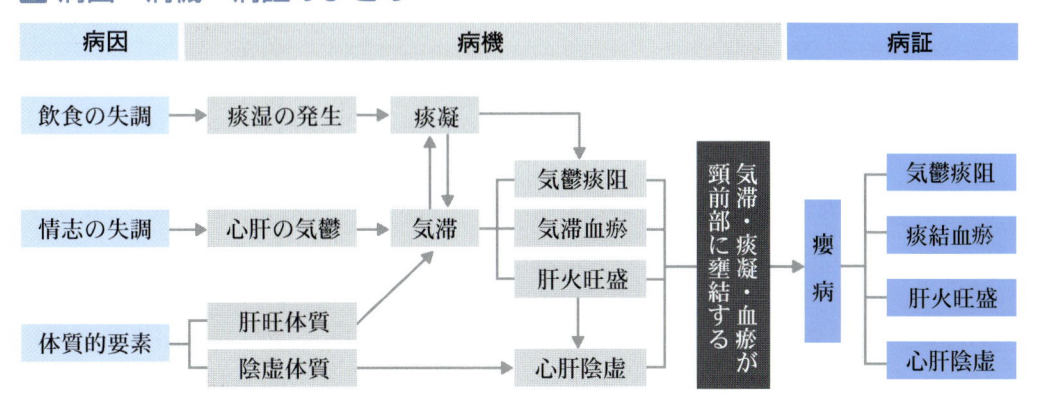

病因	病機	病証

飲食の失調 → 痰湿の発生 → 痰凝
情志の失調 → 心肝の気鬱 → 気滞
体質的要素 → 肝旺体質／陰虚体質

気滞 → 気鬱痰阻／気滞血瘀／肝火旺盛
陰虚体質 → 心肝陰虚

気滞・痰凝・血瘀が頸前部に壅結する → 癭病

病証：気鬱痰阻／痰結血瘀／肝火旺盛／心肝陰虚

3 弁証論治

1 類証鑑別

癭病陰虚火旺証と消渇の弁別

	癭病陰虚火旺証	消渇
共通症状	多食・お腹が空きやすい	
多飲・多尿	なし	あり
頸部腫塊	あり	なし
随伴症状	煩熱・心悸・眼球突出・頻脈	糖尿
西洋医学の病名	甲状腺疾患	糖尿病

2 弁証のポイント

頸部腫塊の性状による気滞・痰凝・血瘀の弁別

気滞	軟らかい・気分の変化によって大きさが変化する
痰気	少し硬い
痰瘀	硬い・中に結節がある・皮下静脈が拡張する

3 治療原則

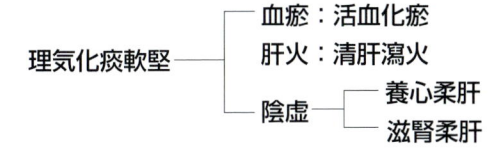

理気化痰軟堅 ─┬─ 血瘀：活血化瘀
　　　　　　　├─ 肝火：清肝瀉火
　　　　　　　└─ 陰虚 ─┬─ 養心柔肝
　　　　　　　　　　　　└─ 滋腎柔肝

4 証治分類

	気鬱痰阻	痰結血瘀	肝火旺盛	心肝陰虚
特徴的な症状	頸前部が膨らむ・軟らかく，気分の変化によって大きさが変わる	頸部の腫塊は硬い・中には結節がある	頸前部が腫大し，柔らかくて表面が滑らか	頸前部の腫塊は軟らかい・発症が緩慢
症状	胸悶・胸脇部が脹痛し部位が一定しない	胸悶・食欲不振	煩熱・多汗・イライラ・眼球突出・手指の振顫・口苦	心悸・不眠・発汗・手指の振顫・目の乾燥感・目が眩む
舌	舌苔薄	舌苔薄白あるいは白膩	舌質紅・苔黄	舌顫動・舌質紅・少苔
脈	弦	弦あるいは渋	弦数	細弦細数
病機	気機が鬱滞して，痰濁が頸前部を壅阻する	痰気が交阻して，血脈を瘀滞する	痰気が壅結し，気鬱が化火する	気火が内結して，心肝の陰を耗傷する
治法	理気舒鬱 化痰消瘿	理気活血 化痰消瘿	清肝瀉火 消瘿散結	滋陰降火 寧心柔肝
方剤	四海舒鬱丸	海藻玉壺湯	梔子清肝湯＋藻薬散	天王補心丹（心陰虧虚）一貫煎（肝陰虧虚）

一貫煎（『柳州医話』）：沙参，麦門冬，当帰，生地黄，枸杞子，川棟子
海藻玉壺湯（『医宗金鑑』）：海藻，昆布，海帯，半夏，陳皮，青皮，連翹，浙貝母，当帰，川芎，独活，甘草
四海舒鬱丸（『瘍医大全』）：海蛤粉，海帯，海藻，海螵蛸，昆布，陳皮，青木香
梔子清肝湯（『類証治裁』）：山梔子，牡丹皮，柴胡，当帰，芍薬，茯苓，川芎，牛蒡子，甘草
藻薬散（『証治準縄』）：海藻，黄薬子
天王補心丹（『摂生秘剤』）：人参，玄参，丹参，茯苓，五味子，遠志，桔梗，当帰，天門冬，麦門冬，柏子仁，酸棗仁，生地黄，辰砂

4 予防とケア

1．水と土，飲食に注意し，ヨウ素を含む食塩を摂る。
2．ストレスを解消する。
3．腫塊の経過を観察して，がん化に注意する。

第6章 腎系病証

腎系病証の概要

〈1〉腎

1 腎の機能と病機

●機能	●病機	●臨床所見
蔵精を主る	腎精不足	乳幼児の発達障害・大人の性機能低下，老化現象
	腎陰不足によって体内に虚熱が生じる	ほてり・盗汗・顔面紅潮・五心煩熱
	腎陽不足によって体内に虚寒が生じる	冷え・腰膝がだるくて力が入らない・陽痿あるいは生理不順
水を主る	腎陽不足によって体内に水飲が停滞する	冷え・腰がだるい・むくみ・尿少
	腎気不足によって固摂機能が不能になる	腰がだるい・多尿・遺尿・尿失禁
納気を主る	納気できなくなる	腰がだるい・呼吸が浅い・動くと息切れ

2 弁証論治

1 弁証の原則

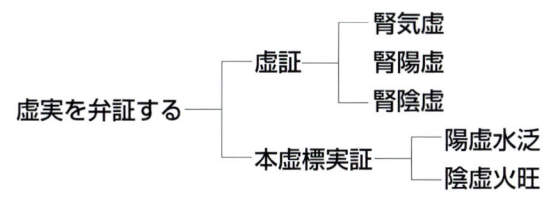

```
                    ┌─ 虚証 ──┬─ 腎気虚
                    │         ├─ 腎陽虚
虚実を弁証する ──┤         └─ 腎陰虚
                    │
                    └─ 本虚標実証 ──┬─ 陽虚水泛
                                    └─ 陰虚火旺
```

2 主症の弁証

陽痿・遺精生理不順	腎虚不固：遺精・陽痿・不妊
	（女子）衝任不固：崩漏
淋濁	実証：湿熱下注
	虚証：腎虚によって固摂できない
尿血	陰虚：虚火が絡脈を焼灼する
	陽気虚：摂血できなくなる
小便異常	陽虚気化不能：排尿困難
	陽虚固摂不能：多尿・遺尿・尿失禁
腰と膝がだるくて痛い	虚証：腎精虧虚
	実証：寒湿が腰膝を侵襲する
耳鳴・耳聾	腎精虧損によって耳竅の充養が不能になる・あるいは肝陽上亢する
水腫	陽虚によって水を気化できず，氾濫する

3 治療原則

虚証	腎陽虚	温補腎陽
	腎陰虚	滋養腎陰
本虚標実	補瀉兼施	

〈2〉膀胱

1 膀胱の機能と病機

●機能	●病機	●臨床所見
尿の貯留と排出	気化不利	小便不利，癃閉
	気虚によって約束不能	頻尿・尿急迫・遺尿・尿失禁

2 弁証論治

●弁証	●病機	●治則
実証	膀胱湿熱	清利湿熱
虚証	下焦虚寒	温腎固渋

[1] 水腫

1 概念

　水腫とは，体内に水液が溜まったり，皮膚に溢れたりして，眼瞼や顔面・四肢・腹部・はなはだしければ全身に浮腫が生じ，さらに胸水や腹水を伴うこともある病証である。

[西洋医学の関連疾患]
①心性浮腫：右心不全
②肝性浮腫：肝硬変
③腎性浮腫：ネフローゼ症候群・急性腎炎・慢性腎炎・腎不全
④内分泌性浮腫：甲状腺機能低下症（粘液水腫）
⑤低栄養性浮腫：摂食不良・悪性腫瘍
⑥突発性浮腫：原因不明の浮腫

2 病因病機

1 病因

1）風邪の外襲

> 風邪が外襲→肺を犯す→肺の通調失調→水道が不通→風と水が互いに塞ぎ止め合う→水液が皮膚に溢れ出す→水腫

2）肌膚の瘡毒

> 肌膚の瘡毒→熱毒が内攻→肺脾を損傷→津液を気化できない→肌膚に氾濫→水腫

3）水湿の浸漬

> 長期的に湿気の多い土地に住むなど→水湿が内侵→脾陽を困遏→水湿の運化失調→肌膚に氾濫→水腫

4）飲食の不摂生

> 過食→痰湿が発生する
> 栄養不足→脾気を養えない ┐── 脾の運化機能が失調→水湿が壅滞→肌膚に氾濫→水腫

5）過労

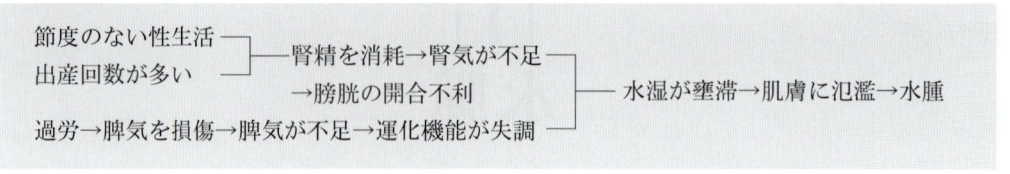

```
節度のない性生活 ┐
出産回数が多い  ├─ 腎精を消耗→腎気が不足 ┐
         →膀胱の開合不利         ├─ 水湿が壅滞→肌膚に氾濫→水腫
過労→脾気を損傷→脾気が不足→運化機能が失調 ┘
```

2 病機

1）基本病機：肺の通調失調，脾の転輸失調，腎の開合失調によって，水液が内停し，氾濫して水腫になる
2）病位：肺・脾・腎

3 病因・病機・病証のまとめ

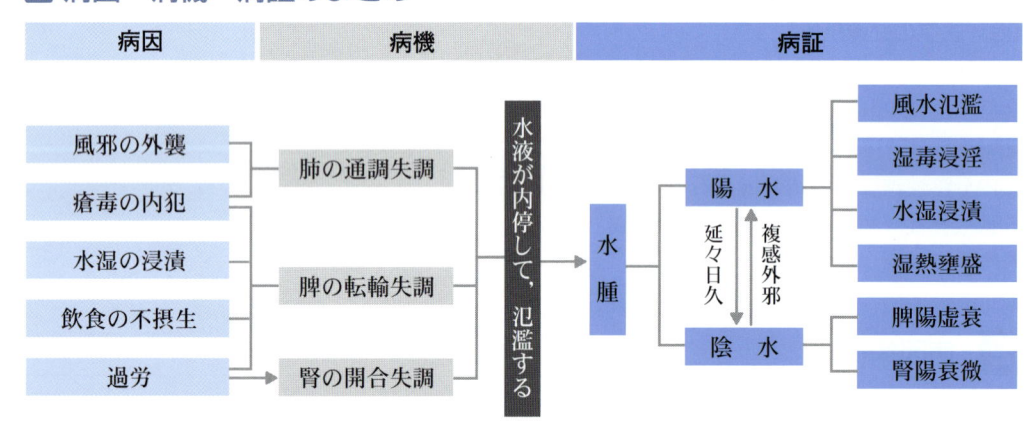

病因	病機		病証
風邪の外襲 / 瘡毒の内犯	肺の通調失調	水液が内停して，氾濫する → 水腫	陽水：風水氾濫 / 湿毒浸淫 / 水湿浸漬 / 湿熱壅盛
水湿の浸漬 / 飲食の不摂生	脾の転輸失調		陰水：脾陽虚衰 / 腎陽衰微
過労	腎の開合失調		（延々日久 ⇔ 複感外邪）

3 弁証論治

1 類証鑑別

水腫と鼓脹の弁別

	水腫	鼓脹
特徴	全身水腫・顔あるいは足から始まる・重症者では腹部脹大・腹水がある	単独で腹部が腫大，腹満・腹部絡脈の拡張・四肢には浮腫はない・末期には足の腫脹がみられる
皮膚の望診	初期：光沢ある 末期：光沢なし	顔色が暗くて黒い・上半身皮膚には糸のような模様の血痣と手掌の赤痕がみられる
病位	肺・脾・腎	肝・脾・腎

2 弁証のポイント

陽水と陰水の弁別

	陽水	陰水
経過	短い	長い
発症	急激	緩慢
浮腫の部位	おもに顔	おもに足
皮膚の望診	薄い・光沢がある	黄色あるいは灰色で艶がない
皮膚の触診	押すと陥凹してすぐに元に戻る	押すと陥凹してすぐには元に戻らない
虚実弁証	実証	本虚標実証

3 治療原則

1）基本原則：発汗・利尿・瀉下逐水
2）具体的な原則

	治則	治法 おもな治法	治法 配合する治法
陽水	祛邪	発汗・利水・攻逐	清熱解毒・理気化湿
陰水	扶正	健脾温腎	利水・養陰・活血・祛瘀

4 証治分類

1）陽水

	風水氾濫	湿毒侵淫	水湿浸漬	湿熱壅盛
特徴的な症状	眼瞼から四肢，全身への浮腫・発症の勢いは急激・多くの場合に悪風と発熱を伴う	先に皮膚に瘡瘍があり，悪風と発熱を伴う・しばらくして眼瞼から全身への浮腫	全身の水腫，押さえると陥凹する	全身の浮腫，皮膚がつっぱってピカピカと光沢がある
症状	手足が痛くてだるい・尿少・風熱に偏るものは咽喉が腫れて痛む・舌質紅・脈浮滑数などを伴う。風寒に偏るものは悪寒・咳・喘息・舌苔薄白，脈浮滑または脈緊がみられる	尿少・皮膚に瘡瘍の痕がある	尿少・身体が重い・胸悶・食欲不振・吐き気	胸脘部の痞悶感・煩熱・口渇・尿少で色が濃い・大便乾結
舌	苔薄	舌質紅・苔薄黄	苔白膩	苔黄膩
脈	浮	浮数あるいは滑数	沈緩	沈数あるいは濡数

	風水汎濫	湿毒侵淫	水湿浸漬	湿熱壅盛
病機	風邪が肺を犯して，肺の通調機能が失調する	湿毒が皮膚を侵淫し，熱毒が内攻して肺脾を損傷するため，水液を運化できない	寒湿が脾陽を困遏するため，水湿を運化できない	湿熱が壅結して三焦の気機が壅滞され，水液を運化できない
治法	疏風清熱 宣肺行水	宣肺解毒 利湿消腫	健脾化湿 通陽利水	分利湿熱
方剤	越婢加朮湯	麻黄連翹赤小豆湯＋五味消毒飲	五皮飲＋胃苓湯	疏鑿飲子

2）陰水

	脾陽虚衰	腎陽衰微
特徴的な症状	身体のむくみが腰以下に目立つ・押さえた後の陥凹が消えにくい	顔面および全身の浮腫，腰以下がはなはだしい・押さえると陥凹は消失しにくい
症状	脘腹部の脹悶感・食欲不振・泥状便・顔色は黄色で艶がない・精神倦怠・冷え・小便短少	心悸・呼吸困難・腰が重だるい・尿量減少・手足の先が冷たい・精神疲労・顔色は灰滞または㿠白
舌	舌質淡・苔白膩	舌質淡胖・苔白膩
脈	沈緩あるいは沈弱	沈細あるいは沈遅無力
病機	脾陽不足によって水液を運化できず，体内に水湿が停滞する	脾腎陽虚によって水液を気化できず，水湿が内聚する
治法	健脾 温陽 利水	温腎助陽 化気行水
方剤	実脾飲	済生腎気丸＋真武湯

胃苓湯（『丹溪心法』）：蒼朮，厚朴，陳皮，甘草，生姜，大棗，桂枝，白朮，沢瀉，茯苓，猪苓
越婢加朮湯（『金匱要略』）：麻黄，石膏，甘草，大棗，白朮，生姜
五皮飲（『中蔵経』）：桑白皮，橘皮，生姜皮，大腹皮，茯苓皮
五味消毒飲（『医宗金鑑』）：金銀花，野菊花，蒲公英，紫花地丁，紫背天葵
済生腎気丸（『済生方』）：地黄，山薬，山茱萸，牡丹皮，茯苓，沢瀉，附子，桂枝，牛膝，車前子
実脾飲（『済生方』）：附子，乾姜，白朮，甘草，厚朴，木香，草果，檳榔子，木瓜，生姜，大棗，茯苓
真武湯（『傷寒論』）：附子，白朮，茯苓，芍薬，生姜
疏鑿飲子（『世医得効方』）：商陸，沢瀉，赤小豆，椒目，木通，茯苓皮，大腹皮，檳榔子，生姜，羌活，秦艽
麻黄連翹赤小豆湯（『傷寒論』）：麻黄，杏仁，生梓白皮，連翹，赤小豆，甘草，生姜，大棗

4 予防とケア

1．規則正しい生活を心がける。
2．水腫初期には減塩食を摂る。
3．カゼを予防する。
4．過労を避ける。

［2］淋証

1 概念

淋証とは，頻尿・尿急迫・排尿痛を主症状とする病証である。

[西洋医学の関連疾患]
①尿路感染症：急性感染症・慢性感染症
②尿路結石症：腎・尿管・膀胱・尿道結石
③前立腺疾患：前立腺炎・前立腺がん
④化学性膀胱炎：抗がん剤（アルキル化薬など）による膀胱炎
⑤膀胱頻尿症：不安定膀胱・神経性頻尿症

2 病因病機

1 病因

1）湿熱の感受

> 陰部が不潔→穢濁が侵入→湿熱を醸成→膀胱で蘊結→膀胱の気化機能が失調→淋証

2）飲食の不摂生

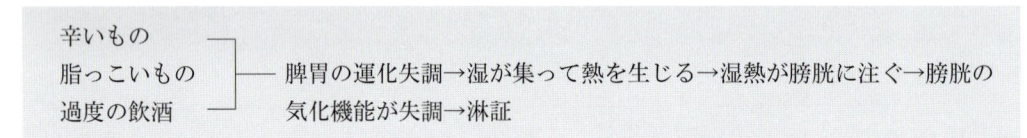

> 辛いもの／脂っこいもの／過度の飲酒 ── 脾胃の運化失調→湿が集って熱を生じる→湿熱が膀胱に注ぐ→膀胱の気化機能が失調→淋証

3）情志の失調

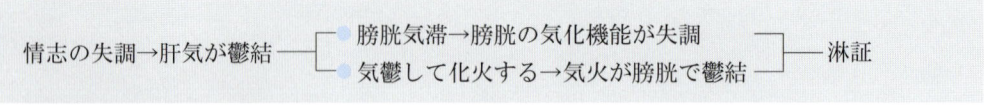

> 情志の失調→肝気が鬱結 ── ・膀胱気滞→膀胱の気化機能が失調 / ・気鬱して化火する→気火が膀胱で鬱結 ── 淋証

4）虚弱体質・過労・持病

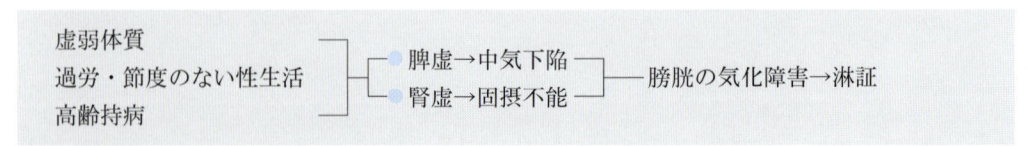

> 虚弱体質／過労・節度のない性生活／高齢持病 ── ・脾虚→中気下陥 / ・腎虚→固摂不能 ── 膀胱の気化障害→淋証

2 病機

1）基本病機：湿熱が下焦で鬱結して，腎と膀胱の気化機能が失調する

2）病位：膀胱と腎。肝・脾と関連する
3）病理の性質：初期は実に属す・久病によって虚に転じる・虚実挟雑になる

3 病因・病機・病証のまとめ

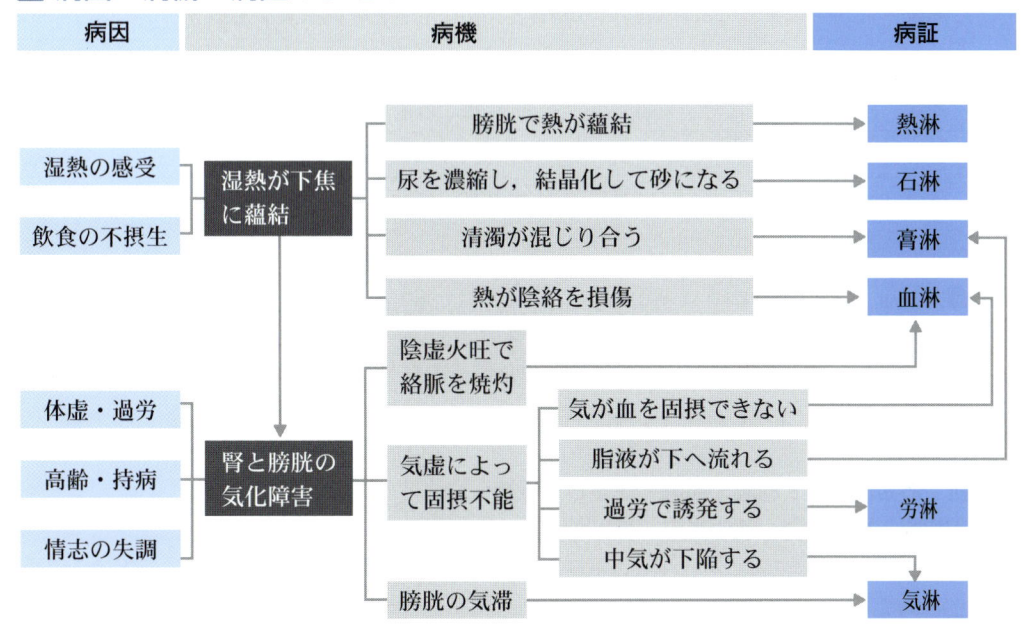

病因	病機	病証

- 湿熱の感受 / 飲食の不摂生 → 湿熱が下焦に蘊結
  - 膀胱で熱が蘊結 → 熱淋
  - 尿を濃縮し，結晶化して砂になる → 石淋
  - 清濁が混じり合う → 膏淋
  - 熱が陰絡を損傷 → 血淋

- 体虚・過労 / 高齢・持病 / 情志の失調 → 腎と膀胱の気化障害
  - 陰虚火旺で絡脈を焼灼 → 血淋
  - 気虚によって固摂不能
    - 気が血を固摂できない → 血淋
    - 脂液が下へ流れる → 膏淋
    - 過労で誘発する → 労淋
    - 中気が下陥する → 気淋
  - 膀胱の気滞 → 気淋

3 弁証論治

1 類証鑑別

1）淋証と癃閉の弁別

	淋証	癃閉
共通する症状	尿少・排尿困難	
排尿痛	ある	なし
1日の総尿量	普通	少ない

2）血淋と尿血の弁別

	血淋	尿血
共通する症状	血尿	
排尿痛	ある	なしあるいは軽い脹痛・熱感

2 弁証のポイント

1）淋証の弁証根拠
　①膀胱の気化不利による症候：頻尿・尿急迫・排尿痛──淋証の診断証拠
　②他の症候：各種淋証の特殊な症候──各種淋証の鑑別診断証拠

2｜淋 証　**227**

2）各種淋証の特徴

	症状
熱淋	排尿時に灼熱感と刺痛を伴う
石淋	尿路には砂石が存在する・ときには激痛を伴う
気淋	少腹部の脹満感・小便の排出がスムーズにできない・排尿後に余瀝がある
血淋	排尿痛と血尿を伴う
膏淋	排尿痛と白濁尿を伴う
労淋	排尿痛と小便淋瀝，疲労により誘発される

3）虚実弁証

発症初期あるいは発作期：実——湿熱が蘊結して，膀胱の気化機能が障害される
慢性化：虚——脾腎両虚によって，膀胱の気化機能が無力になる

3 治療原則

実証：おもに清熱・利湿・通淋・佐として行気
虚実挟雑：補脾益腎・利湿通淋

4 証治分類

1）熱淋・石淋・気淋

	熱淋	石淋	気淋（実証）	気淋（虚証）
特徴症状	尿少で回数が多い・排尿時に尿道には灼熱と刺痛を感じる	ときには尿道から砂石が排出される・小便が出にくい・または排尿が突然中断される	小便がスムーズに排出されない	
症状	尿黄赤・下腹部に切迫感と膨張感がある・または悪寒発熱・口苦・腰痛・または大便秘結	少腹部あるいは腰腹部に疝痛・尿血	少腹部の脹痛	排尿の切れが悪い・顔色㿠白
舌	苔黄膩	舌質紅・苔薄黄	苔薄白	舌質淡・苔薄白
脈	数	弦数	弦	虚細
病機	熱が膀胱を壅滞して，膀胱の気化機能が失調する	湿熱が尿を煎じ，濃縮し，結晶化して砂になる	下焦の気鬱によって，膀胱の気化が障害される	下焦の気虚によって，膀胱の気化機能が弱くなる
治法	清熱・利湿・通淋	清熱利湿 通淋排石	理気疏導	補中益気
方剤	八正散	石葦散	沈香散	補中益気湯

2）血淋・膏淋・労淋

	血淋		膏淋		労淋
	実証	虚証	実証	虚証	
特徴症状	尿の色が深紅を呈する・排尿時尿道には熱感，刺痛がある・ときには血塊が混じる	尿の色が薄い赤色・小便時軽度の刺痛	米のとぎ汁のような混濁尿，放置すると綿状のような沈殿が生じる・上澄みに油のようなものが浮かぶ・または塊や血液が混じる	膏淋が繰り返し，ラードのような脂が排泄される	頻尿，尿急迫，排尿痛はそれほどひどくないが，その症状はよく現れる・しばしば疲労によって誘発される
症状	煩躁・口渇	ほてり・足腰に力が入らない	排尿時に尿道に熱感，出渋り感，痛みがある	排尿痛と熱感，出渋り感は軽いが，眩暈・足腰に力が入らない・脱力感がある	腰と膝がだるくて力が入らない・精神疲労・気力がない
舌	舌質紅・苔黄	舌質紅・少苔	舌質紅・苔黄膩	舌質淡・苔膩	舌質淡
脈	数	細数	濡数	細数	虚弱
病機	実熱が血絡を損傷し，血の妄行を促す	虚熱が血絡を灼傷する	湿熱が下焦に注がれ，清濁が混じり合う	腎気不足によって，精微を固摂できなくなる	湿熱がなかなか取れず，正気を耗傷して，脾腎両虚になる
治法	清熱通淋 涼血止血	滋陰清熱 補虚止血	清熱利湿 分清泄濁	補虚固渋	補脾益腎
方剤	小薊飲子＋導赤散	知柏地黄丸	程氏萆薢分清飲	膏淋湯	無比山薬丸

膏淋湯（『医学衷中参西録』）：山薬，芡実，竜骨，牡蛎，生地黄，党参，白芍
小薊飲子（『済生方』）：生地黄，小薊，滑石，通草，炒蒲黄，淡竹葉，藕節，当帰，山梔子，甘草
石葦散（『証治匯補』）：石葦，冬葵子，瞿麦，滑石，車前子
知柏地黄丸（『医宗金鑑』）：知母，黄柏，熟地黄，山茱萸，山薬，茯苓，牡丹皮，沢瀉
沈香散（『金匱翼』）：沈香，石葦，滑石，当帰，橘皮，白芍，冬葵子，甘草，王不留行
程氏萆薢分清飲（『医学心悟』）：萆薢，車前子，茯苓，蓮子心，石菖蒲，黄柏，丹参，白朮
導赤散（『小児薬証直訣』）：生地黄，木通，竹葉，甘草
八正散（『太平恵民和剤局方』）：木通，車前子，扁蓄，瞿麦，滑石，甘草，大黄，山梔子，灯心草
補中益気湯（『脾胃論』）：人参，黄耆，白朮，甘草，当帰，陳皮，升麻，柴胡
無比山薬丸（『太平恵民和剤局方』）：山薬，肉蓯蓉，熟地黄，山茱萸，茯神，菟絲子，五味子，赤石脂，巴戟天，沢瀉，杜仲，牛膝

4 予防とケア

1．陰部を清潔に保つよう留意する。
2．過労を防ぎ，体質を強化する。
3．消渇・肺癆などを治療する。
4．水分を多く摂る。

［3］尿濁

1 概念

尿濁とは，尿が白く米のとぎ汁のように混濁し，排尿痛を伴わないことを特徴とする病証である。

[西洋医学の関連疾患]
①乳糜尿，②リン酸塩尿，③フィラリア症（糸状虫感染）。

2 病因病機

1 病因

1）飲食の不摂生

甘いものと脂っこいものの過食→脾胃の運化失調→湿が聚まって熱を生じる→膀胱に注ぐ→清濁が混じり合う→尿濁

2）虫毒の侵入

虫毒が侵入→湿熱の余邪が残留→下焦に蘊結→清濁が混じり合う→尿濁

3）思慮過度

思慮過度→脾気を損傷─┬─脾虚気陥→食物の精微が流出→尿濁
　　　　　　　　　　└─統血不能→血が絡外に溢れる→尿血

4）虚弱体質・過労・高齢・持病

虚弱体質・過労─┬─腎気虧虚→固摂不能→脂液が流出→尿濁
高齢・持病　　　└─腎陰不足→虚火内盛→血絡を灼傷→尿血

2 病機

1）基本病機：湿熱下注（下焦に注ぐ）によって，清濁が混じり合う，あるいは脾腎虧虚によって固摂できなくなる
2）病位：脾・腎・膀胱
3）病理の性質：初期は実証であるが，久病では虚証に転じ虚実挟雑となる

3 病因・病機・病証のまとめ

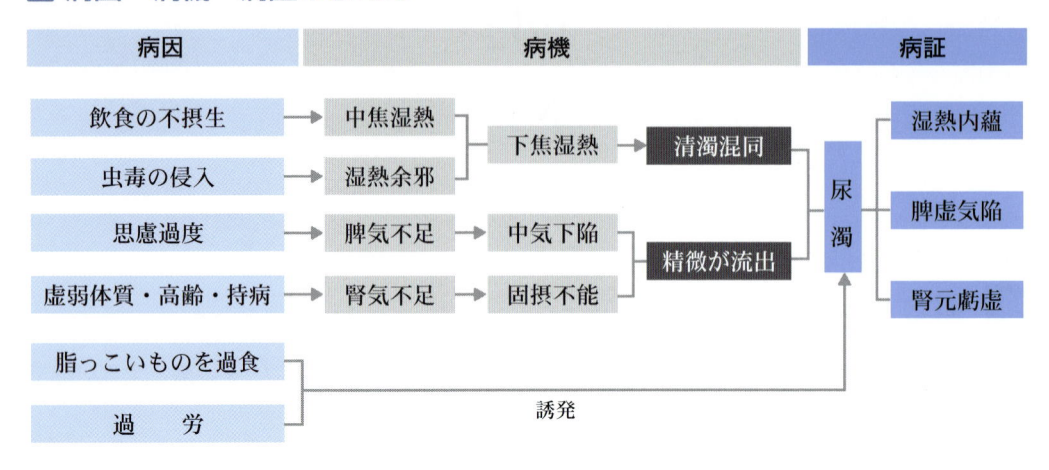

病因	病機	病証
飲食の不摂生 → 中焦湿熱 ┐		湿熱内蘊
虫毒の侵入 → 湿熱余邪 ┘→ 下焦湿熱 → 清濁混同 ┐		
思慮過度 → 脾気不足 → 中気下陥 ┐	→ 尿濁	脾虚気陥
虚弱体質・高齢・持病 → 腎気不足 → 固摂不能 ┘→ 精微が流出 ┘		腎元虧虚
脂っこいものを過食 ┐		
過　労　　　　　　┘ → 誘発		

3 弁証論治

1 類証鑑別

尿濁と膏淋の弁別

	尿濁	膏淋
共通症状	米のとぎ汁のような混濁尿	
排尿痛	ない	ある

2 治療原則

経過	弁証	治療
初期	湿熱	清熱利湿
遷延	脾腎虧虚	培補脾腎・固摂下元
	虚実挟雑	扶正祛邪

3 証治分類

	湿熱内蘊	脾虚気陥	腎元虧虚
特徴的な症状	米のとぎ汁のような混濁尿，放置すると上澄みに油のようなものが浮かぶ・または血液が混じる	尿濁を繰り返し，尿は白く濁る・脂っこいものを食べた後に発症しやすい	尿濁が長期にわたって治癒せず，尿が脂肪のように白くなる

	湿熱内蘊	脾虚気陥	腎元虧虚
症状	排尿時，尿道に灼熱感・喉が渇く	小腹部の下墜感・尿意を催してもすっきり出せない・顔色に艶がない・倦怠感	元気がない・痩せる・腰膝がだるくて力が入らない 陰虚の場合：ほてり・顔面紅潮・寝汗 陽虚の場合：冷え・顔面㿠白
舌	舌質紅・苔黄膩	舌質淡	陰虚：舌質紅・苔少 陽虚：舌質淡白
脈	濡数	虚軟	陰虚：細数 陽虚：沈細
病機	湿熱下注によって清濁が混じり合う	脾虚による中気下陥によって，精微が上昇できず流出する	腎気不足によって固摂機能が失われ，脂液が流出する
治法	清熱利湿	益気健脾 昇清固渋	陰虚：滋陰益腎 陽虚：温腎固渋
方剤	程氏萆薢分清飲	補中益気湯 + 蒼朮難名丹	陰虚：知柏地黄丸 + 二至丸 陽虚：鹿茸補渋丸

蒼朮難名丹（『世医得効方』）：蒼朮，小茴香，川楝子，烏頭，補骨脂，茯苓，竜骨
知柏地黄丸（『医宗金鑑』）：知母，黄柏，熟地黄，山茱萸，山薬，茯苓，牡丹皮，沢瀉
程氏萆薢分清飲（『医学心悟』）：萆薢，車前子，茯苓，蓮子心，石菖蒲，黄柏，丹参，白朮
二至丸（『医方集解』）：女貞子，旱蓮草
補中益気湯（『脾胃論』）：人参，黄耆，白朮，甘草，当帰，陳皮，升麻，柴胡
鹿茸補渋丸（『沈氏尊生書』）：人参，黄耆，菟絲子，桑螵蛸，蓮子肉，茯苓，肉桂，山薬，附子，鹿茸，桑白皮，竜骨，補骨脂，五味子

4 予防とケア

1．過労と不適切な性生活を避ける。
2．脂っこい食べものを控える。

[4] 遺尿・尿失禁

1 概念

遺尿とは，睡眠中に尿液が排出される病証のことであり，尿失禁とは，覚醒状態で排尿をコントロールできず，尿液が排出される病証のことである。ただし，昏睡・昏迷を伴う小便失禁はこの病証の範囲に含まない。

[西洋医学の関連疾患]
①遺尿症，②過活動膀胱，③腹圧性尿失禁。

2 病因病機

1 病因

1）過労・病後・高齢

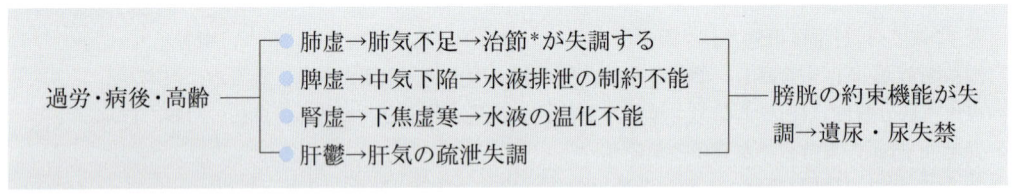

過労・病後・高齢 ─┬─ 肺虚→肺気不足→治節*が失調する ─┐
　　　　　　　　　├─ 脾虚→中気下陥→水液排泄の制約不能 　├─ 膀胱の約束機能が失
　　　　　　　　　├─ 腎虚→下焦虚寒→水液の温化不能 　　 　│　 調→遺尿・尿失禁
　　　　　　　　　└─ 肝鬱→肝気の疏泄失調 ─────────┘

*治節：管理と調節のこと。ここでは肺が津液の輸布・運行と排泄を管理するという意である。

2）湿熱の感受

湿熱を感受→膀胱に注ぐ→膀胱の約束機能が失調→遺尿・尿失禁

3）外傷

産後の損傷→瘀血の内停→膀胱の約束機能が失調→遺尿・尿失禁

2 病機
1）基本病機：膀胱の約束機能が失調する
2）病位：病位は膀胱で，心・肺・脾・肝・腎と関連する

3 病因・病機・病証のまとめ

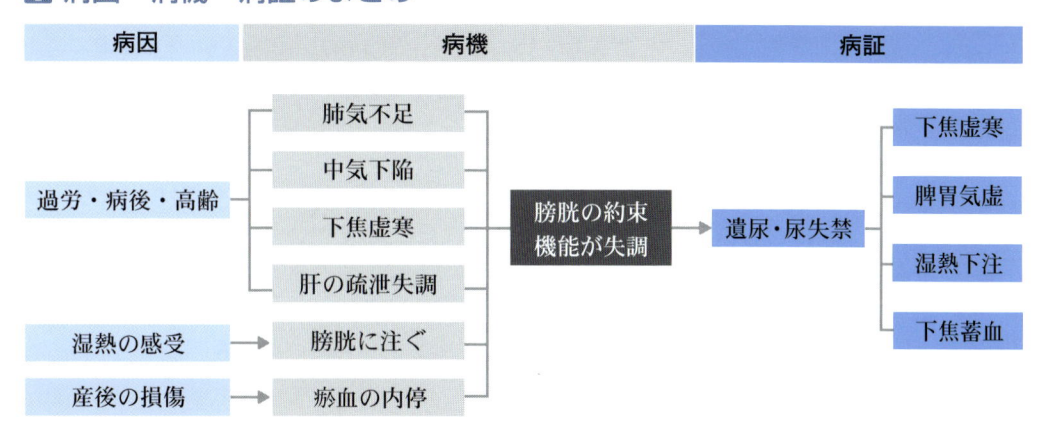

病因	病機		病証
過労・病後・高齢	肺気不足 / 中気下陥 / 下焦虚寒 / 肝の疏泄失調	膀胱の約束機能が失調 → 遺尿・尿失禁	下焦虚寒 / 脾胃気虚 / 湿熱下注 / 下焦蓄血
湿熱の感受	膀胱に注ぐ		
産後の損傷	瘀血の内停		

3 弁証論治

1 弁証のポイント

1）重症度の弁別

	軽症	重症
年齢	幼年で陽気が未充足→発達すると自然と治る 少年で脾気が未充足→気が充足すれば治る 成年で脾肺気虚→調理する必要がある	壮年で陽気不足→比較的に重い 老年で陽気虚衰→もっと重い
夢	夢を見て遺尿	夢がなく遺尿
失禁と遺尿	遺尿	尿失禁
誘因	咳嗽・笑いなどで尿失禁が誘発される	誘因なしに尿失禁

2）寒熱弁証

	寒証	熱証	
		陰虚内熱	下焦湿熱
全身症状	冷え・尿は透明で量が多い	ほてり・寝汗・顔面紅潮	腰痛・頻尿・排尿痛・口苦
舌苔	舌質淡・苔白	舌質紅・苔少	舌質紅・苔黄膩
脈	沈緩	細数	数

2 治療原則
1）おもな治療法：温補脾腎・佐として固渋
2）実邪を挟む病証：清熱利湿・活血化瘀を併用

3 証治分類

	下焦虚寒	肺脾気虚	湿熱下注	下焦蓄血
特徴的な症状	尿失禁あるいは遺尿・通常は尿は透明で量が多い・冷え	頻繁に尿意を催す・ときには遺尿あるいは尿失禁・咳嗽や笑いで尿失禁することがある	尿失禁あるいは遺尿・頻尿・排尿痛・尿の匂いが臭い	尿失禁あるいは遺尿・通常は尿がポタポタとしてすっきり排出されない
症状	精神疲労・腰と膝がだるい	顔面㿠白・自汗・泥状便	腰痛・口苦	小腹部の脹満感・ときには腫塊がある
舌	舌質淡・苔白	舌質淡・苔薄白	舌質紅・苔黄膩	舌質紫暗あるいは瘀点
脈	沈緩	虚	数	渋
病機	下焦虚寒によって，水液を温化できなくなる	肺脾気虚によって，膀胱の約束機能が無力になる	湿熱下注によって，膀胱の約束機能が失調する	瘀血阻滞によって，膀胱の気化機能が失調する
治法	温腎固渋	補肺健脾	清利湿熱	活血化瘀
方剤	菟絲子丸	補中益気湯	八正散	代抵当丸

代抵当丸（『証治準縄』）：大黄，当帰，生地黄，穿山甲，芒硝，桃仁，肉桂
菟絲子丸（『太平恵民和剤局方』）：菟絲子，沢瀉，鹿茸，竜歯，肉桂，附子，石斛，熟地黄，茯苓，続断，山茱萸，肉蓯蓉，防風，杜仲，牛膝，補骨脂，蓽澄茄，沈香，巴戟天，小茴香，五味子，桑螵蛸，川芎，覆盆子
八正散（『太平恵民和剤局方』）：木通，車前子，扁蓄，瞿麦，滑石，甘草，大黄，山梔子，灯心草
補中益気湯（『脾胃論』）：人参，黄耆，白朮，甘草，当帰，陳皮，升麻，柴胡

4 予防とケア

1. 子供の遺尿には寝る前に興奮させることを避ける。
2. 過労しないようにする。
3. ストレスを解消する。
4. 淋証を治療する。

［5］癃閉

1 概念

　癃閉とは，尿をスムーズに排出できず，はなはだしい場合は完全に排出できなくなる病証である。「癃」は，発症が緩慢・小便不暢・滴るようで量も少ない，「閉」は，発症が急激・小便閉塞・排尿できないことをさす。

[西洋医学の関連疾患]
1）尿閉
　　① 不完全尿閉
　　② 完全尿閉
2）無尿
　　① 真性無尿：腎前性・腎性
　　② 仮性無尿：腎後性・閉塞性
　　③ 反射性無尿
3）下部尿路閉塞性疾患
　　① 膀胱：膀胱頸部腫瘍・神経因性膀胱
　　② 前立腺：前立腺肥大症・前立腺炎・前立腺がん
　　③ 尿道：尿道結石・尿道腫瘍・尿道狭窄
　　④ 陰茎：包茎・陰茎がん

2 病因病機

1 病因

1）外邪の侵襲

陰部の不潔→湿熱穢濁の邪が侵入→膀胱を犯す
外邪が肺を犯す→肺熱で気機が壅滞→肺の通調失調
　　　　　　　　　　　　　　　　　　　　　　　├─ 膀胱の気化障害→癃閉

2）飲食の不摂生

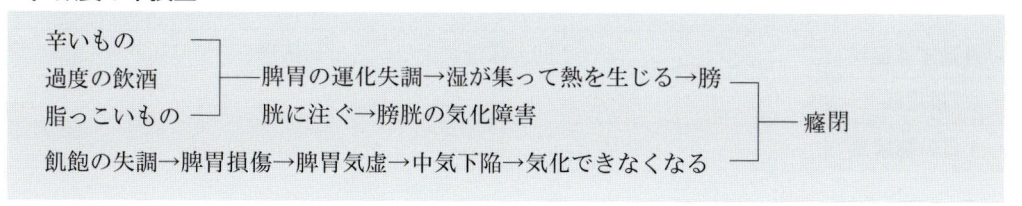

辛いもの　　┐
過度の飲酒　├─ 脾胃の運化失調→湿が集って熱を生じる→膀
脂っこいもの┘　　胱に注ぐ→膀胱の気化障害
　　　　　　　　　　　　　　　　　　　　　　　　　　　　├─ 癃閉
飢飽の失調→脾胃損傷→脾胃気虚→中気下陥→気化できなくなる

3）情志の失調

情志の失調→肝気鬱結→疏泄できない→三焦の気化障害→水道を通調できない→癃閉

4）瘀濁の内停

瘀血・敗精 ┐
結石   ┘ ─ 尿道を阻塞→水道が通じない→癃閉

5）虚弱体質・高齢・持病

虚弱の体質 ┐　┌ 腎陽不足→命門火衰→膀胱の気化無力 ┐
高齢・持病 ┘──┤   ├ 気化できない→癃閉
              └ 腎陰不足→腎水の枯竭→気化できなくなる ┘

2 病機

1）基本病機：膀胱の気化失調
2）病位：膀胱。三焦・肺・肝・脾・腎と関連する

3 病因・病機・病証のまとめ

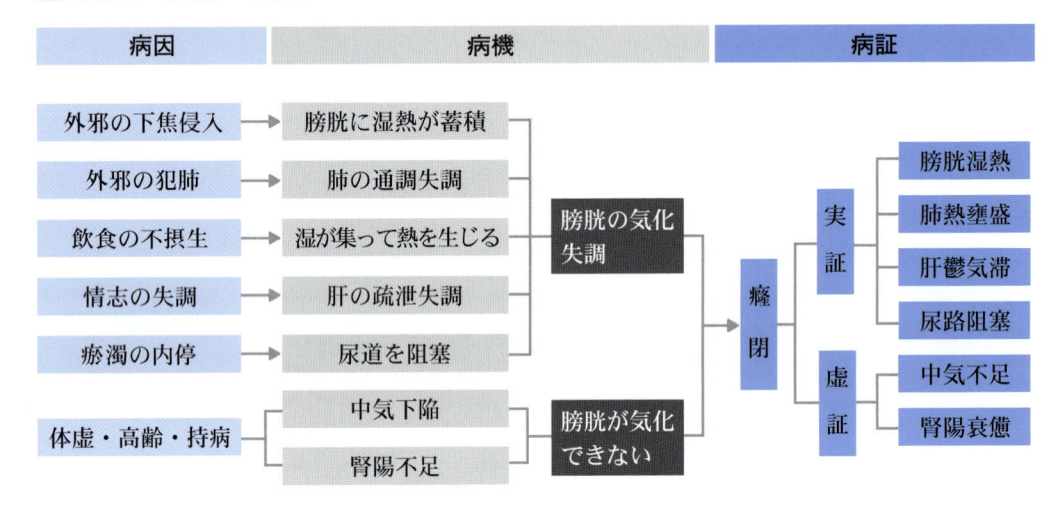

病因	病機	病証
外邪の下焦侵入 → 膀胱に湿熱が蓄積	膀胱の気化失調	実証：膀胱湿熱／肺熱壅盛／肝鬱気滞／尿路阻塞
外邪の犯肺 → 肺の通調失調		
飲食の不摂生 → 湿が集って熱を生じる	→ 癃閉	
情志の失調 → 肝の疏泄失調		
瘀濁の内停 → 尿道を阻塞		
体虚・高齢・持病 → 中気下陥／腎陽不足	膀胱が気化できない	虚証：中気不足／腎陽衰憊

3 弁証論治

1 類証鑑別

1）淋証と癃閉の弁別

	淋証	癃閉
共通する症状	1回の尿量が少ない・排尿困難	
排尿痛	ある	なし
1日の総尿量	普通	少ない

2）癃閉と水腫の弁別

	癃閉	水腫
共通する症状	尿量が少ない	
相違症状	浮腫なし・尿閉あり	浮腫あるいは胸水・腹水あり・尿閉なし

2 治療原則：通利

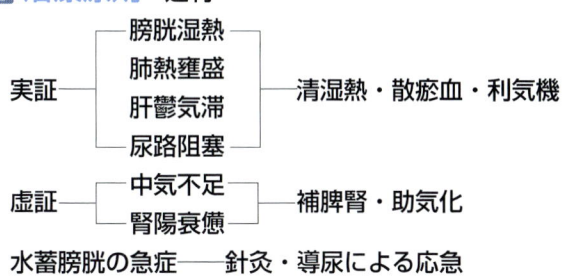

```
         ┌ 膀胱湿熱 ┐
         │ 肺熱壅盛 │
実証 ────┤ 肝鬱気滞 ├──── 清湿熱・散瘀血・利気機
         └ 尿路阻塞 ┘

         ┌ 中気不足 ┐
虚証 ────┤         ├──── 補脾腎・助気化
         └ 腎陽衰憊 ┘

水蓄膀胱の急症 ──── 針灸・導尿による応急
```

3 証治分類

1）実証

	膀胱湿熱	肺熱壅盛	肝鬱気滞	尿路阻塞
特徴的な症状	尿閉あるいは尿少で回数が多い・排尿時に尿道に灼熱感・尿の色が濃い・小腹部の脹満感	尿の排出がスムーズでない・またはわずかしか出ない	尿が通じない・あるいは通じてもすっきりしない	尿がポタポタと滴る・尿線が細い・あるいは尿線が途切れる
症状	口苦や粘りが生じる・あるいは口が渇くが飲みたくない	咽喉の乾燥感・水を飲みたがる・呼吸が浅くて速い・または咳がある	憂鬱気分・あるいはイライラして怒りっぽい・脇腹部が脹る	下腹部が脹って痛む
舌	舌質紅・苔黄膩	舌質紅・苔薄黄	苔薄	舌質紫暗あるいは瘀点
脈	数	数	弦	渋
病機	膀胱に湿熱が蓄積して，膀胱の気化が障害される	肺熱壅盛によって，肺気の通調機能が失調する	肝の疏泄失調によって膀胱の気化が障害される	瘀血・敗精によって尿路が阻塞される
治法	清熱利湿 通利小便	清泄肺熱 通利水道	疏調気機 通利小便	行瘀散結 通利水道
方剤	八正散	清肺飲	沈香散	代抵当丸

2）虚証

	中気不足	腎陽衰憊
特徴的な症状	小腹部は張って下垂感がある・ときには尿意があるものの排出できない・あるいは少ししか排出できない	小便不通あるいは排出がスムーズでなく切れが悪い・排尿力が弱い
症状	元気がない・食欲不振・息切れ・話し声も細い	顔色が白く艶がない・精神不振・畏寒・腰と膝がだるくて力が入らない
舌	舌質淡	舌質淡・苔白
脈	弱	沈細
病機	脾虚によって運化機能が失調し，脾胃の昇清降濁機能が失調する	腎陽不足によって，膀胱が気化できなくなる
治法	昇清降濁 化気行水	温補腎陽 化気行水
方剤	補中益気湯 + 春沢湯	済生腎気丸（牛車腎気丸）

済生腎気丸（牛車腎気丸）（『済生方』）：地黄，山薬，山茱萸，牡丹皮，茯苓，沢瀉，附子，桂枝，牛膝，車前子
春沢湯（『医方集解』）：白朮，桂枝，猪苓，沢瀉，茯苓，人参
清肺飲（『証治匯補』）：茯苓，黄芩，桑白皮，麦門冬，車前子，山梔子，木通
代抵当丸（『証治準縄』）：大黄，当帰，生地黄，穿山甲，芒硝，桃仁，肉桂
沈香散（『金匱翼』）：沈香，石葦，滑石，当帰，橘皮，白芍，冬葵子，甘草，王不留行
八正散（『太平恵民和剤局方』）：木通，車前子，扁蓄，瞿麦，滑石，甘草，大黄，山梔子，灯心草
補中益気湯（『脾胃論』）：人参，黄耆，白朮，甘草，当帰，陳皮，升麻，柴胡

4 予防とケア

1．規則正しい生活を送る。
2．運動不足にならないよう気をつける。
3．抗コリン類などの薬物の使用に気をつける。

[6] 関格

1 概念

　関格とは，小便の不通と嘔吐が止まらないという症状が同時にみられる病証である。「関」は小便の不通，「格」は嘔吐して止まらないという意味。

[西洋医学の関連疾患]
①慢性腎不全，②急性腎不全。

2 病因病機

1 病因

> 関格の多くは，水腫・癃閉・淋証などの病証の末期である

2 病機

1) 基本病機：脾腎虚衰によって，気化不利になり，三焦に湿濁毒邪が内蘊する
2) 病位：脾・腎。肝・肺・心と関連する
3) 病理の性質：本虚標実
　　本虚：脾腎虚衰
　　標実：湿濁毒邪が内蘊
4) 伝変

> ①腎陽虚衰・寒水上犯→凌心射肺→心悸

> ②陽損及陰→陰虚陽亢・肝風内動→眩暈・痙厥

> ③濁邪内盛→内陥心包→昏迷

3 病因・病機・病証のまとめ

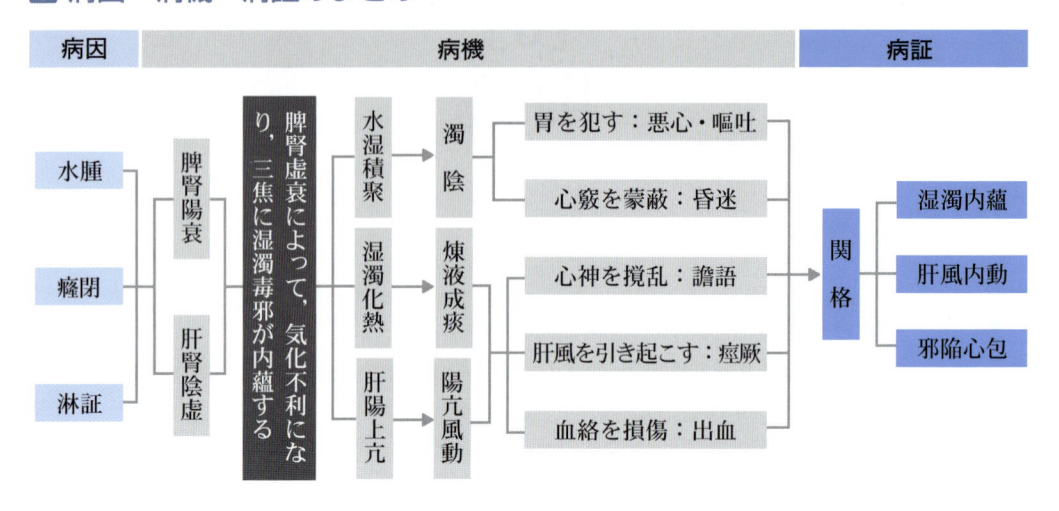

病因	病機	病証

```
水腫 ─┐  ┌─ 脾腎陽衰 ─┐                       ┌─ 水湿積聚 ─ 濁陰 ─┬─ 胃を犯す：悪心・嘔吐 ─┐           ┌─ 湿濁内蘊
      │  │           │ 脾腎虚衰によって，      │                  └─ 心竅を蒙蔽：昏迷 ───┤          │
癃閉 ─┼──┤           ├ 気化不利になり，三焦   ├─ 湿濁化熱 ─ 煉液成痰 ─┬─ 心神を撹乱：譫語 ───┼─ 関格 ─┼─ 肝風内動
      │  │           │ に湿濁毒邪が内蘊する   │                        ├─ 肝風を引き起こす：痙厥 ┤          │
淋証 ─┘  └─ 肝腎陰虚 ─┘                       └─ 肝陽上亢 ─ 陽亢風動 ─┴─ 血絡を損傷：出血 ─────┘          └─ 邪陥心包
```

3 弁証論治

1 弁証のポイント
1）脾腎虚損の程度
2）濁邪の性質
3）他臓に及ぶか否か

2 治療原則
攻補兼施・標本兼顧

3 証治分類

	湿濁内蘊	肝風内動	邪陥心包
特徴的な症状	尿少・色は透明・はなはだしい場合には尿閉	尿少・頻繁に悪心・嘔吐	尿少あるいは尿閉・全身の浮腫
症状	顔色が黒っぽくて艶がない・冷え・精神疲労・力が入らない・足のむくみ・食欲不振・腹脹・悪心嘔吐・泥状便	眩暈・頭痛・ほてり・腰膝がだるくて力が入らない・手足の痙攣	顔色が白い・唇色が暗い・四肢厥冷・口の中に尿の匂いがする・神識昏蒙
舌	舌質淡胖・歯痕がある・苔白膩	舌質紅・苔黄膩	舌質淡胖・苔白膩あるいは灰黒
脈	沈細	弦細	沈細欲絶
病機	脾腎陽虚によって湿濁が内蘊する	肝腎陰虚によって肝陽が上亢して，肝風を引き起こす	腎気衰微・邪が心包に陥る

	湿濁内蘊証	肝風内動証	邪陥心包証
治法	温補脾腎 化湿降濁	滋補肝腎 平肝熄風	温陽固脱 豁痰開竅
方剤	温脾湯 + 呉茱萸湯	杞菊地黄丸 + 羚羊鈎藤湯	救急：参附湯 + 蘇合香丸 引き続きの応用：滌痰湯

温脾湯（『備急千金要方』）：附子，人参，大黄，甘草，乾姜
杞菊地黄丸（『医級』）：枸杞子，菊花，熟地黄，山茱萸，山薬，沢瀉，牡丹皮，茯苓
呉茱萸湯（『傷寒論』）：呉茱萸，人参，生姜，大棗
参附湯（『婦人良方』）：人参，附子，生姜，大棗
滌痰湯（『済生方』）：半夏，天南星，陳皮，枳実，茯苓，人参，石菖蒲，竹筎，甘草，生姜
蘇合香丸（『太平恵民和剤局方』）：白朮，青木香，犀角，香附子，朱砂，訶子，檀香，安息香，沈香，麝香，丁香，蓽撥，蘇合香油，乳香，竜脳
羚羊鈎藤湯（『通俗傷寒論』）：羚羊角，桑葉，川貝母，生地黄，釣藤鈎，菊花，白芍，生甘草，竹筎，茯神

4 予防とケア

1．水腫・淋証・癃閉・鼓脹・黄疸などの病症の予防と治療。
2．カゼの予防。
3．高カロリー・低タンパク・ビタミンに富んだ食事を摂る。

[7] 陽痿

1 概念

陽痿とは，インポテンツのことである。成年男子で陰茎が勃起できない，または性交時に勃起不充分となる病証である。

[西洋医学の関連疾患]
勃起障害（ED：erectile dysfunction）

2 病因病機

1 病因

1）虚弱体質・過労・持病

虚弱体質→腎精不足 ┐
節度のない性生活→腎精を耗傷 ┴ 腎精虧虚→陰虚による陽気虚弱 ┐
過労・持病→脾胃損傷→気血の生化不足→宗筋＊を養えない ┴ 陽痿

＊宗筋：男子の生殖器官を指す。

2）情志の失調

憂鬱・怒り→肝の疏泄失調→宗筋に気血が届かない ┐
思慮過度→心脾を損傷する→宗筋を養えない ├ 陽痿
突然の驚きと恐怖→心・腎を損傷→気機が乱れる ┘

3）飲食の不摂生

脂っこいもの ┐
過食 ├ 脾胃の運化失調→湿が聚まって熱を生じる→湿熱が下焦に注ぐ→宗筋が弛緩する→陽痿
過度の飲酒 ┘

4）外邪の侵襲

湿気の多い場所に長く居る ┐
湿熱の邪が体内に侵入する ┴ 肝経に蘊結する→湿熱が下焦に注ぐ→宗筋が弛緩する→陽痿

2 病機

1）基本病機

①肝・腎・心・脾の損傷→気血陰陽の虧虚→陰絡の滋養と機能を失調

②肝気が鬱滞して湿が経絡を阻む→経絡の気血運行がスムーズにできない→宗筋が機能できない

2）病位：病位は宗筋で，病変臓腑は肝・腎・心・脾にある
3）病理の性質：虚・実に分けられ，多くは虚実が同時にみられる

3 病因・病機・病証のまとめ

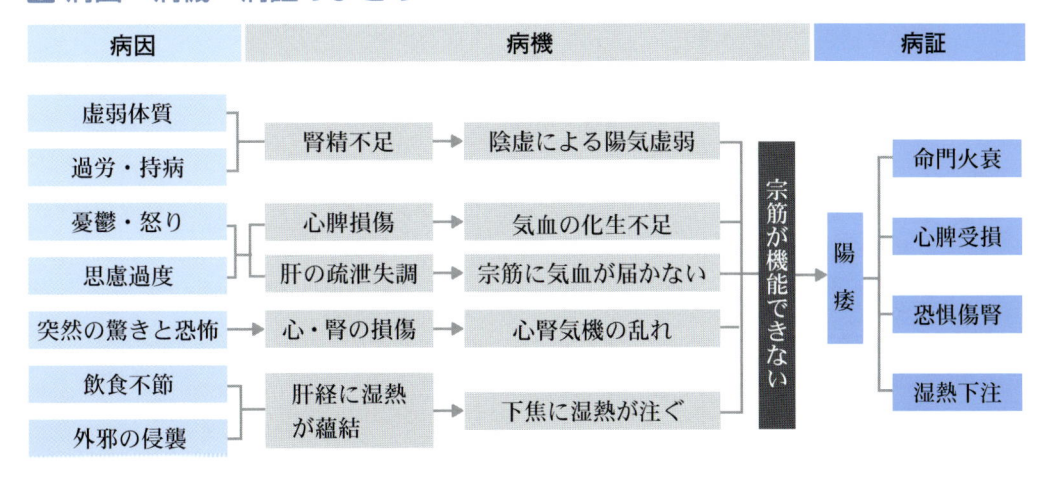

病因	病機	病証
虚弱体質／過労・持病	腎精不足 → 陰虚による陽気虚弱	命門火衰
憂鬱・怒り／思慮過度	心脾損傷 → 気血の化生不足 肝の疏泄失調 → 宗筋に気血が届かない	心脾受損
突然の驚きと恐怖	心・腎の損傷 → 心腎気機の乱れ	恐懼傷腎
飲食不節／外邪の侵襲	肝経に湿熱が蘊結 → 下焦に湿熱が注ぐ	湿熱下注

（宗筋が機能できない → 陽痿）

3 弁証論治

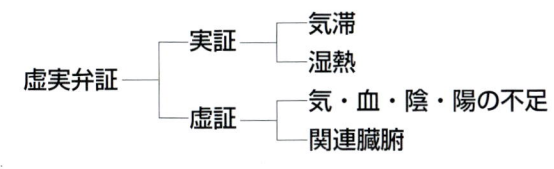

1 弁証のポイント

虚実弁証
- 実証：気滞／湿熱
- 虚証：気・血・陰・陽の不足／関連臓腑

2 治療原則

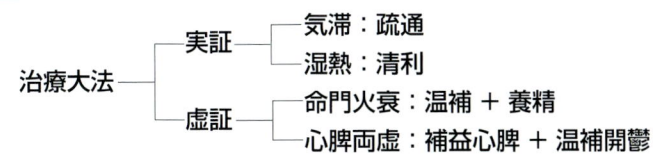

治療大法
- 実証：気滞：疏通／湿熱：清利
- 虚証：命門火衰：温補 + 養精／心脾両虚：補益心脾 + 温補開鬱

7｜陽痿　245

3 証治分類

	命門火衰	心脾受損	恐惧傷腎	湿熱下注
特徴的な症状	陰茎の勃起不能・あるいは堅くならない・精液が稀薄	インポテンツ・元気がない・心悸	インポテンツ・勃起が不充分・心悸・驚きやすい	インポテンツ・陰嚢が汗ばみ，臭く，睾丸の脹満感と下垂感を伴う
症状	顔面㿠白・目が眩む・腰膝がだるく力が入らない・冷え・手足が冷たい・尿は透明で量が多い	不眠・食欲不振・顔面は黄色で艶がない	疑い深い・不安・不眠	尿少で色が濃い・排尿痛・足がだるい・口苦
舌	舌質淡・苔白	舌質淡・苔薄膩	舌苔薄膩	舌苔黄膩
脈	沈細	細	細弦	濡滑
病機	腎陽不足によって，精気を温められず，宗筋を養えない	心血と脾気の不足によって，宗筋を養えない	心腎の気機の乱れによって，宗筋に気血が届かない	湿熱が肝経に注いで宗筋の経絡が渋滞される
治法	温腎壮陽	補益心脾	益腎寧心	清利湿熱
方剤	五子衍宗丸（補腎固精） 賛育丹（温腎壮陽）	帰脾湯	大補元煎 ＋酸棗仁・遠志	竜胆瀉肝湯

帰脾湯（『済生方』）：人参，黄耆，白朮，甘草，生姜，大棗，当帰，遠志，茯神，酸棗仁，竜眼肉，木香
五子衍宗丸（『丹渓心法』）：枸杞子，覆盆子，菟絲子，五味子，車前子
賛育丹（『景岳全書』）：熟地黄，当帰，杜仲，巴戟天，肉蓗蓉，淫羊藿，蛇床子，肉桂，白朮，枸杞子，仙茅，山茱萸，韮子，附子あるいは人参，鹿茸を加える
大補元煎（『景岳全書』）：人参，山薬，熟地黄，杜仲，枸杞子，当帰，山茱萸，炙甘草
竜胆瀉肝湯（『蘭室秘蔵』）：竜胆草，沢瀉，木通，車前子，当帰，柴胡，生地黄（近代の処方には黄芩，山梔子が入っている）

4 予防とケア

1．理性的な性生活を行う。
2．ストレスを解消する。
3．過度の飲酒を避ける。
4．関連疾病を治療する。
5．一部の薬物の副作用に注意する。

[8] 遺精

1 概念

遺精とは，性生活に起因せずに精液を漏出する病証である。「夢精」は，夢を見て精液を漏出する病証であり，「滑精」は，夢とは関係なく，または覚醒しているときに精液を漏出する病証である。

[西洋医学の関連疾患]
①ノイローゼ，②前立腺炎，③精囊炎。

2 病因病機

1 病因

1）過度の心労

心労過度→心火が単独で上亢→心腎不交*→水虧火旺→精室を擾動する ┐
思慮過度→心脾を損傷→脾気が虧虚→脾気下陥→気虚によって精を固摂できない ┘ ─ 遺精

＊心腎不交：心と腎の機能の面で協調できない病機を指す。多くの場合，腎陰不足によって腎水が上昇できず，心火を抑えることができなく，心火が上亢して下降できない状態である。

2）旺盛な欲望

少年相火偏盛→性的欲望をもつ ┐
恋心を抱く→思い焦がれる   ├─ 心肝火旺→精室を擾動する→遺精
壮年の独身者→性的衝動が湧く ┘

3）飲食の不摂生

脂っこいもの ┐
過食   ├── 脾胃の運化失調→湿が聚まって熱を生じる→下焦に湿熱が注ぐ→精室を擾動する→遺精
過度の飲酒 ┘

4）不適切な性生活

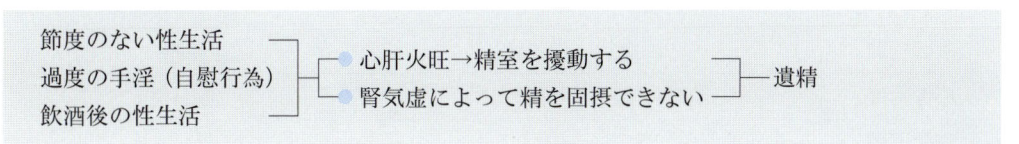

節度のない性生活 ┐ ● 心肝火旺→精室を擾動する
過度の手淫（自慰行為）├─   ─ 遺精
飲酒後の性生活   ┘ ● 腎気虚によって精を固摂できない

2 病機
1）基本病機：腎の封蔵機能が失調して，精を固摂できない
2）病位：病位は腎で，心・肝・脾と関連する
3）病理の性質：虚・実に分けられ，多くの場合虚実が同時にみられる

3 病因・病機・病証のまとめ

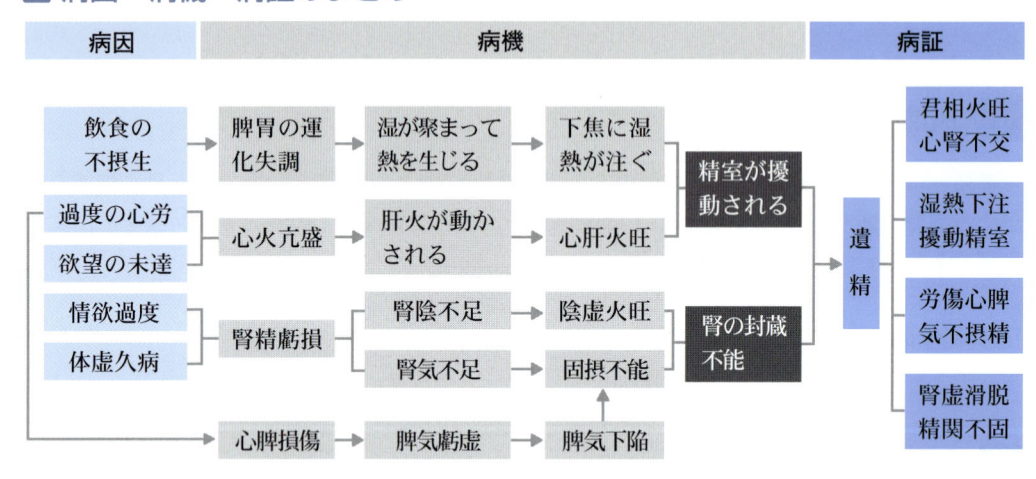

病因	病機	病証
飲食の不摂生 → 脾胃の運化失調 → 湿が聚まって熱を生じる → 下焦に湿熱が注ぐ → 精室が擾動される		君相火旺 心腎不交
過度の心労・欲望の未達 → 心火亢盛 → 肝火が動かされる → 心肝火旺		湿熱下注 擾動精室
情欲過度・体虚久病 → 腎精虧損 → 腎陰不足 → 陰虚火旺 / 腎気不足 → 固摂不能 → 腎の封蔵不能 → 遺精		労傷心脾 気不摂精
→ 心脾損傷 → 脾気虧虚 → 脾気下陷		腎虚滑脱 精関不固

3 弁証論治

1 類証鑑別

遺精と精濁の弁別

	遺精	精濁
共通する症状	尿道から白い分泌物が出る	
発生時期	夢見途中	排便時あるいは排尿終了時
随伴症状	疼痛なし	陰茎内が痒いまたは痛い
西洋医学の病名	ノイローゼなど	前立腺炎など

2 弁証ポイント

1）虚実弁証

新しく発生した夢精	虚・実ともあり，虚実挟雑が多い
慢性的な遺精	虚証が多い

2）臓腑弁証

病因病機	症状	関連臓腑
心労過度	欲望によって夢精	心
精関不固	夢がなく精液を漏出する	腎

3 治療原則

治療大法 ─┬─ 実証：清泄
　　　　　└─ 虚証：補渋 ─┬─ 滋陰温腎
　　　　　　　　　　　　　├─ 調補心脾
　　　　　　　　　　　　　└─ 固渋精関

4 証治分類

	君相火旺・心腎不交	湿熱下注・擾動精室	労傷心脾・気不摂精	腎虚滑脱・精関不固
特徴的な症状	不眠・夢をよく見る・勃起しやすい・夢を見るとき遺精する	遺精が頻繁に起こる・尿少で色が濃い・排尿時に灼熱感・出渋り切れが悪い	疲労すると遺精が起こる	滑精あるいは夢遺・精液は稀薄
症状	イライラする・胸中に熱感・眩暈・口苦・脇痛・心悸・尿少で色が濃い	口苦・口渇	心悸・不眠・健忘・顔面が黄色で艶がない・体がだるい・食欲不振・泥状便	足と腰がだるい・寒がる・手足の冷え・インポテンツ・早漏・夜尿が多い
舌	舌質紅	舌苔黄膩	舌質淡・苔薄	舌質淡嫩・歯痕・苔白滑
脈	細数	濡数	弱	沈細
病機	旺盛な心肝の火が精室を撹乱して，精液を外泄させる	下焦に湿熱が注いで，精室を擾動する	心脾両虚によって精を固摂できない	腎気不足によって精を固摂できない
治法	清心泄肝	清熱利湿	調補心脾 益気摂精	補腎固精
方剤	黄連清心飲 + 三才封髄丹	程氏萆薢分清飲	妙香散	金鎖固精丸

黄連清心飲（『沈氏尊生書』）：黄連，生地黄，当帰，甘草，酸棗仁，茯神，遠志，人参，蓮子肉
金鎖固精丸（『医方集解』）：沙苑蒺藜，芡実，蓮須，竜骨，牡蛎，蓮子肉
三才封髄丹（『衛生宝鑑』）：天門冬，熟地黄，人参，黄柏，縮砂，甘草
程氏萆薢分清飲（『医学心悟』）：萆薢，車前子，茯苓，蓮子心，石菖蒲，黄柏，丹参，白朮
妙香散（『沈氏尊生書』）：山薬，茯苓，茯神，遠志，黄耆，人参，桔梗，甘草，木香，辰砂，麝香

4　予防とケア

1．心に余裕をもち，向上心をもち，健康的な精神生活を送る。
2．適当な運動をする。
3．十分な睡眠をとる。
4．ストレスを解消する。

[9] 早泄

1 概念

早泄とは，性交時にきわめて短時間で射精してしまう病証である。

[西洋医学の関連疾患]
①ノイローゼ，②前立腺炎，③尿道炎。

2 病因病機

1 病因

1）情志の失調

過度の心労→心腎不交→陰虚火旺→精室を擾動 ─┐
過度の思慮→心脾を損傷→脾気不足→精を固摂できない ─┴─ 早泄

2）湿熱の侵襲

湿熱の侵襲→下焦に湿熱→精室を擾動→早泄

3）不適切な性生活

節度のない性生活 ─┐─● 心肝火旺→精室を擾動 ─┐
過度の手淫（自慰行為） ─┴─● 腎気を耗傷→精を固摂できない ─┴─ 早泄

4）持病・虚弱体質

持病・虚弱体質→腎気不足→腎の封蔵機能が失調→早泄

2 病機

1）基本病機：腎の封蔵機能の失調により精を固摂できない
2）病位：病位は腎で，心・脾と関連する
3）病理の性質：虚・実に分けられ，虚の方が多く，虚実挟雑である

3 病因・病機・病証のまとめ

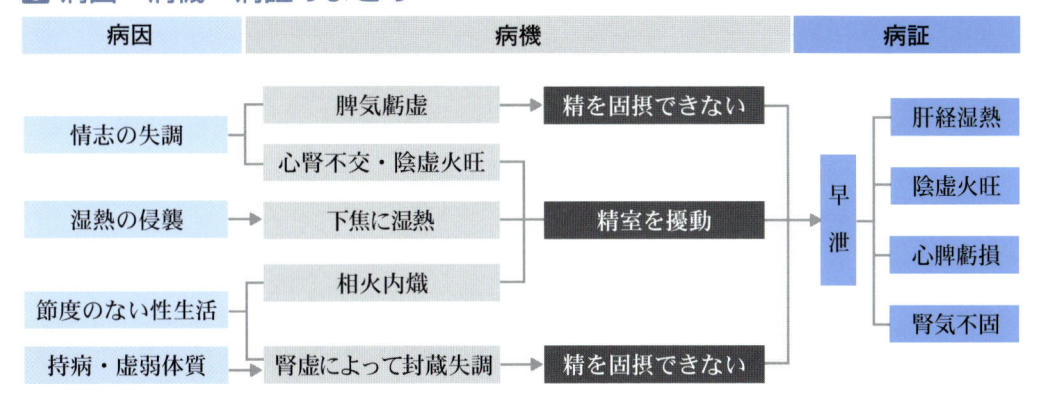

病因	病機		病証

- 情志の失調 → 脾気虧虚 → 精を固摂できない
- 情志の失調 → 心腎不交・陰虚火旺 → 精室を擾動
- 湿熱の侵襲 → 下焦に湿熱 → 精室を擾動
- 節度のない性生活 → 相火内熾 → 精室を擾動
- 持病・虚弱体質 → 腎虚によって封蔵失調 → 精を固摂できない

→ 早泄

病証：肝経湿熱／陰虚火旺／心脾虧損／腎気不固

3 弁証論治

1 類証鑑別

早泄と遺精の弁別

	早泄	遺精
発生する時間	性交渉する時	睡眠中
症状	性交時にきわめて短時間で射精してしまって，正常な性生活に影響する	性生活に起因せずに精液を漏出する

2 弁証のポイント

1）虚実弁証

虚	気虚・陽虚・陰虚
実	湿熱・肝火・心火

2）臓腑弁証

心	心火内熾
肝	肝経湿熱
脾	脾気不足
腎	腎気不固

3 治療原則

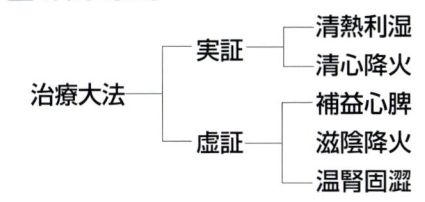

治療大法
- 実証
  - 清熱利湿
  - 清心降火
- 虚証
  - 補益心脾
  - 滋陰降火
  - 温腎固渋

4 証治分類

	肝経湿熱	陰虚火旺	心脾虧損	腎気不固
特徴的な症状	勃起しやすい・早く射精する・陰嚢部に汗をよくかき，痒い	性欲をよく起こして勃起しやすいが，陰茎は硬くならない・早く射精する・夢を見て射精することがある	勃起が無力で，早く射精する	早泄あるいは滑精・精液が稀薄・性欲減退
症状	口苦・口渇・胸脇部の脹満感・尿少で色が濃い	頭暈・耳鳴・喉咽の乾燥感・ほてり・腰膝がだるくて力が入らない	手足が無力・顔面が黄色く艶がない・食欲不振・心悸・不眠・泥状便	腰膝がだるくて力が入らない・寒がる・手足の冷え・夜尿が多い
舌	舌質紅・苔黄膩	舌質紅・苔少	舌質淡・苔薄	舌質淡・苔白滑
脈	弦滑	細数	細	沈弱
病機	下焦の湿熱によって精室を擾動する	陰虚火旺によって，虚火が精室を擾動する	心脾両虚によって精を固摂できない	腎気不足によって精を固摂できない
治法	清泄肝経湿熱	滋陰降火	補益心脾	益腎固精
方剤	竜胆瀉肝湯	知柏地黄丸	帰脾湯	金匱腎気丸

帰脾湯（『済生方』）：人参，黄耆，白朮，甘草，生姜，大棗，当帰，遠志，茯神，酸棗仁，竜眼肉，木香
金匱腎気丸（『金匱要略』）：肉桂，附子，熟地黄，山茱萸，山薬，茯苓，牡丹皮，沢瀉
知柏地黄丸（『医宗金鑑』）：知母，黄柏，熟地黄，山茱萸，山薬，茯苓，牡丹皮，沢瀉
竜胆瀉肝湯（『蘭室秘蔵』）：竜胆草，沢瀉，木通，車前子，当帰，柴胡，生地黄（近代の処方には黄芩，山梔子が入っている）

4 予防とケア

1．健全な精神生活を送る。
2．適当な運動を行う。
3．十分な睡眠を取る。
4．ストレスを解消する。

第7章 気血津液病証

気血津液病証の概要

〈1〉気の病証

1 気の機能と病機

●機能	●病機	●臨床所見
推動作用	気虚あるいは気滞によって生命活動の推動が不能になる	発達障害・臓腑機能の低下・血虚・血瘀・水液の停滞・疼痛・喘促・嘔吐
温煦作用	陽気不足	冷え・血と津液の運行が緩慢
防御作用	衛気不足	カゼが引きやすい
固摂作用	気虚によって固摂できなくなる	自汗・多尿・尿失禁・慢性下痢・遺精
気化作用	気化無力	消化不良・小便不利

2 治療原則

●分類	●病機	●治則
実	気滞・気逆	理気・降逆
虚	気虚・気陥・気脱	補気・昇提・固脱

〈2〉血の病証

1 血の機能と病機

●機能	●病機	●臨床所見
脈管内で運行し，全身を滋養する	血虚によって滋養できない。あるいは運行障害によって瘀血になったり，出血したりする	眩暈・顔色は白くて艶がない・唇の色が淡い・皮膚の乾燥・手足の痺れ，あるいは疼痛・腫塊・肌膚甲錯*・舌質紫暗・各種の出血
神を養う	血虚によって神を養えない	元気がない・健忘・不眠・動悸

＊肌膚甲錯：皮膚が荒く，乾燥・角化過度で，色が褐色になり，魚の鱗のように見える。

2 治療原則

●分類	●病機	●治則
実	血熱・血寒・血瘀	涼血・散寒・化瘀
虚	血虚	補血養血

〈3〉痰の病証

1 痰の病機と臨床所見

1）病機：肺・脾・腎の機能障害，湿が聚まって痰になる
2）臨床所見
　痰涎：喀痰
　痰核：腫塊
　痰症：関節疼痛，運動障害，手足の痺れ・神識と精神の異常

2 治療原則

　標治：化痰
　本治：肺・脾・腎を補う

〈4〉飲の病証

1 飲の病機と分類

1）病機：陽虚陰盛で，水液，津液の運行が停止して，飲になる
2）分類：飲の停留部位によって異なる
　　胃腸：痰飲
　　脇下：懸飲
　　胸肺：支飲
　　肢体：溢飲

2 治療原則

温陽化飲

[1] 鬱証

1 概念

鬱証とは，情志不暢によって気機が鬱滞して引き起こされる病証である。臨床では精神的抑鬱・情緒不安定・胸脇脹満・あるいは咽に違和感がするなどの症状がみられる。

[西洋医学の関連疾患]
①神経症，②更年期障害，③ヒステリー。

2 病因病機

1 病因

1）情志の失調

```
鬱と怒り→肝を損傷→肝の疏泄失調→肝気鬱結    ┐
過度の憂い→脾の運化失調→湿が聚まって痰になる ┴ 痰気鬱結→鬱
```

2）体質素因

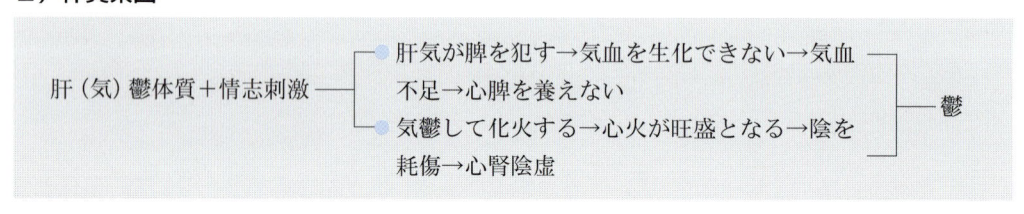

```
肝（気）鬱体質＋情志刺激 ─┬─●肝気が脾を犯す→気血を生化できない→気血 ┐
                          │   不足→心脾を養えない                        ├ 鬱
                          └─●気鬱して化火する→心火が旺盛となる→陰を    │
                              耗傷→心腎陰虚                              ┘
```

2 病機

1）基本病機：肝気鬱結
2）病位：おもに肝。心・脾・腎と関連する

3 病因・病機・病証のまとめ

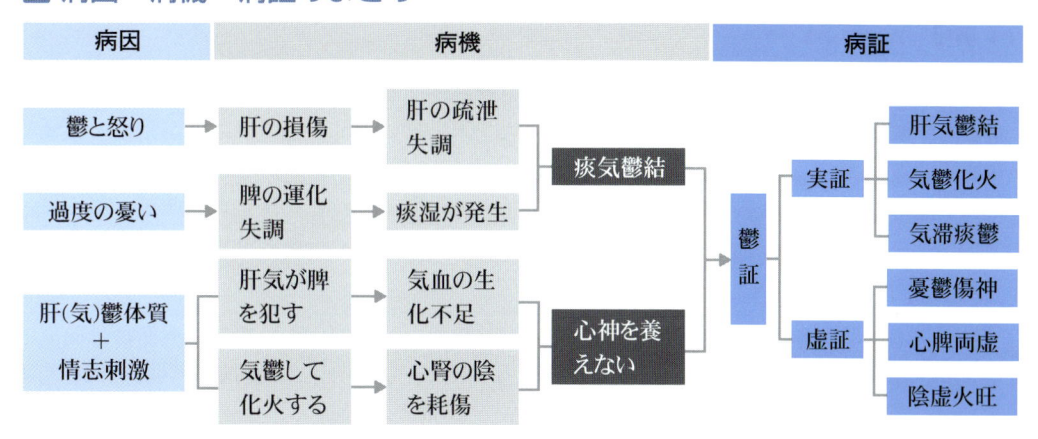

病因	病機		病証	
鬱と怒り → 肝の損傷 → 肝の疏泄失調	→ 痰気鬱結		実証	肝気鬱結 / 気鬱化火 / 気滞痰鬱
過度の憂い → 脾の運化失調 → 痰湿が発生		鬱証		
肝(気)鬱体質＋情志刺激 → 肝気が脾を犯す → 気血の生化不足	→ 心神を養えない		虚証	憂鬱傷神 / 心脾両虚 / 陰虚火旺
→ 気鬱して化火する → 心腎の陰を耗傷				

3 弁証論治

1 類証鑑別

梅核気・虚火喉痺と噎膈の弁別

	梅核気	虚火喉痺	噎膈
症状	咽喉部の違和感・嚥下困難と嘔吐がない	咽喉部の違和感，乾燥，灼熱，痒い	嚥下困難・食後すぐ嘔吐
病因	情志憂鬱	喫煙・飲酒・喋り過ぎる	不適切な飲食
病機	痰気が咽喉部を阻滞する	陰虚火旺によって咽喉を燻灼する	気・痰・瘀が食道を阻滞して，津液を消耗する
西洋医学の病名	ヒステリー球	慢性咽喉炎	食道がん・噴門痙攣 食道炎・食道憩室

2 弁証のポイント

虚実の弁別

	実証	虚証
病機	痰気の鬱結	心神失養
症状	精神抑鬱・胸脇脹痛・咽喉中に何か詰まった違和感・ため息をつく・脈弦あるいは滑	精神恍惚・心神不安・心悸・不眠・悲しくて泣きやすい・脈細あるいは細数

3 治療原則

原則：疏肝理気開鬱
　実証：疏肝理気 ＋ 活血・降火・祛痰・化湿・消食
　虚証：養心安神・補益心脾・滋養心腎

1 | 鬱 証　257

4 証治分類

1）実証

	肝鬱気滞	肝鬱化火	気滞痰鬱
特徴的な症状	精神抑鬱・情緒不安・ため息をつく	せっかちで怒りっぽい	咽喉中に何か詰まったような違和感，吐こうとしても吐き出せず，飲み込もうとしても飲み込むことができない
症状	遊走性の胸脇脹痛・胃脘部の痞え・げっぷ・腹脹・食欲不振・嘔吐・女性は生理不順	胸脇部の脹満感・胃酸がこみあがる・口乾・口苦・便秘・あるいは頭痛・目赤・耳鳴	精神抑鬱・胸部には閉塞感・脇肋部には脹満感
舌	舌苔薄	舌質紅・苔黄	舌苔白膩
脈	弦	弦数	弦滑
病機	肝鬱気滞によって，脾胃の昇降機能が失調する	肝鬱が化火し，横逆して胃を犯す	気鬱と痰凝によって咽喉と胸部が阻滞される
治法	疏肝解鬱 理気暢中	疏肝解鬱 清肝瀉火	行気開鬱 化痰散結
方剤	柴胡疏肝散	丹梔逍遙散 + 左金丸	半夏厚朴湯

2）虚証

	憂鬱傷神	心脾両虚	陰虚火旺
特徴的な症状	精神恍惚・心神不安	物事の憂慮過度・心悸・驚かされやすい	心煩・怒りっぽい・動悸・不眠
症状	憂慮・よく物事を疑う・驚かされやすい・悲しくて泣きやすい・時々あくびをする	不眠・健忘・顔に艶がない・目眩・食欲不振	ほてり・眩暈・腰がだるい・男性は遺精・女性は生理不順
舌	舌質淡・苔薄白	舌質淡	舌質紅・少苔
脈	弦細	細弱	細弦数
病機	営陰を消耗して心神を養えない	脾気と心血の不足のため，心神を養えない	陰精虧損・虚火上炎によって心神を乱す
治法	甘潤緩急 養心安神	健脾養心 益気補血	滋養心腎
方剤	甘麦大棗湯 + 柏子仁，棗仁，茯神，合歓花	帰脾湯	滋水清肝飲

甘麦大棗湯（『金匱要略』）：甘草，小麦，大棗
帰脾湯（『済生方』）：人参，黄耆，白朮，甘草，生姜，大棗，当帰，遠志，茯神，酸棗仁，竜眼肉，

　　　　　木香
柴胡疏肝散（『景岳全書』）：柴胡，香附子，枳殻，陳皮，川芎，芍薬，甘草
左金丸（『丹渓心法』）：黄連，呉茱萸
滋水清肝飲（『医宗己任篇』）：生地黄，山茱萸，茯苓，当帰，山薬，牡丹皮，沢瀉，白芍，柴胡，山
　　　梔子，酸棗仁
丹梔逍遙散（『医統』）：当帰，白芍，白朮，柴胡，茯苓，甘草，生姜，薄荷，牡丹皮，山梔子
半夏厚朴湯（『金匱要略』）：半夏，厚朴，紫蘇，茯苓，生姜

4　予防とケア

1．ストレスを解消する。
2．規則正しい生活を守る。
3．心理的なケアが重要である。

[2] 血証

1 概念

血証とは，血液が正常な道から離れ，人体の上部の竅である口や鼻などから溢れたり，あるいは前後二陰から漏れたり，あるいは肌膚から滲出したりする病証である。

[西洋医学の関連疾患]
各種急性・慢性疾病による出血。
1）血液病
　①血小板減少：産生低下・破壊亢進・分布異常
　②血小板機能障害：粘着障害・凝集障害・放出障害
　③血管障害：紫斑
　④凝固因子欠乏：血友病など
　⑤線溶亢進：播種性血管内凝固症候群（DIC）など
2）その他
　①呼吸系：炎症・結核・気管支拡張症・肺がん
　②心臓・血管系：僧帽弁狭窄症
　③膠原病：リウマチ・全身性エリテマトーデス（SLE）
　④消化系：門脈圧亢進症・胃潰瘍・胃がん・潰瘍性大腸炎・痔・大腸がん
　⑤泌尿系：結石・感染・がん

2 病因病機

1 病因

1）外邪の侵襲

風熱・燥邪→上部脈絡を損傷する→衄血・喀血・吐血
湿熱の邪→下部脈絡を損傷する→尿血・便血

2）飲食の不調

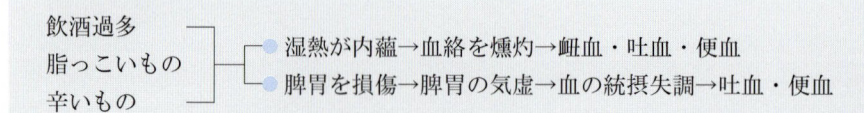

飲酒過多／脂っこいもの／辛いもの
　● 湿熱が内蘊→血絡を燻灼→衄血・吐血・便血
　● 脾胃を損傷→脾胃の気虚→血の統摂失調→吐血・便血

3）情志過度

情志の抑鬱／悩み・怒り —— 肝気鬱滞→気鬱化火 ——
- 上逆して肺を犯す→肺絡を損傷→衄血・喀血
- 横逆して胃を犯す→胃絡を損傷→吐血

4）労倦過度

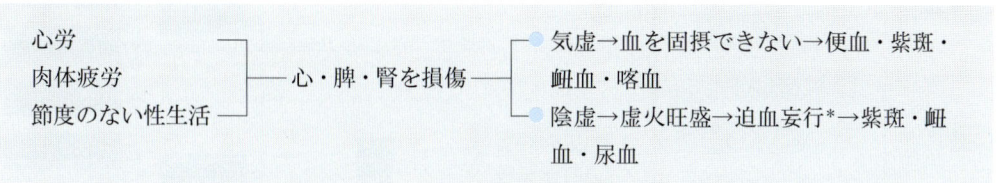

心労／肉体疲労／節度のない性生活 —— 心・脾・腎を損傷 ——
- 気虚→血を固摂できない→便血・紫斑・衄血・喀血
- 陰虚→虚火旺盛→迫血妄行*→紫斑・衄血・尿血

＊迫血妄行：旺盛した熱が血液のめぐりに勢いを加え，血液の運行が乱れ，脈絡の外へ溢れる。

5）慢性的罹病

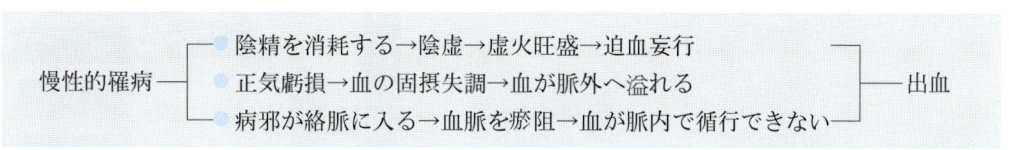

慢性的罹病 ——
- 陰精を消耗する→陰虚→虚火旺盛→迫血妄行
- 正気虧損→血の固摂失調→血が脈外へ溢れる
- 病邪が絡脈に入る→血脈を瘀阻→血が脈内で循行できない
—— 出血

2 病機

1）基本病機

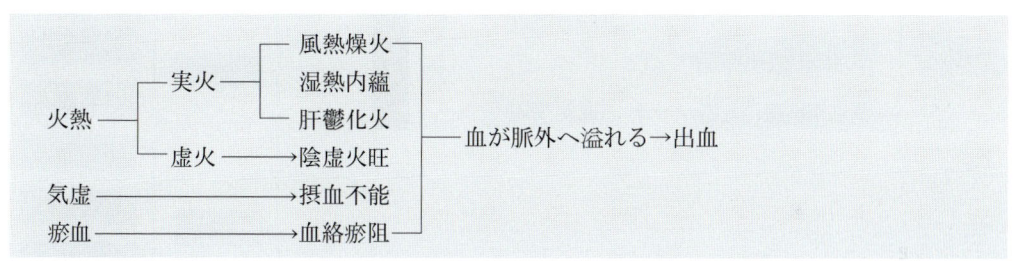

火熱 ── 実火 ── 風熱燥火／湿熱内蘊／肝鬱化火
火熱 ── 虚火 → 陰虚火旺
気虚 → 摂血不能
瘀血 → 血絡瘀阻
── 血が脈外へ溢れる→出血

2）病理性質

気火亢盛：実
陰虚で虚火旺盛／気虚で固摂不能 —— 虚

3 病因・病機・病証のまとめ

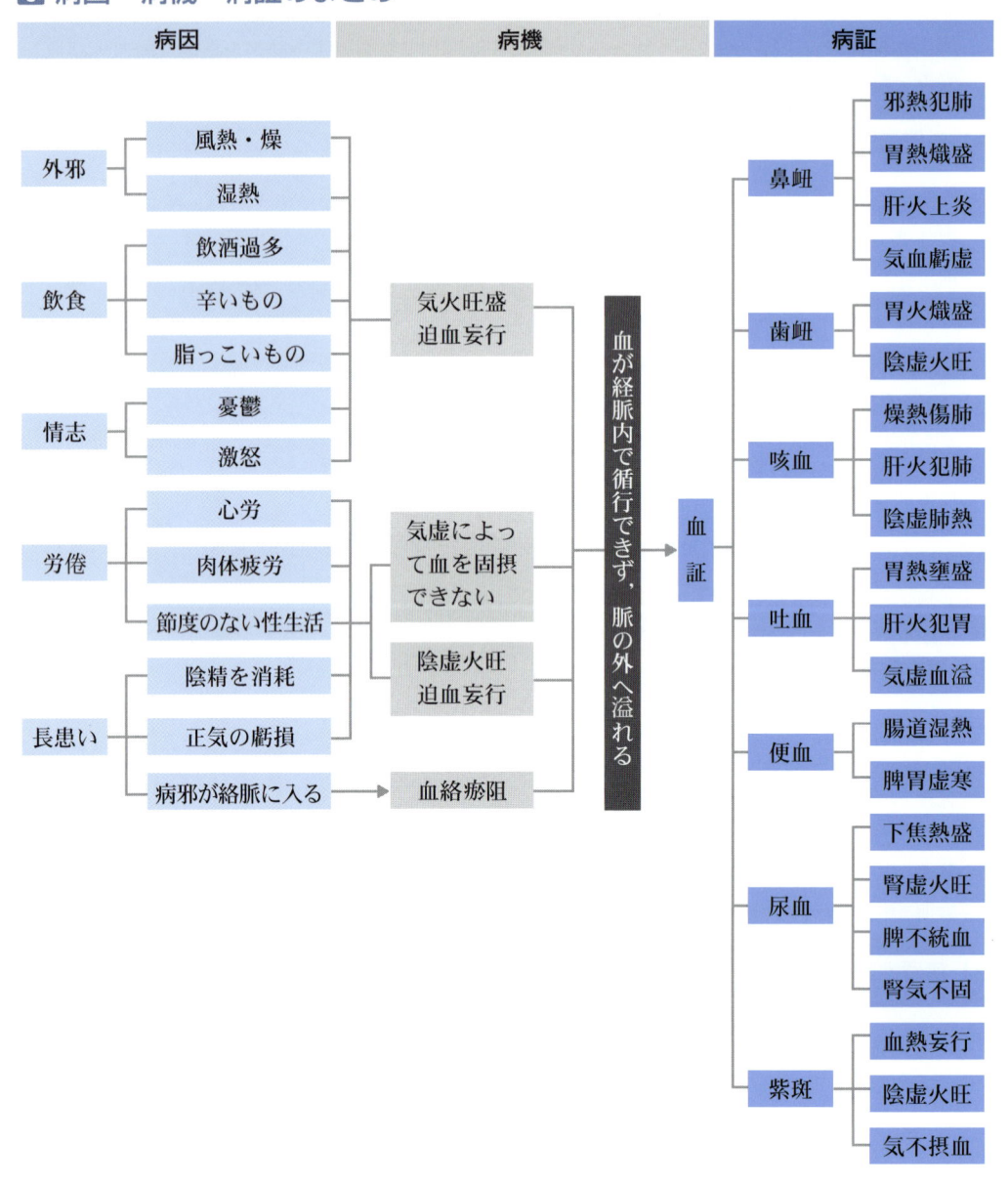

病因		病機	病証	
外邪	風熱・燥 / 湿熱	気火旺盛 迫血妄行	鼻衄	邪熱犯肺 / 胃熱熾盛 / 肝火上炎 / 気血虧虚
飲食	飲酒過多 / 辛いもの / 脂っこいもの		歯衄	胃火熾盛 / 陰虚火旺
情志	憂鬱 / 激怒	気虚によって血を固摂できない	咳血	燥熱傷肺 / 肝火犯肺 / 陰虚肺熱
労倦	心労 / 肉体疲労 / 節度のない性生活	陰虚火旺 迫血妄行	吐血	胃熱壅盛 / 肝火犯胃 / 気虚血溢
長患い	陰精を消耗 / 正気の虧損 / 病邪が絡脈に入る	血絡瘀阻	便血	腸道湿熱 / 脾胃虚寒
			尿血	下焦熱盛 / 腎虚火旺 / 脾不統血 / 腎気不固
			紫斑	血熱妄行 / 陰虚火旺 / 気不摂血

病機（総括）：血が経脈内で循行できず，脈の外へ溢れる → 血証

3 弁証論治

1 類証鑑別

1）鼻衄と外傷性鼻衄

	鼻衄	外傷性鼻衄
外傷誘因	なし	ある・損傷された部位で発生
随伴症状	臓腑熱盛あるいは気血不足の症状	なし

2）歯衄と舌衄

	歯衄	舌衄
出血部位	歯茎	舌の表面
随伴症状	歯齦が赤くて腫れ痛む	舌の表面に小さい滴状出血

3）咳血と吐血

	咳血	吐血
随伴症状	咳嗽	嘔吐
出血性状	色が鮮やか・泡沫と痰が混じる	色が紫暗・食物が混じる
大便の色	黄	黒
関連疾患	呼吸器系疾患・心臓疾患	消化器系疾患

4）便血と痔の出血

	便血	痔の出血
出血性状	色が鮮やか，あるいは黒い	色が鮮やか，便の外側に付着
随伴症状	腹痛あるいは下痢	肛門の疼痛あるいは異物感
関連疾患	胃，小腸，結腸の出血	肛門の出血

5）尿血と血淋

	血淋	尿血
共通点	血尿	
排尿痛	ある	なし・あるいは軽い

6）紫斑と皮疹

	紫斑	皮疹
色	紫	赤
隆起	なし	皮膚より隆起
痒み	なし	ある
押す	褪色しない	褪色
機序	出血	充血

2 弁証のポイント

1）出血の部位：鼻衄・歯衄・咳血・吐血・便血・尿血・紫斑
2）関連する臓腑（病位）：心・肝・脾・肺・腎・胃・大腸・膀胱

3）虚実 ─┬─ 実熱
　　　　├─ 陰虚内熱
　　　　└─ 気虚

3 治療原則──治火・治気・治血

治火 ─┬─ 実火：清熱瀉火
　　　└─ 虚火：滋陰降火

治気 ─┬─ 実証：清気降気
　　　└─ 虚証：補気益気

治血 ─┬─ 血熱：涼血止血
　　　├─ 気虚：収斂止血
　　　└─ 瘀血：活血止血

4 止血薬の分類

効用	適応証	生薬
涼血止血	血熱出血	大薊・小薊・地楡・槐花・紫珠草・白茅根・側柏葉
収斂止血	瘀血でない出血	仙鶴草・藕節・血余炭
温経止血	虚寒出血	艾葉・灶心土
活血止血	瘀血出血	茜草根・蒲黄・三七

5 証治分類

1）鼻衄

	熱邪犯肺	胃熱熾盛	肝火上炎	気血虧虚
特徴的な症状	鼻が乾燥して衄血が起こる	鼻衄・あるいは歯衄を伴う・血色は鮮やか	鼻衄・頭痛・目眩・耳鳴	鼻衄あるいは歯衄，肌衄を伴う
症状	口咽の乾燥・あるいは身熱を伴う・咳嗽するが痰は少ない	口渇して水を飲みたがる・鼻口の乾燥・口臭・煩躁・便秘	煩躁・怒りっぽい・目赤・口苦	精神不振・無力・顔面晄白・眩暈・耳鳴・心悸・不眠
舌	舌質紅・苔薄	舌質紅・苔黄	舌質紅	舌質淡
脈	数	数	弦数	細・無力
病機	燥熱の邪が肺を損傷し，血熱妄行によって血が清竅から溢れる	胃火の上炎によって血液の運行が乱れ，血が脈絡の外へ溢れる	火熱が上炎して血液の運行が乱れ，血が清竅から溢れる	気虚によって血を固摂できなくなり，清竅から溢れる。失血によって気も損失し，気血両虚になる

	熱邪犯肺	胃熱熾盛	肝火上炎	気血虧虚
治法	清泄肺熱 涼血止血	清胃瀉火 涼血止血	清肝瀉火 涼血止血	補気摂血
方剤	桑菊飲	玉女煎	竜胆瀉肝湯	帰脾湯

2）歯衄

	胃火熾盛	陰虚火旺
特徴的な症状	血色が鮮やか・歯齦が赤く腫れて痛む	血色が淡紅・歯齦が萎縮
症状	頭痛・口臭・便秘	ストレスと疲労により誘発・ほてり
舌	舌質紅・苔黄	舌質紅・苔少
脈	洪数	細数
病機	胃火が内熾し，経絡に沿って上部を犯して，血絡を灼傷する	腎陰不足によって，虚火が上炎し，血絡を損傷して，血が溢れる
治法	清胃瀉火 涼血止血	滋陰降火 涼血止血
方剤	加味清胃散 + 瀉心湯	滋水清肝飲 + 茜根散

3）咳血

	燥熱傷肺	肝火犯肺	陰虚肺熱
特徴的な症状	喉が痒い・咳嗽・痰血	咳嗽がひとしきり続く・鮮紅な血痰あるいは痰に血液が混じる	慢性的な咳嗽・痰少・痰に血液が混じる・あるいは喀血・色は鮮やか
症状	口鼻の乾燥感・ときには発熱	胸脇の脹痛・怒りっぽい・口苦	ほてり・口咽の乾燥感・顔面紅潮・盗汗
舌	舌質紅少津・苔薄黄	舌質紅・苔薄黄	舌質紅
脈	数	弦数	細数
病機	燥熱が肺を損傷し，肺の清粛機能が失調し，肺絡を損傷する	肝火が肺を犯し，肺の清粛機能が失調し，肺絡を損傷する	虚火が肺を焼灼して，肺の清粛機能が失調し，肺絡を損傷する
治法	清熱潤肺 寧絡止血	清肝瀉肺 涼血止血	滋陰潤肺 寧絡止血
方剤	桑杏湯	瀉白散 + 黛蛤散	百合固金丸

4）吐血

	胃熱壅盛	肝火犯胃	気虚血溢
特徴的な症状	胃脘部の疼痛・吐血・色は赤あるいは紫暗・ときには食物が混じる	吐血はストレスによって誘発される・色は赤あるいは紫暗	吐血を繰り返す・血色が暗淡
症状	口臭・便秘・あるいは大便が黒色	脇痛・怒りっぽい・口苦・不眠・多夢	精神疲労・力が入らない・顔面晄白・動悸・不眠
舌	舌質紅・苔黄	舌質紅	舌質淡
脈	滑数	弦数	細弱
病機	胃熱が体内に鬱して，胃絡を損傷する	肝火が胃を犯し，胃絡を損傷する	中気不足によって血液を固摂できなくなり，血が溢れる
治法	清胃瀉火 涼血止血	瀉肝清胃 涼血止血	健脾益気摂血
方剤	瀉心湯 ＋ 十灰散	竜胆瀉肝湯	帰脾湯

5）便血

	腸道湿熱	脾胃虚寒
特徴的な症状	便血の色が鮮やか	便血の色が暗くて紫色・あるいは黒
症状	大便がスムーズに排泄されない・あるいは泥状便・あるいは腹痛がある・口苦	腹部がヒリヒリと痛む・温かい飲みものを好む・顔色に艶がない・精神不振・泥状便
舌	舌苔黄膩	舌質淡
脈	濡数	細
病機	湿熱の蘊結によって，脈絡を損傷して血が腸道から溢れる	中焦の虚寒によって，気が血を統摂できず，胃腸から溢れる
治法	清化湿熱 涼血止血	温中健脾 養血止血
方剤	地楡散（清化湿熱に優れる） 槐角丸（理気活血に優れる）	黄土湯

6）尿血

	下焦熱盛	腎虚火旺	脾不統血	腎気不固
特徴的な症状	尿血・色が鮮やか・排尿時に尿道に灼熱感がある	尿少で色が濃い・血尿	尿血を繰り返す・血色が暗くて淡い	尿血の経過が長く，色が淡い

	下焦熱盛	腎虚火旺	脾不統血	腎気不固
症状	心煩・口渇・顔面紅潮・口内炎・不眠	ほてり・口咽乾燥・寝汗・腰と膝がだるい	食欲不振・顔に艶がない・倦怠感・声が低いあるいは歯衄か肌衄を伴う	目眩・耳鳴・精神不振・倦怠感・腰がだるい
舌	舌質紅	舌質紅	舌質淡	舌質淡
脈	数	細数	細弱	沈弱
病機	熱が陰絡を損傷し、血が膀胱から溢れる	虚火が内熾して脈絡を灼傷する	中気不足によって、血液を固摂できなくなり、血が膀胱から溢れる	腎気虚弱によって血の固摂機能が失われる
治法	清熱瀉火 涼血止血	滋陰降火 涼血止血	健脾益気摂血	補益腎気 固摂止血
方剤	小薊飲子	知柏地黄丸	帰脾湯	無比山薬丸

7）紫斑

	血熱妄行	陰虚火旺	気不摂血
特徴的な症状	皮膚に紫斑・あるいは鼻衄・歯衄・便血・尿血を伴う	皮膚に紫斑が現れたり消えたりする・鼻衄・歯衄を伴う	経過が長く、肌衄を繰り返す
症状	発熱・口渇・便秘	ほてり・顔面紅潮・盗汗	精神不振・眩暈・顔面蒼白あるいは黄色で艶がない・食欲不振
舌	舌質紅・苔黄	舌質紅	舌質淡
脈	弦数	細数	細弱
病機	熱が経絡を壅滞して、血液の運行が乱れ、肌腠から溢れる	虚火が内熾し脈絡を灼傷して血が肌腠から溢れる	中気不足によって気が血を統摂できなくなり、肌腠から溢れる
治法	清熱解毒 涼血止血	滋陰降火 寧絡止血	補気摂血
方剤	犀角地黄湯	茜根散	帰脾湯

黄土湯（『金匱要略』）：竈心黄土，甘草，生地黄，白朮，附子，阿膠，黄芩
槐角丸（『丹溪心法』）：槐角，地楡，黄芩，当帰，枳殻，防風
加味清胃散（『張氏医通』）：生地黄，牡丹皮，当帰，黄連，連翹，犀角，升麻，生甘草
帰脾湯（『済生方』）：人参，黄耆，白朮，甘草，生姜，大棗，当帰，遠志，茯神，酸棗仁，竜眼肉，木香
玉女煎（『景岳全書』）：石膏，熟地黄，麦門冬，知母，牛膝
犀角地黄湯（『備急千金要方』）：犀角，生地黄，牡丹皮，芍薬

滋水清肝飲（『医宗己任篇』）：生地黄，山茱萸，茯苓，当帰，山薬，牡丹皮，沢瀉，白芍，柴胡，山梔子，酸棗仁
瀉心湯（『金匱要略』）：大黄，黄芩，黄連
瀉白散（『小児薬証直訣』）：桑白皮，地骨皮，生甘草，粳米
十灰散（『十薬神書』）：大薊，小薊，側柏葉，荷葉，茜草根，山梔子，茅根，大黄，牡丹皮，棕櫚皮
小薊飲子（『済生方』）：生地黄，小薊，滑石，通草，炒蒲黄，淡竹葉，藕節，当帰，山梔子，甘草
茜根散（『景岳全書』）：茜草根，黄芩，阿膠，側柏葉，生地黄，甘草
桑菊飲（『温病条弁』）：桑葉，菊花，連翹，薄荷，桔梗，杏仁，芦根，甘草
桑杏湯（『温病条弁』）：桑葉，杏仁，沙参，浙貝母，淡豆豉，山梔子，梨皮
黛蛤散（験方）：青黛，海蛤殻
知柏地黄丸（『医宗金鑑』）：知母，黄柏，熟地黄，山茱萸，山薬，茯苓，牡丹皮，沢瀉
地楡散（験方）：地楡，茜草根，黄芩，黄連，山梔子，茯苓
百合固金丸（『医方集解』）：百合，生地黄，熟地黄，麦門冬，貝母，当帰，芍薬，甘草，玄参，桔梗
無比山薬丸（『太平恵民和剤局方』）：山薬，肉蓯蓉，熟地黄，山茱萸，茯神，菟絲子，五味子，赤石脂，巴戟天，沢瀉，杜仲，牛膝
竜胆瀉肝湯（『蘭室秘蔵』）：竜胆草，沢瀉，木通，車前子，当帰，柴胡，生地黄（近代の処方には黄芩，山梔子が入っている）

4　予防とケア

1．過労を防止する。
2．刺激性の強い食べものを避ける。
3．ストレスを解消する。

［3］痰飲

1 概念

痰飲とは，体内の水液の輸布と運化が失調して，ある部位に停滞して起こった病証である。

1）痰と飲の区別
（有形の痰と無形の痰の区別）

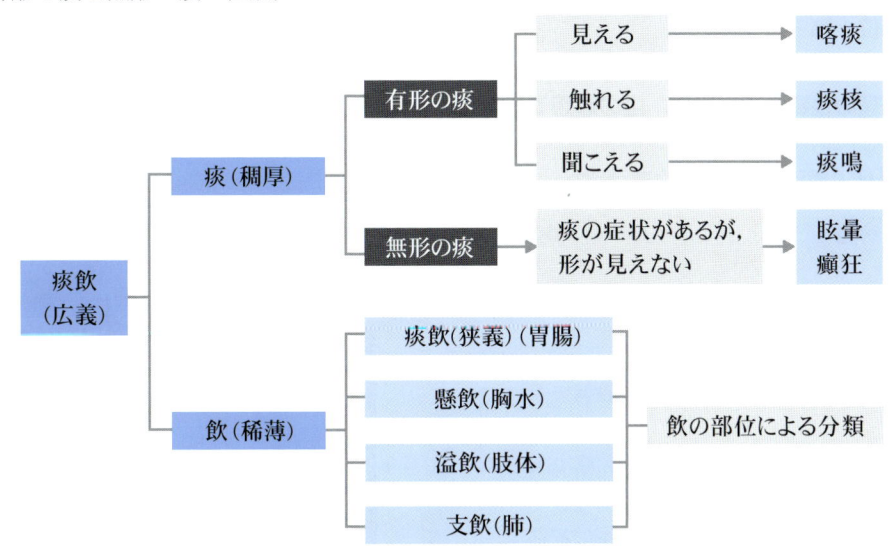

```
                              ┌─ 見える  ──→ 喀痰
                  ┌─ 有形の痰 ─┼─ 触れる  ──→ 痰核
         ┌─ 痰(稠厚) ┤           └─ 聞こえる ──→ 痰鳴
         │        │
痰飲     │        └─ 無形の痰 ──→ 痰の症状があるが，──→ 眩暈
(広義) ──┤                        形が見えない        癲狂
         │        ┌─ 痰飲(狭義)(胃腸) ┐
         └─ 飲(稀薄) ┼─ 懸飲(胸水)    │
                  ├─ 溢飲(肢体)    ├─ 飲の部位による分類
                  └─ 支飲(肺)      ┘
```

2）『金匱要略』にみる痰飲

広義	四飲（痰飲・懸飲・溢飲・支飲）の総称
狭義	胃腸の間に停留している飲

[西洋医学の関連疾患]
①慢性気管支炎，②気管支喘息，③胸水，④慢性胃炎，⑤心不全，⑥腎炎・腎不全。

2 病因病機

1 病因

1）寒湿の感受

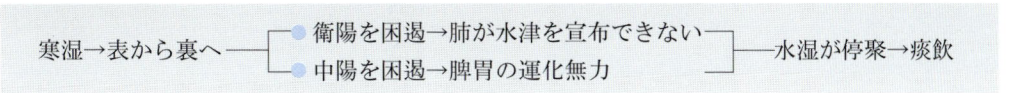

```
寒湿→表から裏へ ──┬─● 衛陽を困遏→肺が水津を宣布できない ─┬─→ 水湿が停聚→痰飲
                  └─● 中陽を困遏→脾胃の運化無力          ─┘
```

2）不適切な飲食

```
生もの
冷たいもの  ── 脾陽を阻遏→中焦の運化失調→水湿が停聚→痰飲
水の過飲
```

3）過労・高齢・持病

```
過労
高齢  ── 脾腎陽虚→水の気化作用が失調→水湿が停聚→痰飲
持病
```

2 病機

1）基本病機：三焦の気化失調によって水飲が停積する
2）病位：肺・脾・腎
3）病理基礎：中陽虚弱・臓気不足
4）病理の性質：陽虚陰盛・虚の起因で実になる

3 病因・病機・病証のまとめ

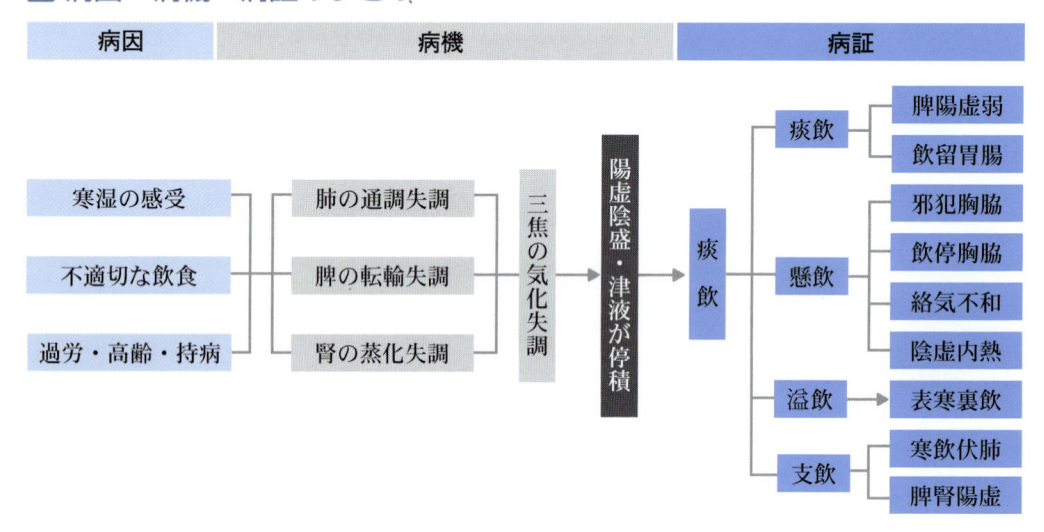

病因	病機	病証
寒湿の感受	肺の通調失調	痰飲：脾陽虚弱／飲留胃腸
不適切な飲食	脾の転輸失調 → 三焦の気化失調 → 陽虚陰盛・津液が停積 → 痰飲	懸飲：邪犯胸脇／飲停胸脇／絡気不和／陰虚内熱
過労・高齢・持病	腎の蒸化失調	溢飲：表寒裏飲
		支飲：寒飲伏肺／脾腎陽虚

3 弁証論治

1 弁証のポイント

1）痰飲停積部位の弁別

胃腸	痰飲
脇下	懸飲
肢体	溢飲
胸肺	支飲

『金匱要略』痰飲咳嗽病の原文
「其人素盛今痩, 水走腸間, 瀝瀝有声, 謂之痰飲。飲後水流脇下, 咳吐引痛, 謂之懸飲。飲水流行, 帰於四肢, 当汗出而不汗出, 身体疼痛, 謂之溢飲。咳逆倚息, 短気不得臥, 其形如腫, 謂之支飲。」

2）標本主次の弁別
本虚：陽気不足
標実：水飲留聚

2 治療原則

治療原則：温化

背景：飲は陰邪であり, 「遇寒則聚, 得温則行」（寒に遇えば聚まり, 温を得れば消散する）。

『金匱要略』痰飲咳嗽病の原文：「病痰飲者, 当以温薬和之」

1）標本

①標本

標	水飲壅盛
本	陽微気虚

②治療

標治	祛飲
本治	温陽

2）表裏

表	温散発散
裏	温化利水

3）寒熱

寒証	温陽
熱証	清熱
寒熱錯雑	温涼併挙

4）虚実

正虚	補正
邪実	攻邪
邪実正虚	攻補兼施

3 証治分類

1）痰飲

	脾陽虚弱	飲留胃腸
特徴的な症状	胸脇部に脹満感・胃脘部の痞え・胃の中に振水音がする・脘腹部の冷え・背中が寒い・稀薄な痰涎を嘔吐する	胃脘部に硬くて脹満感がある・あるいは疼痛・下痢をするとスッキリするが胃脘部が硬くて脹満感が続く・あるいは水が腸間を走りゴロゴロと音がする

3｜痰 飲　271

	脾陽虚弱	飲留胃腸
症状	口渇するが飲みたくない・食欲不振・泥状便・眩暈	腹満・便秘・口舌の乾燥感
舌	舌苔白滑	舌苔膩・色白あるいは黄
脈	弦細滑	弦あるいは伏
病機	脾陽虚弱によって飲が胃に溜まり，清陽が上昇できなくなる	水飲壅結して胃腸に留まり，飲が鬱して化熱する
治法	温脾化飲	攻下逐飲
方剤	苓桂朮甘湯 + 小半夏加茯苓湯	甘遂半夏湯（攻守兼施） 己椒藶黄丸（飲鬱化熱）

2）懸飲

	邪犯胸脇	飲停胸脇	絡気不和	陰虚内熱
特徴的な症状	寒熱往来*・咳嗽・痰が少ない・息切れ・胸脇部が刺痛・呼吸すると悪化	胸脇部の疼痛は初期より減少・呼吸困難がひどくなる	胸脇部に灼痛を感じる・胸部の痞え・呼吸がすっきりしない	胸脇部の痞え・胸痛・咳嗽・少量の粘り強い痰
症状	口苦・咽部の乾燥感	咳をして息切れ・喘息・患側の肋間が脹満	咳嗽・痰が少ないあるいは空咳	口咽部の乾燥感・午後潮熱・手掌と足裏の熱感および心煩・寝汗・痩せる
舌	舌苔薄白あるいは黄	舌苔薄白膩	舌質暗・苔薄	舌質紅・苔少
脈	弦数	沈弦あるいは弦滑	弦	細数
病機	邪が胸脇を犯して，少陽枢機が不利になり，肺の宣降機能が失調する	飲が胸脇に停滞して，絡脈を阻滞し，肺気を鬱滞する	飲邪の鬱滞が長引き，気機が阻滞され，絡脈が痺阻される	飲の阻滞と気の鬱滞によって，化熱して陰を耗傷し，陰虚肺燥になる
治法	和解宣利	逐水祛飲	理気和絡	滋陰清熱
方剤	柴枳半夏湯	十棗湯（重症） 控涎丹（比較的軽症）	香附旋覆花湯	沙参麦門冬湯 + 瀉白散

＊寒熱往来：まず悪寒がして，その後は発熱，発熱と悪寒が交代して現れる症状。

3）溢飲

	表寒裏飲
症状	身体の疼痛，沈重感を伴う・重症の場合には四肢の浮腫・悪寒・無汗・あるいは喘咳・大量の白沫痰・胸悶・吐き気
舌	舌苔白

	表寒裏飲
脈	弦緊
病機	肺脾の失調によって，体内に水飲が停留し，四肢の体表部に溢れる
治法	発表化飲
方剤	小青竜湯

4）支飲

	寒飲伏肺	脾腎陽虚
特徴的な症状	激しい喘咳で横になれない・大量の白沫痰・体を冷やすと悪化する	喘息・動くと悪化する・心悸・気短・咳・痰が多い
症状	悪寒・発熱・無汗・はなはだしい場合は足と顔の浮腫	食欲不振・胸部の痞え・冷え・元気がない・尿少・足のむくみ
舌	舌苔白滑	舌苔白潤あるいは灰膩・舌質胖大
脈	弦緊	沈細
病機	肺に寒飲が伏し，邪気を外感することによって引き起こされ，肺の宣降機能が失調する	支飲が長引くことによって脾腎陽虚になり，飲が上逆して心肺を犯す
治法	温肺化飲	温補脾腎 化飲
方剤	小青竜湯	金匱腎気丸（温腎）苓桂朮甘湯（温脾）

已椒藶黄丸（『金匱要略』）：防已，蜀椒，葶藶子，大黄
甘遂半夏湯（『金匱要略』）：甘遂，半夏，芍薬，甘草
金匱腎気丸（『金匱要略』）：肉桂，附子，熟地黄，山茱萸，山薬，茯苓，牡丹皮，沢瀉
控涎丹（『三因極－病証方論』）：甘遂，大戟，白芥子
香附旋覆花湯（『温病条弁』）：香附子，旋覆花，蘇子，薏苡仁，半夏，茯苓，橘皮
柴枳半夏湯（『医学入門』）：柴胡，黄芩，半夏，栝楼仁，枳殻，桔梗，杏仁，青皮，甘草
沙参麦門冬湯（『温病条弁』）：沙参，麦門冬，玉竹，桑葉，甘草，天花粉，白扁豆
瀉白散（『小児薬証直訣』）：桑白皮，地骨皮，生甘草，粳米
十棗湯（『傷寒論』）：大戟，芫花，甘遂，大棗
小青竜湯（『傷寒論』）：麻黄，桂枝，芍薬，甘草，乾姜，細辛，半夏，五味子
小半夏加茯苓湯（『金匱要略』）：半夏，生姜，茯苓
苓桂朮甘湯（『金匱要略』）：茯苓，桂枝，白朮，甘草

4 予防とケア

1. 風寒湿冷を避ける。
2. 飲酒・喫煙を控える。
3. 適当な運動を行う。

［4］消渇

1 概念

消渇とは，多飲・多食・多尿・身体消痩，あるいは尿に甘味があることなどを特徴とする病証である。

[西洋医学の関連疾患]
1）糖尿病
　①Ⅰ型糖尿病，②Ⅱ型糖尿病，③その他の特定型の糖尿病，④妊娠糖尿病。
2）尿崩症

2 病因病機

1 病因

1）飲食の不摂生

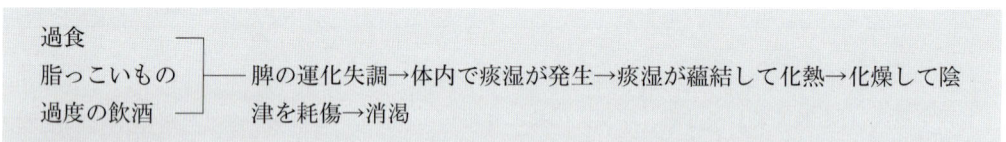

> 過食
> 脂っこいもの ── 脾の運化失調→体内で痰湿が発生→痰湿が蘊結して化熱→化燥して陰津を耗傷→消渇
> 過度の飲酒

2）情志の失調

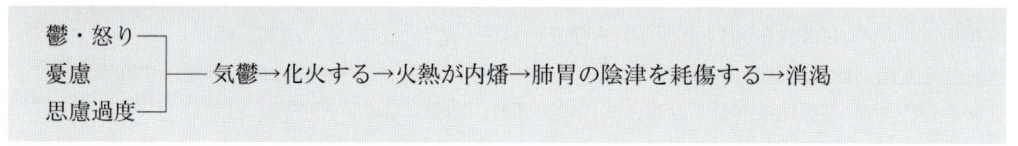

> 鬱・怒り
> 憂慮 ── 気鬱→化火する→火熱が内燔→肺胃の陰津を耗傷する→消渇
> 思慮過度

3）陰虚体質・過労・節度のない性生活

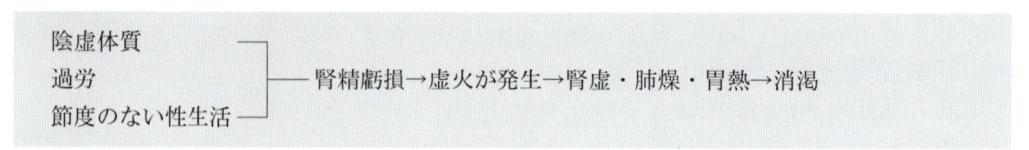

> 陰虚体質
> 過労 ── 腎精虧損→虚火が発生→腎虚・肺燥・胃熱→消渇
> 節度のない性生活

2 病機

1）基本病機：陰虚を本とし，燥熱を標とする
2）病位：肺・脾・腎，特に腎と密接な関係がある

3）伝変

消渇が長引く ─── 陰虚より陽に及ぶ→陰陽両虚
　　　　　　　└── 病久入絡→血脈瘀阻

4）合併症

合併証には肺癆・癰疽・白内障・雀盲・水腫・中風などがある

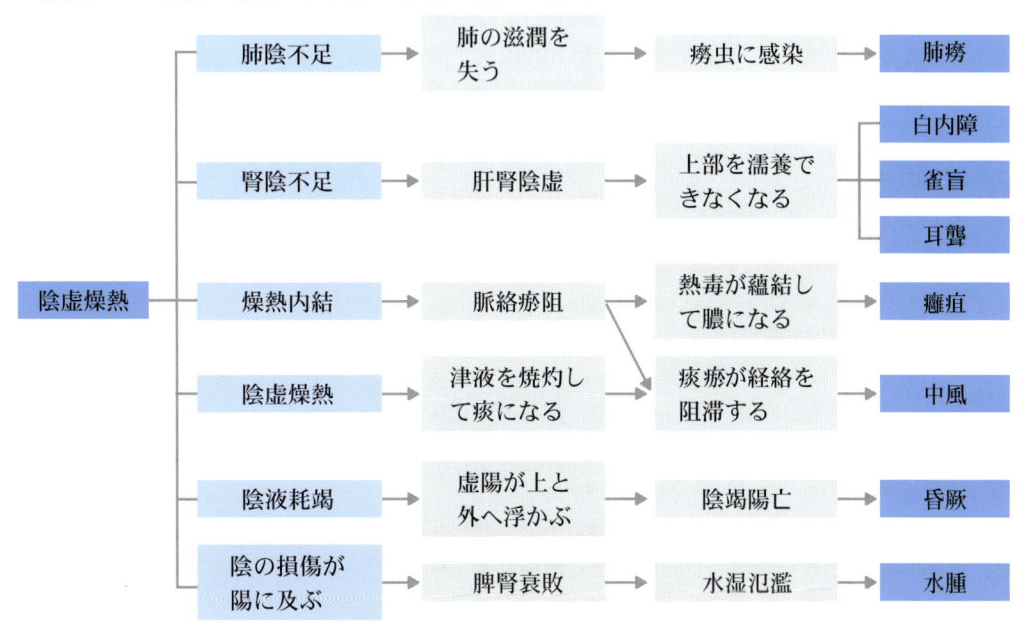

陰虚燥熱
- 肺陰不足 → 肺の滋潤を失う → 癆虫に感染 → 肺癆
- 腎陰不足 → 肝腎陰虚 → 上部を濡養できなくなる → 白内障／雀盲／耳聾
- 燥熱内結 → 脈絡瘀阻 → 熱毒が蘊結して膿になる → 癰疽
- 陰虚燥熱 → 津液を焼灼して痰になる → 痰瘀が経絡を阻滞する → 中風
- 陰液耗竭 → 虚陽が上と外へ浮かぶ → 陰竭陽亡 → 昏厥
- 陰の損傷が陽に及ぶ → 脾腎衰敗 → 水湿泛濫 → 水腫

3 病因・病機・病証のまとめ

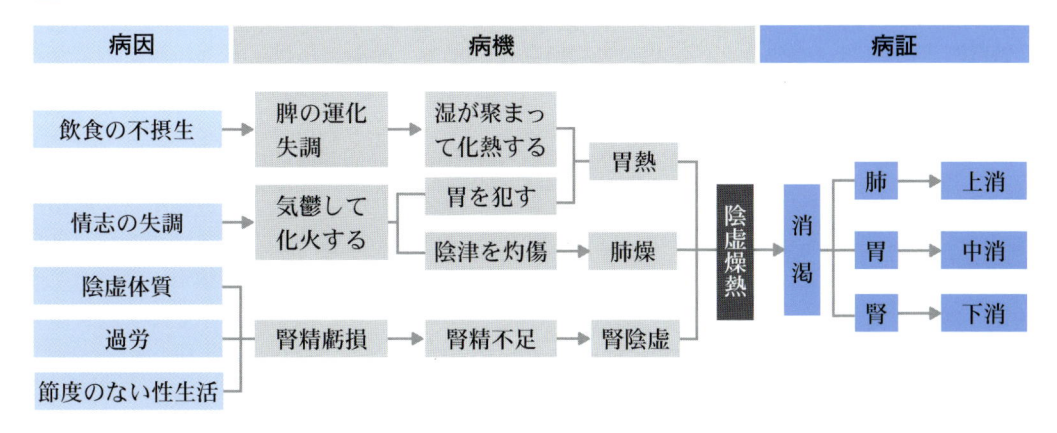

病因	病機	病証
飲食の不摂生	脾の運化失調 → 湿が聚まって化熱する → 胃熱	
情志の失調	気鬱して化火する → 胃を犯す／陰津を灼傷 → 肺燥	陰虚燥熱 → 消渇 → 肺→上消／胃→中消／腎→下消
陰虚体質／過労／節度のない性生活	腎精虧損 → 腎精不足 → 腎陰虚	

4｜消渇　275

3 弁証論治

1 弁証のポイント

1）病位の弁別

	おもな症状	病位	病機の特徴
上消	多飲	肺	肺燥
中消	多食	胃	胃熱
下消	多尿	腎	腎虚

2）標本の弁別
　　本：陰虚　　　標：燥熱
　　初期：主に燥熱
　　進行：陰虚 ＋ 燥熱

3）本証と合併症の弁別
　　本証：多飲・多食・尿多・痩せる
　　合併症：肺癆・白内障・雀盲・耳聾・癰疽・中風・昏厥・水腫

2 治療原則
1）基本原則：清熱潤燥・養陰生津
2）具体治則：上消・中消・下消を分けて治療する

3 証治分類

	上消	中消	下消	
	肺熱津傷	胃熱熾盛	腎陰虧虚	陰陽両虚
特徴的な症状	口渇・多飲	多食・すぐに空腹感を覚える	尿多，混濁または甘味がある・口渇	尿多，脂肪のように混濁する
症状	口舌の乾燥・頻尿・尿多	口渇・尿多・体が痩せる・便秘	腰膝がだるくて力が入らない・唇と皮膚の乾燥・手掌と足裏の熱感・心煩	顔色に艶がない・耳廓が枯れるように乾燥する・腰がだるくて痛い・足が軟弱・冷え・インポテンツ・または生理不順
舌	舌先辺紅・苔薄黄	舌質紅・苔黄	舌質紅・苔少	舌質淡・苔白
脈	洪数	滑実有力	細数	沈細無力
病機	肺の燥熱によって，津液の分布機能が失調する	胃火内熾によって，水穀を腐熟する力が強く，津液も消耗する	腎陰虧虚によって，腎の固摂機能が失調する	陰虚が陽に及び，腎陽が衰微して，腎の固摂機能が失調する

	上消	中消	下消	
	肺熱津傷	胃熱熾盛	腎陰虧虚	陰陽両虚
治法	清熱潤肺 生津止渇	清胃瀉火 養陰増液	滋陰固腎	滋陰温陽 補腎固摂
方剤	消渇方	玉女煎 ＋ 黄連・山梔子	六味地黄丸	金匱腎気丸

玉女煎（『景岳全書』）：石膏，熟地黄，麦門冬，知母，牛膝
金匱腎気丸（『金匱要略』）：肉桂，附子，熟地黄，山茱萸，山薬，茯苓，牡丹皮，沢瀉
消渇方（『丹渓心法』）：黄連末，天花粉末，生地汁，藕汁，人乳汁，姜汁，蜂蜜
六味地黄丸（『小児薬証直訣』）：熟地黄，山茱萸，山薬，茯苓，牡丹皮，沢瀉

4 予防とケア

1．過食を避ける。
2．節度のある生活を送る。
3．糖尿病食を摂る。

[5] 自汗・盗汗

1 概念

自汗・盗汗とは，陰陽の失調により腠理が固まらなくなることによって，汗の排泄に異常を来す病証である。自汗は，外部環境に影響されず，昼はときどき汗が出て，動くとさらに汗をかくことであり，盗汗は，寝ている間に汗が出て，目が覚めると，汗が止まることである。

[西洋医学の関連疾患]
①甲状腺機能亢進症，②自律神経症，③リウマチ，④結核病。

2 病因病機

1 病因

1）病後の衰弱

虚弱体質
病後の衰弱 ─┬─ 肺気の不足→衛表が堅固でなく腠理が開く→自汗
慢性咳喘　　└─ 陰虚内熱→虚火が発生→陰津を攪乱して外泄→盗汗

2）情志の失調

思慮→心脾を損傷→心気不足→汗の収斂ができない→汗が外泄 ─┐
　　　　　　　　　　　　　　　　　　　　　　　　　　　　　├─ 自汗
鬱怒→肝気鬱滞→気鬱化火→津液を攪乱して外泄 ──────────┘

3）刺激性の食べものの嗜好と熱盛体質

刺激性の食べものを嗜好 ─── 湿熱が内盛→邪熱が体内で鬱蒸→津液が外泄→自汗
熱盛体質

2 病機

1）主要病機：陰陽の失調によって，腠理が堅固でなくなり汗が外泄する
2）病理性質

虚 ─┬─ 気虚：自汗　　　実 ── 肝火・湿熱：自汗
　　└─ 陰虚：盗汗

3 病因・病機・病証のまとめ

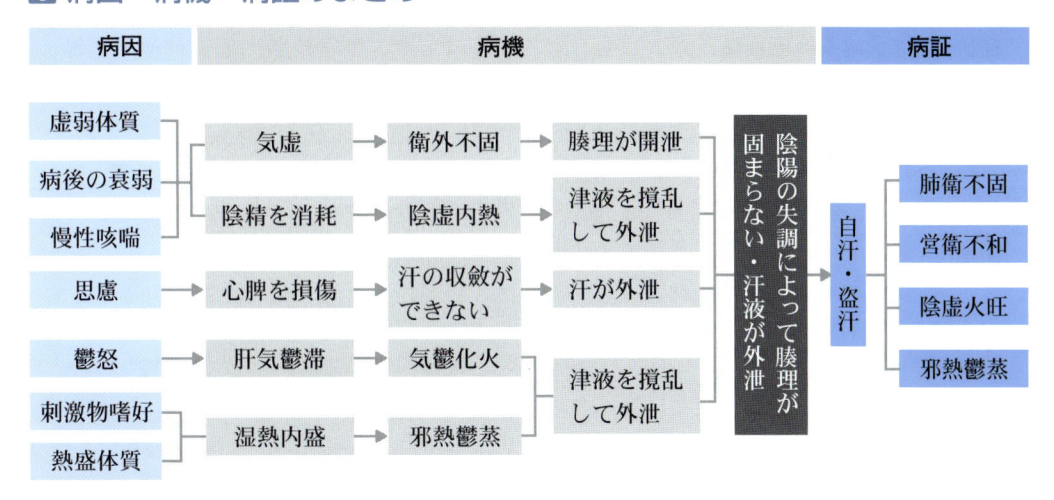

病因	病機			病証

```
虚弱体質  ┐
病後の衰弱 ├→ 気虚 → 衛外不固 → 腠理が開泄 ┐
慢性咳喘  ┘                                 │
          陰精を消耗 → 陰虚内熱 → 津液を撹乱して外泄 ┤
思慮 → 心脾を損傷 → 汗の収斂ができない → 汗が外泄 ┤→ 陰陽の失調によって腠理が固まらない・汗液が外泄 → 自汗・盗汗 ┬ 肺衛不固
鬱怒 → 肝気鬱滞 → 気鬱化火 ┐                  │                                          ├ 営衛不和
刺激物嗜好 ┐                 ├→ 津液を撹乱して外泄 ┘                                          ├ 陰虚火旺
熱盛体質  ┘→ 湿熱内盛 → 邪熱鬱蒸 ┘                                                            └ 邪熱鬱蒸
```

3 弁証論治

1 類証鑑別

汗の鑑別

	汗の特徴	おもな随伴症状	病機
自汗	昼間に発汗，動くとさらに汗をかく	倦怠感	気虚
盗汗	睡眠中に発汗，目が覚めると止まる	ほてり	陰虚内熱
黄汗	黄色い汗	口苦・舌苔黄膩	湿熱内蘊
戦汗	悪寒・戦慄・発汗	発熱・煩躁	邪正相争
脱汗	大汗がしたたり落ちる・珠のような汗をかく	神衰・肢冷・脈は微弱で絶えそう	正気欲脱

2 治療原則

虚証：補虚→益気・養陰・固表・斂汗
実証：清肝泄熱・化湿和営

3 証治分類

	肺衛不固	営衛不和	陰虚火旺	邪熱鬱蒸
特徴的な症状	発汗して悪風する・体を少し動かすと汗が多量に出る・カゼを引きやすい	発汗して悪風する・寒かったり熱かったりする	睡眠時の寝汗	蒸すように汗が出る・汗が粘る・ときには黄色い汗をかく

	肺衛不固	営衛不和	陰虚火旺	邪熱鬱蒸
症状	倦怠感・顔色に艶がない	または半身や局所的に発汗・全身がだるい	ほてり・午後の潮熱	顔面紅潮・煩躁・口苦・尿黄
舌	舌苔薄白	舌苔薄白	舌質紅・苔少	舌苔黄
脈	細弱	緩	細数	弦数
病機	肺気不足によって腠理が固まらなく、汗が外泄する	営衛の調和が失われ、腠理が疏鬆になる	陰精不足から虚火が内灼することによって、津液を撹乱して外泄する	湿熱内盛から邪熱が鬱蒸することによって、津液を撹乱して外泄する
治法	益気固表	調和営衛	滋陰降火	清肝泄熱 化湿和営
方剤	玉屏風散	桂枝湯	当帰六黄湯	竜胆瀉肝湯

玉屏風散(『世医得効方』):黄耆,白朮,防風
桂枝湯(『傷寒論』):桂枝,芍薬,生姜,炙甘草,大棗
当帰六黄湯(『蘭室秘蔵』):当帰,生地黄,熟地黄,黄連,黄芩,黄柏,黄耆
竜胆瀉肝湯(『蘭室秘蔵』):竜胆草,沢瀉,木通,車前子,当帰,柴胡,生地黄(近代の処方には黄芩,山梔子が入っている)

4 予防とケア

1. 過労と運動不足を避け,体質を強化する。
2. 汗が出るとき,風寒を避ける。
3. 汗が多いとき,下着をしっかりと替える。

[6] 肥満

1 概念

肥満とは，各種素因によって，体重が異常に増加し，しかも眩暈・力が入らない・精神疲労・息切れなどといった症状を伴う病証である。

[西洋医学の関連疾患]
1) 単純性肥満
2) 症候性肥満
　①視床下部性肥満，②クッシング症候群，③甲状腺機能低下症，④多嚢胞性卵巣症候群。

2 病因病機

1 病因

1) 高齢による衰弱

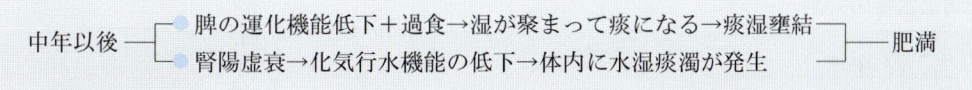

中年以後 ─┬─ 脾の運化機能低下＋過食→湿が聚まって痰になる→痰湿壅結 ─┐
　　　　　└─ 腎陽虚衰→化気行水機能の低下→体内に水湿痰濁が発生　　　├─ 肥満

2) 飲食の不摂生

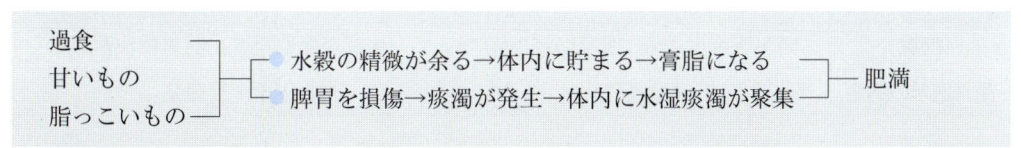

過食　　　 ─┬─ 水穀の精微が余る→体内に貯まる→膏脂になる　　　　　　─┐
甘いもの　　│   　├─ 肥満
脂っこいもの ─┴─ 脾胃を損傷→痰濁が発生→体内に水湿痰濁が聚集　　　　　─┘

3) 運動不足

運動不足→気血の運行がスムーズに行かない→脾胃の気機が渋滞→運化機能の失調→水穀の精微を輸布できない→痰濁膏脂になる→肌膚・臓腑経絡に聚集→肥満

4) 遺伝的体質

陽熱体質→胃熱偏盛→食欲亢盛→脾の運化が間に合わない→痰濁膏脂が貯まる→肥満

2 病機

1) 基本病機：陽気虚衰・痰湿偏盛
2) 病位：おもに脾。腎・心・肺・肝と関連する

3）病理の性質：本虚標実

本虚：脾腎気虚・心肺気虚　　　標実：痰濁膏脂が体内で聚集

3 病因・病機・病証のまとめ

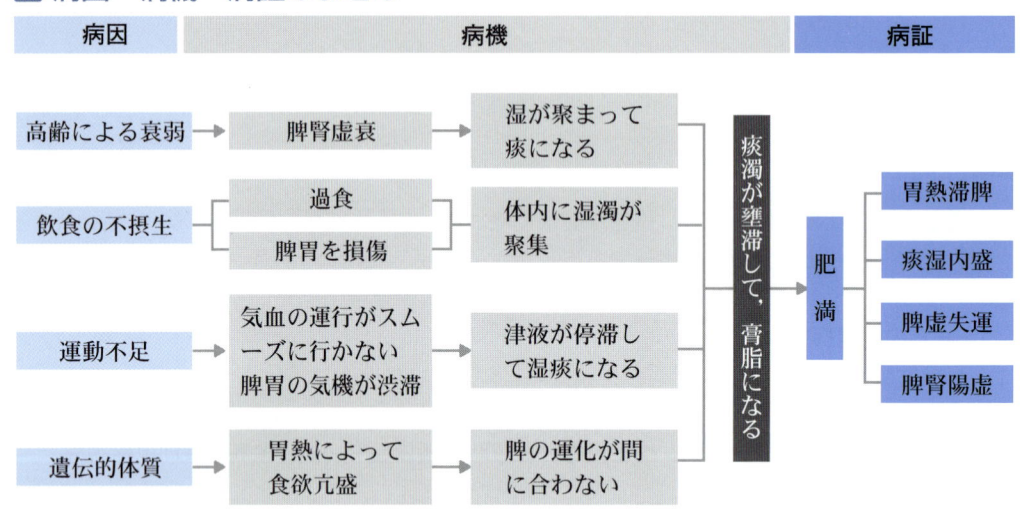

病因	病機	病証

- 高齢による衰弱 → 脾腎虚衰 → 湿が聚まって痰になる
- 飲食の不摂生 → 過食／脾胃を損傷 → 体内に湿濁が聚集
- 運動不足 → 気血の運行がスムーズに行かない 脾胃の気機が渋滞 → 津液が停滞して湿痰になる
- 遺伝的体質 → 胃熱によって食欲亢盛 → 脾の運化が間に合わない

→ 痰濁が壅滞して，膏脂になる → 肥満 → 胃熱滞脾／痰湿内盛／脾虚失運／脾腎陽虚

3 弁証論治

1 類証鑑別
肥満と水腫の弁別

	肥満	水腫
特徴	腹部および皮下脂肪の増加 浮腫はない	全身水腫・重症者では腹部脹大・腹水がある
病機	陽気虚衰によって痰湿が偏盛する	水液が停聚して，肌膚に氾濫する
西洋医学の病名	肥満症など	心不全・腎臓病など

2 治療原則

補虚泄実 ─ 補虚：益気健脾・温補脾腎
　　　　 └ 泄実：祛湿化痰 ＋ 行気・利水・消導・通腑・化瘀

3 証治分類

	胃熱滞脾	痰湿内盛	脾虚失運	脾腎陽虚
特徴的な症状	多食・空腹になりやすい・肥満・脘腹部の脹満感	肥満・体が重くてだるい・手足に力がない・胸膈部の痞満感・痰涎が壅盛	肥満・体が膨らむ・精神疲労・気力がない・胸悶・胃脘部に脹満感	肥満・顔面浮腫・元気がなく横になりたがる・無力感・腹脹・泥状便

282　第7章｜気血津液病証

	胃熱滞脾	痰湿内盛	脾虚失運	脾腎陽虚
症状	顔面紅潮・口渇・口苦・胃脘部に灼痛感・嘈雑があり，食べると軽減する	めまい・嘔吐・食欲不振・喉が渇くが飲みたくない・甘いものと脂っこいものを好む・酒を好む	四肢に軽度の浮腫・朝は症状が軽く，夕方に重くなる・疲労後にさらに悪化する・飲食は普通または少ない・暴飲暴食歴がある・小便不利・便溏または便秘	自汗・喘促で動くとひどくなる・冷え・手足が冷たい・下肢に水腫・小便は昼間に少ないが夜には頻尿
舌	舌質紅・苔黄膩	舌苔白膩または白滑	舌質淡胖歯痕・苔薄白または白膩	舌質淡胖・苔薄白
脈	弦滑	滑	濡細	沈細
病機	胃熱があるうえ，脾に湿痰が溜り，精微を運化できず膏脂が瘀積する	痰湿内盛により，脾の運化が困憊され，気機が阻滞される	脾胃虚弱によって，水湿が体内で停滞する	脾腎陽虚によって，水液を気化できず，体内で停滞する
治法	清胃瀉火 消食導滞	燥湿化痰 理気消痞	健脾益気 滲利水湿	温補脾腎 利水化飲
方剤	小承気湯＋保和丸	導痰湯	参苓白朮散＋防已黄耆湯	真武湯＋苓桂朮甘湯

導痰湯（『済生方』）：半夏，陳皮，枳実，茯苓，甘草，天南星
小承気湯（『傷寒論』）：大黄，厚朴，枳実
真武湯（『傷寒論』）：附子，白朮，茯苓，芍薬，生姜
参苓白朮散（『太平恵民和剤局方』）：人参，茯苓，白朮，桔梗，山薬，甘草，白扁豆，蓮子肉，縮砂，薏苡仁
防已黄耆湯（『金匱要略』）：防已，白朮，黄耆，甘草，生姜，大棗
保和丸（『丹渓心法』）：神曲，山査子，茯苓，半夏，陳皮，連翹，莱菔子
苓桂朮甘湯（『金匱要略』）：茯苓，桂枝，白朮，甘草

4　予防とケア

1．規則正しく食事をする。
2．過食をしない。
3．運動療法を行う。

第8章 肢体経絡病証

肢体経絡病証の概要

　経絡肢体病証とは，外感あるいは内傷による素因によって，経絡肢体の機能障害が発生した病証である。

1 経絡の機能と病機

●機能	●病機	●現れる症状
臓腑と肢体とを連絡する。気血を運行し，全身を栄養する	邪気が経絡を犯し，経絡が痺阻される	肢体と関節の疼痛・腫れ・痺れ
	気血の虧虚によって，経絡と肢体が栄養されない	筋肉の萎縮，肢体が痺れる

2 治療原則

実証	風・寒・湿・熱の痺阻	祛風・散寒・除湿・清熱
虚証	陰陽気血不足によって経絡が空虚になる	滋陰・温陽・益気・養血

[1] 痹証

1 概念

痹証とは，風・寒・湿・熱などの外邪が人体を侵襲することで起こるもので，筋肉・骨・関節の疼痛・痺れ・重い・運動障害・ときには関節紅腫などが現れる病証である。

[西洋医学の関連疾患]
①リウマチ，②変形性関節症，③痛風，④椎間板疾患。

2 病因病機

1 病因

1) 外因
①風寒湿邪の感受

| 湿度の高い環境
寒冷な環境
風邪を感受 | ─ 風寒湿邪が人体を侵襲→経絡・関節・筋肉に付着→気血を痹阻→痹証 |

②風湿熱邪の感受

| 高温と湿度の高い環境
風湿熱邪を感受する | ─ 風湿熱邪が肌腠を侵襲→経絡・関節・筋肉に付着→気血を痹阻→痹証 |

2) 内因
①労逸の不適切

| 過労・節度のない性生活→精気を虧損
過激な運動→汗が出て腠理が疏鬆になる | ─ 衛外が固まらない→外邪が侵襲→気血を痹阻→痹証 |

②高齢・衰弱・病後

| 高齢・衰弱→肝腎不足→筋脈を養えない
病後・産後→気血不足→腠理が固まらない | ─ 外邪が侵襲→気血を痹阻→痹証 |

2 病機
1) 基本病機：肢体・経絡が外邪によって痹阻され，気血の運行が障害される
2) 病理因子：風・寒・湿・熱・痰・瘀血

3）病理の性質

①寒熱 ─┬─ 陽虚体質→風寒湿邪を感受しやすい→風寒湿痹
　　　　└─ 陽盛体質→風湿熱邪を感受，あるいは感受した風寒湿邪が化熱しやすい→風湿熱痹

②虚実 ─┬─ 初期：邪実
　　　　└─ 久病：虚実挟雑 ─┬─ 内伝して臓に入る
　　　　　　　　　　　　　　└─ 痰瘀が痹阻→関節が腫大変形

3 病因・病機・病証のまとめ

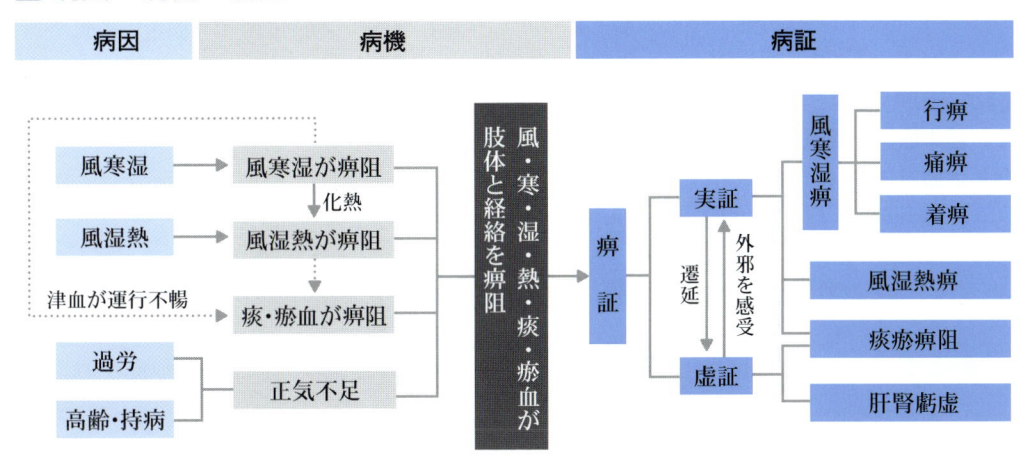

病因	病機	病証

風寒湿 → 風寒湿が痹阻
　　　　　　↓化熱
風湿熱 → 風湿熱が痹阻
津血が運行不暢 → 痰・瘀血が痹阻
過労／高齢・持病 → 正気不足

→ 風・寒・湿・熱・痰・瘀血が肢体と経絡を痹阻 → 痹証

痹証 ─┬─ 実証 ─┬─ 風寒湿痹 ─┬─ 行痹
　　　│　　　　│　　　　　　├─ 痛痹
　　　│　　　　│　　　　　　└─ 着痹
　　　│　　　　├─ 風湿熱痹
　　　│　　　　└─ 痰瘀痹阻
　　　└─ 虚証（遷延／外邪を感受）─ 肝腎虧虚

3 弁証論治

1 類証鑑別

痹証と痿証の弁別

	痹証	痿証
疼痛	関節・筋肉疼痛	疼痛なし
肢体運動障害	痛くて運動が障害される	力が入らなくて運動が障害される
筋肉萎縮	長期間の関節運動制限による筋萎縮	初発症状とする筋萎縮

2 弁証のポイント
局所症状による弁証

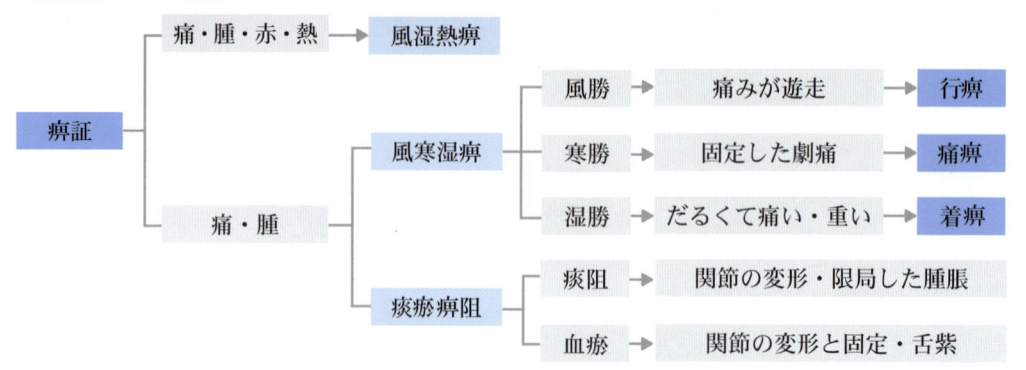

```
            ┌─ 痛・腫・赤・熱 ──→ 風湿熱痺
            │                    ┌─ 風勝 → 痛みが遊走     → 行痺
            │         ┌─ 風寒湿痺 ─┼─ 寒勝 → 固定した劇痛   → 痛痺
痺証 ───────┤         │          └─ 湿勝 → だるくて痛い・重い → 着痺
            └─ 痛・腫 ─┤
                      └─ 痰瘀痺阻 ─┬─ 痰阻 → 関節の変形・限局した腫脹
                                  └─ 血瘀 → 関節の変形と固定・舌紫
```

3 治療原則
1）基本原則：疏風・散寒・除湿・清熱・通絡
2）治療方法

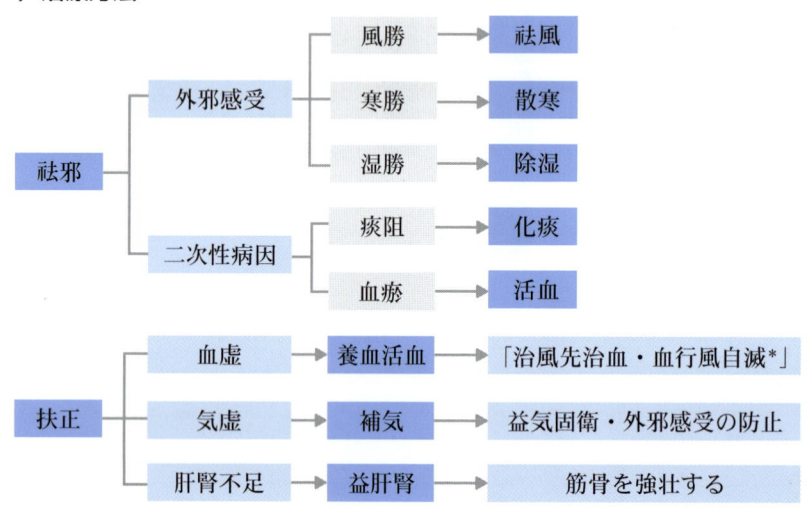

```
         ┌─ 外邪感受 ─┬─ 風勝 → 祛風
         │           ├─ 寒勝 → 散寒
祛邪 ────┤           └─ 湿勝 → 除湿
         └─ 二次性病因 ─┬─ 痰阻 → 化痰
                       └─ 血瘀 → 活血

         ┌─ 血虚    → 養血活血 → 「治風先治血・血行風自滅*」
扶正 ────┼─ 気虚    → 補気    → 益気固衛・外邪感受の防止
         └─ 肝腎不足 → 益肝腎  → 筋骨を強壮する
```

＊風証を治療するにはまず血を治療して，血の運行が正常化すれば風証は自然に治る

3）証治分類

	風寒湿痺			風湿熱痺	痰瘀痺阻	肝腎不足
	行痺	痛痺	着痺			
特徴的な症状	肢体関節がだるくて痛い・痛みは遊走性	肢体関節の固定した劇痛・温めると痛みは軽減される・冷やすと痛みが激しくなる	肢体関節が重く痛い・痛みの部位は固定・関節が腫脹・運動障害	関節に遊走性の赤，腫，熱，痛を伴う	関節の疼痛が繰り返す・関節腫大で変形する・運動障害	関節疼痛が長期化する・筋肉が萎縮・関節の屈伸不利

288　第8章｜肢体経絡病証

	風寒湿痺			風湿熱痺	痰瘀痺阻	肝腎不足
	行痺	痛痺	着痺			
症状	関節の屈伸不利・発症時に悪風または悪寒・発熱	皮膚の色は赤くない・触れても熱感がない	皮膚の感覚が遅鈍で痺れる	発熱・悪風・口渇	顔色が黒い・唇が紫色	痩せる・腰膝がだるくて力が入らない・ほてりあるいは冷え
舌	舌苔薄白	舌質淡・苔薄白	舌苔白膩	舌苔黄	舌質紫	舌質淡・苔薄白あるいは少津
脈	浮	弦緊	濡緩	滑数	渋	細
病機	経脈に風寒湿邪が留滞して気機を閉阻する			風湿熱邪が経脈を壅滞して気血を閉阻する	痰瘀が互いに結びつき，関節に留滞して，経絡を閉阻する	肝腎不足によって筋脈を養えず，正虚で邪気が残留する
	風がおもな邪気	寒がおもな邪気	湿がおもな邪気			
治法	祛風通絡散寒除湿	温経散寒祛風除湿	除湿通絡祛風散寒	清熱通絡祛風除湿	化痰祛瘀捜風通絡	培補肝腎通絡除痺
方剤	防風湯	烏頭湯	薏苡仁湯	白虎加桂枝湯	桃紅飲	独活寄生湯

烏頭湯（『金匱要略』）：烏頭，麻黄，芍薬，黄耆，甘草
桃紅飲（『類証治裁』）：桃仁，紅花，川芎，当帰，威霊仙
独活寄生湯（『備急千金要方』）：独活，桑寄生，秦艽，防風，細辛，当帰，芍薬，川芎，生地黄，杜仲，牛膝，人参，茯苓，甘草，肉桂
白虎加桂枝湯（『金匱要略』）：知母，石膏，甘草，粳米，桂枝
防風湯（『宣明論方』）：防風，当帰，赤茯苓，杏仁，黄芩，秦艽，葛根，麻黄，肉桂，生姜，甘草，大棗
薏苡仁湯（『類証治裁』）：薏苡仁，川芎，当帰，麻黄，桂枝，羌活，独活，防風，烏頭，蒼朮，甘草，生姜

4）止痛薬の応用について
① 祛風散寒止痛（風寒湿証）：桂枝・羌活・独活・白芷など
② 清熱消腫止痛（風湿熱証）：牡丹皮・赤芍・土茯苓・黄柏など
③ 活血化瘀止痛（瘀血阻滞証）：三七・丹参・桃仁・紅花など
④ 滋陰養血止痛（陰血不足証）：当帰・鶏血藤・白芍など
⑤ 捜風通絡止痛（久病入絡証）：全蝎・蜈蚣・地竜・白花蛇などの虫類薬

5）附子・烏頭の運用について
① 附子と烏頭は大辛・大熱・散寒止痛の効能がある。
② 附子と烏頭にはアコニチンが含有され，これによって中毒が引き起こされる可能性がある。

③毒性緩和のため，長時間（60分以上）煎じる。
④少量（0.5〜1g）から使用し，効果が認められれば，すみやかに中止する。

4 予防とケア

1．防寒・防湿に気をつける。
2．発症初期から積極に治療する。
3．適当なリハビリを行う。

[2] 痙証

1 概念

痙証とは，頸部と背中の筋肉が痙攣・四肢痙攣，はなはだしければ弓なり反張などをおもな症状とする病証である。

[西洋医学の関連疾患]
①熱性痙攣，②中枢神経系の感染症・中毒性脳症・脳血管障害などによる痙攣。

2 病因病機

1 病因

1) 外邪の感受

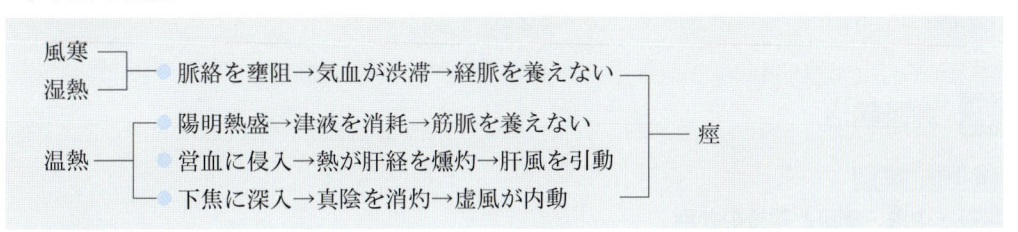

```
風寒 ┐
湿熱 ┼→ 脈絡を壅阻→気血が渋滞→経脈を養えない ┐
     │                                        │
     ┌→ 陽明熱盛→津液を消耗→筋脈を養えない    │
温熱 ┼→ 営血に侵入→熱が肝経を燻灼→肝風を引動 ├─ 痙
     └→ 下焦に深入→真陰を消灼→虚風が内動    ┘
```

2) 持病

```
● 持病→気虚→瘀血内停→筋脈を養えない
● 脾虚で水湿を運化できない→痰濁      ┐
● 肝火上炎により津液を灼傷→痰熱      ├─ 経脈を阻滞 ─ 痙
● 肝腎陰虚→肝陽上亢→陽亢して化風する ┘
```

3) 誤治失治＊

```
誤治：汗・吐・下などの誤用 ┐
                          ├─ 津液・陰血を損傷→筋脈を養えない→痙
失治：汗証・出血などの失治 ┘
```

＊誤治：間違った治療。失治：遅れた治療。

2 病機

1) 基本病機：陰陽の失調・陰虚血少・経脈を養えない・風陽内動になる
2) 病位：おもには肝（筋脈）

3）病理性質

実：邪気が経絡を壅滞する──外感風・寒・湿・熱あるいは痰が経脈を壅滞する
虚：陰血・津液不足によって経脈を養えない

3 病因・病機・病証のまとめ

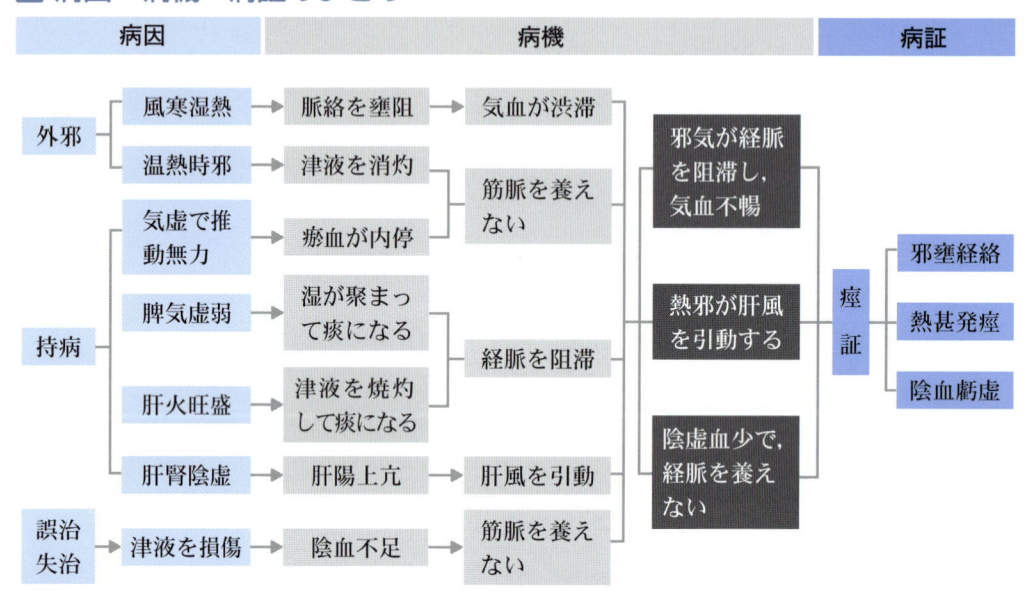

病因	病機	病証

- 外邪
  - 風寒湿熱 → 脈絡を壅阻 → 気血が渋滞
  - 温熱時邪 → 津液を消灼 → 筋脈を養えない
- 持病
  - 気虚で推動無力 → 瘀血が内停
  - 脾気虚弱 → 湿が聚まって痰になる → 経脈を阻滞
  - 肝火旺盛 → 津液を焼灼して痰になる
  - 肝腎陰虚 → 肝陽上亢 → 肝風を引動
- 誤治失治 → 津液を損傷 → 陰血不足 → 筋脈を養えない

病機まとめ：
- 邪気が経脈を阻滞し，気血不暢
- 熱邪が肝風を引動する
- 陰虚血少で，経脈を養えない

→ 痙証

病証：
- 邪壅経絡
- 熱甚発痙
- 陰血虧虚

3 弁証論治

1 類証鑑別

厥証・中風・癇証と痙証の弁別

	厥証	中風	癇証	痙証
共通所見	突然の意識障害			
発症年齢	特定なし	＞40歳	特定なし	特定なし
随伴症状	顔色蒼白 四肢厥冷	口眼喎斜 半身不随	突然転倒・痙攣 吐沫・顔面痙攣・眼精上視	強直性痙攣
昏倒時間	短い	長い	短い	短い・長い
後遺症状	なし	口眼喎斜・半身不随・失語	なし	特定ない
予後	稀に重症者も死亡の可能性	重症意識障害 死亡の可能性	回復後意識清明	感染症の場合，死亡の可能性
西洋医学の病名	ヒステリー 低血糖 不整脈	脳血管障害	癲癇	熱性けいれん 中枢神経感染

2 治療原則

発作期→標治→針灸・薬物を併用・舒筋解痙

休止期→標本兼治 ─┬─ 祛邪 ── 祛風・散寒・燥湿・清熱
　　　　　　　　　└─ 扶正 ── 滋陰養血・熄風止痙

3 証治分類

	邪壅経絡	熱甚発痙	陰血虧虚
特徴的な症状	頭痛・頸部と背中の筋肉が痙攣・四肢痙攣	項背強直・手足痙攣・ときには弓なり反張	頸部と背中の筋肉が痙攣・手足の痺れ・痙攣
症状	悪寒発熱・肢体がだるくて重い	高熱・発汗・腹部の脹満感・便秘	眩暈・元気がない・微熱
舌	舌苔白膩	舌質紅絳・苔黄燥	舌質紅・無苔
脈	浮緊	弦数	細数
病機	風寒湿邪が経絡を壅滞する	陽明熱盛で津液を損傷して，筋脈を養うことができなくなる	陰血の虧耗によって筋脈を養うことができなくなる
治法	祛風散寒 燥湿和営	清泄胃熱 増液止痙	滋陰養血 熄風止痙
方剤	羌活勝湿湯	増液承気湯	四物湯＋大定風珠

羌活勝湿湯（『内外傷弁惑論』）：羌活，独活，川芎，蔓荊子，甘草，防風，藁本
四物湯（『太平恵民和剤局方』）：当帰，白芍，川芎，熟地黄
増液承気湯（『温病条弁』）：大黄，芒硝，玄参，麦門冬，生地黄
大定風珠（『温病条弁』）：白芍，阿膠，亀板，生地黄，麻子仁，五味子，牡蛎，麦門冬，炙甘草，鶏子黄，鼈甲

4　予防とケア

1．感染症を予防する。
2．痙攣発症の前兆を慎重に観察する。
3．発作時は痙攣の合併症と窒息を防止する。

[3] 痿証

1 概念

痿証とは，肢体の筋脈が弛緩・筋力低下となり，あるいは筋肉萎縮を伴う病証である。

[西洋医学の関連疾患]
①ギラン・バレー症候群，②運動ニューロン疾患，③重症筋無力症，④周期性四肢麻痺。

2 病因病機

1 病因

1）温熱毒邪の侵入

温熱毒邪→肺を燻灼する→肺葉が焦げる→津液を輸布できない→五臓と筋脈を養えない→筋力低下・筋肉萎縮→痿証

2）湿邪の感受

湿邪を感受→湿が蘊結して熱を生じる→経脈を浸淫→気血の運行障害→筋脈を養えない→筋力低下・筋肉萎縮→痿証

3）飲食の不摂生

飲食の不摂生→脾胃を損傷→脾胃が運化できない→気血の生化不足→筋脈を養えない→筋力低下・筋肉萎縮→痿証

4）過労・節度のない性生活・持病

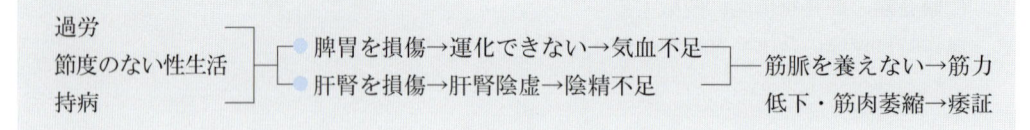

過労
節度のない性生活
持病
├─ 脾胃を損傷→運化できない→気血不足 ─┐
└─ 肝腎を損傷→肝腎陰虚→陰精不足 ───┴→ 筋脈を養えない→筋力低下・筋肉萎縮→痿証

5）外傷

外傷→瘀血が経絡を阻滞する→経気の運行障害→筋脈を養えなくなって弛緩不収になる→痿証

6）薬毒

薬毒→気血経脈を損傷→経気の運行障害→筋脈を養えない→筋力低下・筋肉萎縮→痿証

2 病機

1）基本病機

実：経脈筋肉が邪気を感受→経絡が阻滞される ┐
虚：気血津液が虧耗する→臓腑経絡を養えない ┘ ── 筋力低下・筋肉萎縮→痿証

2）病位：肺・脾・胃・肝・腎にある

3 病因・病機・病証のまとめ

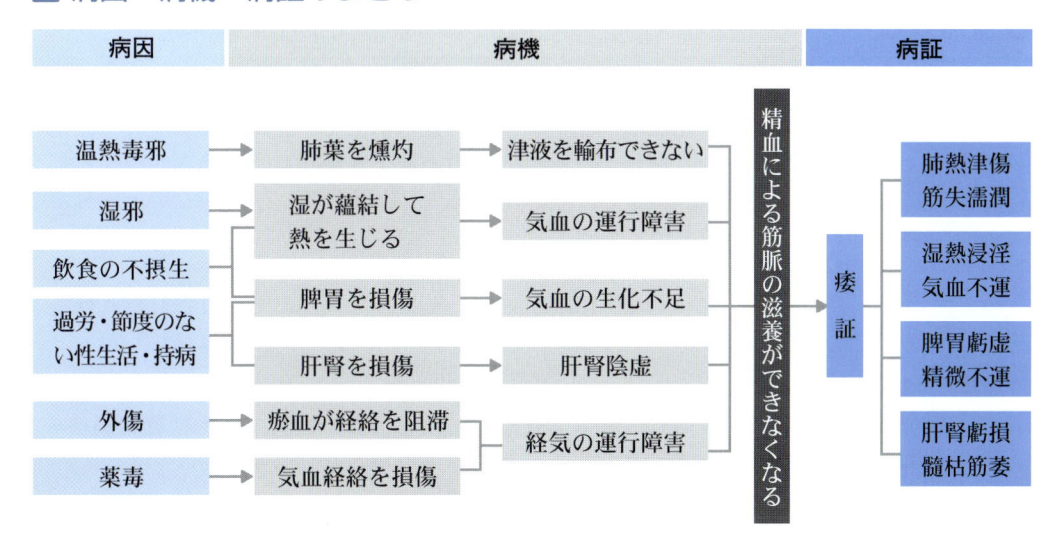

病因	病機	病証
温熱毒邪	肺葉を燻灼 → 津液を輸布できない	肺熱津傷 筋失濡潤
湿邪	湿が蘊結して熱を生じる → 気血の運行障害	湿熱浸淫 気血不運
飲食の不摂生	脾胃を損傷 → 気血の生化不足	脾胃虧虚 精微不運
過労・節度のない性生活・持病	肝腎を損傷 → 肝腎陰虚	肝腎虧損 髄枯筋萎
外傷	瘀血が経絡を阻滞 → 経気の運行障害	
薬毒	気血経絡を損傷	

精血による筋脈の滋養ができなくなる → 痿証

3 弁証論治

1 類証鑑別

痺証と痿証の弁別

	痺証	痿証
疼痛	関節・筋肉疼痛	疼痛なし
肢体運動障害	痛くて運動障害	無力で運動障害
筋肉萎縮	長期間の関節運動制限による筋萎縮	初発症状とする筋萎縮

2 弁証のポイント

痿証臓腑病位の弁証

	おもな症状	随伴症状
肺	発症直後あるいは熱病後の筋力低下	発熱・咳嗽・咽喉疼痛
脾胃	手足の筋力低下・筋肉萎縮	食欲不振・泥状便・腹脹・足の浮腫
肝腎	全身の筋力低下・筋肉萎縮・ときには起立不能	腰がだるい・眩暈・耳鳴・男性は遺精陽萎・女性は生理不順

3 治療原則

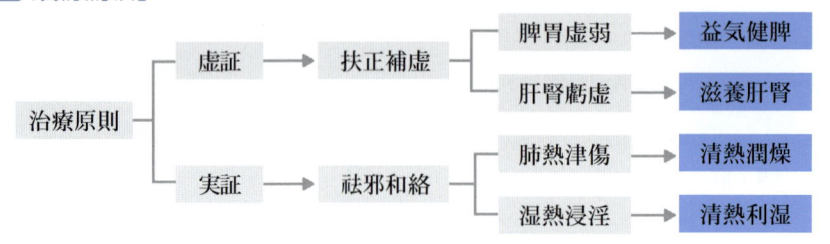

```
                          ┌─ 脾胃虚弱 → 益気健脾
          ┌─ 虚証 → 扶正補虚 ┤
          │               └─ 肝腎虧虚 → 滋養肝腎
治療原則 ─┤
          │               ┌─ 肺熱津傷 → 清熱潤燥
          └─ 実証 → 祛邪和絡 ┤
                          └─ 湿熱浸淫 → 清熱利湿
```

4 証治分類

	肺熱津傷・筋失濡潤	湿熱浸淫・気血不運	脾胃虧虚・精微不運	肝腎虧損・髄枯筋萎
特徴的な症状	発熱で急激に発症し，その後突然に四肢の筋力低下が現れる	発症やや緩慢・徐々に肢体がだるくて重くなり，筋力が低下する	発症は緩慢で，筋力の低下が徐々に悪化・筋肉萎縮	発症は緩慢で，足の筋肉が痿縮して力がない・腰脊がだるく長時間立っていられない・はなはだしければ全く歩行できない
症状	皮膚乾燥・心煩・口渇・咳込む・痰は少ない・咽喉の乾燥感・尿少で色が濃い・大便乾燥	またはやや浮腫，痺れ，特に下肢に多くみられる・あるいは足脛に熱気が上にのぼるように感じる・ときに発熱・脘腹部の痞え・尿少で色が濃い・排尿痛	精神不振・食欲低下・泥状便・顔面に浮腫があり，色艶がない	めまい・耳鳴・遺尿・男性は遺精陽痿・女性は生理不順
舌	舌質紅・苔黄	舌苔黄膩	舌苔薄白	舌質紅・少苔
脈	細数	濡数	細	細数
病機	熱によって肺葉が焦げ，津液を輸布できず，五臓の滋潤が失われ，筋脈を養えない	湿熱の浸漬によって経脈が壅遏され，気血の運行が阻滞される	脾虚の運化不能によって，気血の生化が不足して，筋脈を養えない	肝腎虧虚によって陰精が不足して，筋脈を養えない
治法	清熱潤燥 養肺生津	清熱利湿 通利経脈	補脾益気 健運昇清	補益肝腎 滋陰清熱
方剤	清燥救肺湯	加味二妙散	参苓白朮散	虎潜丸

加味二妙散（『丹渓心法』）：黄柏，蒼朮，当帰，牛膝，防已，萆薢，亀板
虎潜丸（『丹渓心法』）：亀板，黄柏，知母，熟地黄，白芍，鎖陽，陳皮，虎骨，乾姜
参苓白朮散（『太平恵民和剤局方』）：人参，茯苓，白朮，桔梗，山薬，甘草，白扁豆，蓮子肉，縮砂，薏苡仁

清燥救肺湯（『医門法律』）：桑葉，石膏，杏仁，甘草，麦門冬，人参，阿膠，炒胡麻仁，炙枇杷葉

4 予防とケア

1．湿邪と温熱毒邪を避ける。
2．しもやけ・やけど・褥瘡を予防する。
3．適当なリハビリを行う。

［4］顫証

1 概念

　顫証とは，自分でコントロールできない頭部あるいは手足の震えをおもな症状とする病証である。軽症のものには，頭あるいは手足に軽い震えがみられ，重症になると，頭と手足の激しい震え・筋固縮による関節固定の場合もある。

[西洋医学の関連疾患]
①パーキンソン病，②肝レンズ核変性症（Wilson病），③小脳疾患。

2 病因病機

1 病因

1）高齢と虚弱体質

高齢→脾胃・肝腎の虧虚→精気不足
遺伝素因→腎精が虚損→臓気失調　　　── 筋脈を養えず，虚風が内動→頭と体が顫動
持病・衰弱→臓気が衰退→気血陰陽不足

2）情志の失調

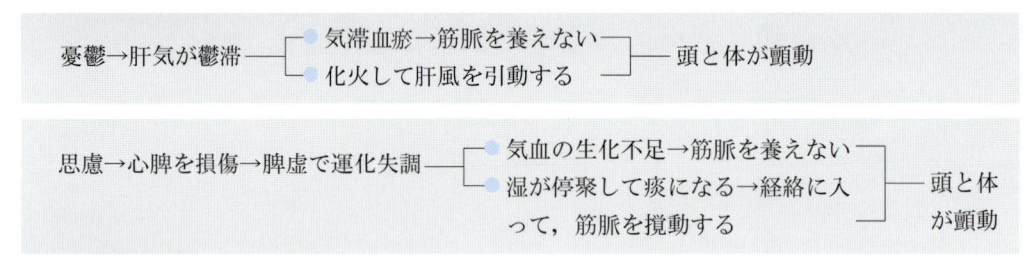

憂鬱→肝気が鬱滞 ── ・気滞血瘀→筋脈を養えない ── 頭と体が顫動
　　　　　　　　　　・化火して肝風を引動する

思慮→心脾を損傷→脾虚で運化失調 ── ・気血の生化不足→筋脈を養えない
　　　　　　　　　　　　　　　　　　・湿が停聚して痰になる→経絡に入 ── 頭と体が顫動
　　　　　　　　　　　　　　　　　　　って，筋脈を撹動する

3）飲食の不摂生

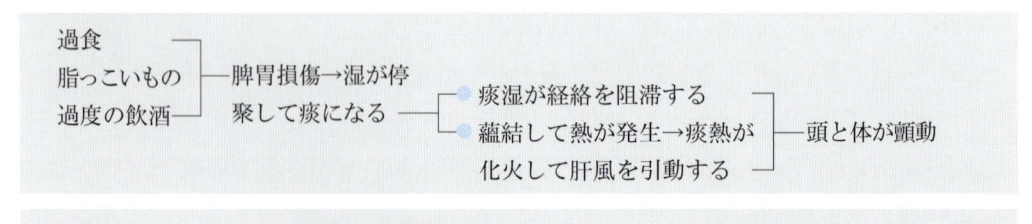

過食
脂っこいもの ── 脾胃損傷→湿が停 ── ・痰湿が経絡を阻滞する
過度の飲酒　　　聚して痰になる　　　・蘊結して熱が発生→痰熱が ── 頭と体が顫動
　　　　　　　　　　　　　　　　　　　化火して肝風を引動する

不規則な食事・冷たいものを過食→脾胃を損傷→気血の生化不足→筋脈を養えない→頭と体が顫動

4）過労と運動不足

過労→筋脈を損傷する
節度のない性生活→肝腎が虧虚→虚風が内動 ┐
運動不足→気緩で脾の運化が失調→気血不足→筋脈を養えない ┘ ── 頭と体が顫動

2 病機

1）基本病機：肝風内動，筋脈を養うことができない
2）病位：おもに筋脈と肝。腎・脾と関連する
3）病理因子：風・火・痰
4）病理の性質：本虚標実

本虚：気血陰陽の虧虚で，おもに陰津精血の虧虚である。
標実：風・火・痰・瘀

3 病因・病機・病証のまとめ

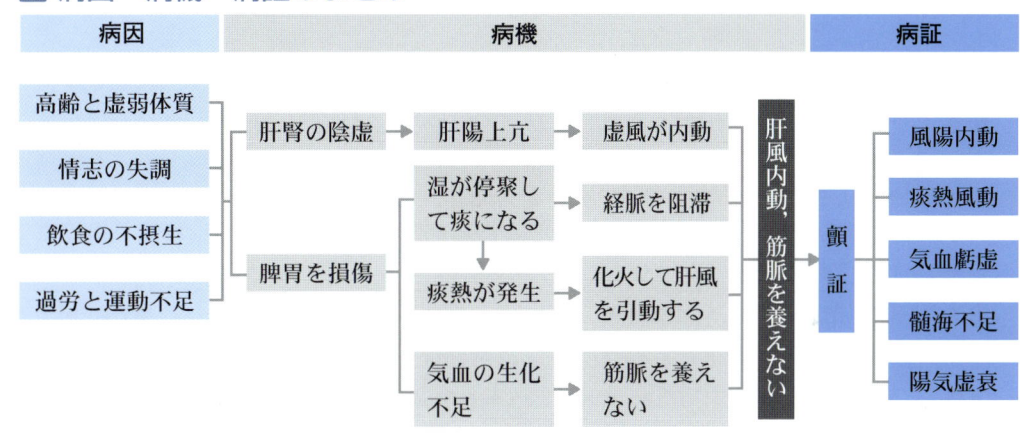

病因	病機	病証
高齢と虚弱体質 情志の失調 飲食の不摂生 過労と運動不足	肝腎の陰虚 → 肝陽上亢 → 虚風が内動 脾胃を損傷 → 湿が停聚して痰になる → 経脈を阻滞 痰熱が発生 → 化火して肝風を引動する 気血の生化不足 → 筋脈を養えない → 肝風内動，筋脈を養えない → 顫証	風陽内動 痰熱風動 気血虧虚 髄海不足 陽気虚衰

3 弁証論治

1 弁証のポイント

虚実弁証

	実証	虚証
顫動特徴	顫動が激しい・肢体が強直する	顫動が無力
随伴症状	煩躁・興奮	腰と膝がだるくて力が入らない・体が痩せる
誘発素因	ストレス	過労

2 治療原則

1）初期　標実：清熱・化痰・熄風
2）進行　本虚標実：滋補肝腎・益気養血・佐として熄風通絡

3 証治分類

	風陽内動	痰熱風動	気血虧虚	髄海不足	陽気虚衰
特徴的な症状	肢体顫動・振顫の幅が大きい・自らコントロールできない	頭が振るえる・手足の顫動・手でものが持てなくなる	頭が振るえる・手足が顫動し力が弱い	頭が振るえる・手足の顫動・ものを安定して持てない・腰膝がだるくて力が入らない	頭が振るえる・手足の顫動・筋固縮・手足の冷え・痺れ
症状	眩暈・耳鳴・顔面紅潮・怒りっぽい・緊張すると顫動がひどくなる	眩暈・胸脘部の痞え・口苦・痰涎を嘔吐	顔色が白くて艶がない・精神倦怠・心悸・健忘・食欲不振	不眠・眩暈・耳鳴・健忘・痴呆	心悸・話をしたくない・動くと息切れ・自汗・尿は透明で量が多い・泥状便
舌	舌質紅・苔黄	舌質紅・苔黄膩	舌質淡胖・苔薄白	舌質紅・苔少	舌質淡・苔薄白
脈	弦数	弦滑数	細弱	細数	沈遅無力
病機	肝鬱によって肝陽が上亢し、化火して肝風を引動して、筋脈を擾動する	痰熱が内蘊して、熱が盛んになり、肝風を引動する	気血両虚によって、筋脈を養えず、虚風が内動する	髄海不足によって神機を養えず、肢体筋脈を主ることができない	陽気虚衰によって体を温煦できなくなり、筋脈が機能できなくなる
治法	鎮肝熄風 舒筋止顫	清熱化痰 平肝熄風	益気養血 濡養筋脈	益腎補髄 育陰熄風	補腎助陽 温煦筋脈
方剤	天麻鈎藤飲＋鎮肝熄風湯	導痰湯＋羚羊鈎藤湯	人参養栄湯	亀鹿二仙膏＋大定風珠	地黄飲子

亀鹿二仙膏（『医便』）：鹿角，亀板，人参，枸杞子
地黄飲子（『宣明論』）：生地黄，巴戟天，山茱萸，石斛，肉蓯蓉，五味子，肉桂，茯苓，麦門冬，附子，石菖蒲，遠志，生姜，大棗，薄荷
大定風珠（『温病条弁』）：白芍，阿膠，亀板，生地黄，麻子仁，五味子，牡蛎，麦門冬，炙甘草，鶏子黄，鼈甲
鎮肝熄風湯（『医学衷中参西録』）：牛膝，竜骨，白芍，天門冬，麦芽，代赭石，牡蛎，玄参，川棟子，茵蔯，甘草，亀板
天麻鈎藤飲（『雑病診治新義』）：天麻，釣藤鈎，石決明，牛膝，桑寄生，杜仲，山梔子，黄芩，益母草，茯神，夜交藤
導痰湯（『済生方』）：半夏，陳皮，枳実，茯苓，甘草，天南星
人参養栄湯（『太平恵民和剤局方』）：人参，甘草，当帰，白芍，熟地黄，肉桂，大棗，黄耆，白朮，茯苓，五味子，遠志，橘皮，生姜
羚羊鈎藤湯（『通俗傷寒論』）：羚羊角，桑葉，川貝母，生地黄，釣藤鈎，菊花，白芍，生甘草，竹筎，茯神

4 予防とケア

1．過食，脂っこいものを避ける。
2．規則正しい生活を送る。
3．ストレスを解消する。
4．タバコ・酒を控える。

［5］腰痛

1 概念

腰痛とは，腰部に邪気を外感，あるいは外傷や腎虚などのために気血の運行が失調して，腰府を養うことができなくなり，腰の片側あるいは両側が痛くなる病証である。

[西洋医学の関連疾患]
①変形性脊椎症，②椎間板ヘルニア，③強直性脊椎炎，④腰部筋線維とその周囲の結合組織の損傷。

2 病因病機

1 病因

1）寒湿邪の感受

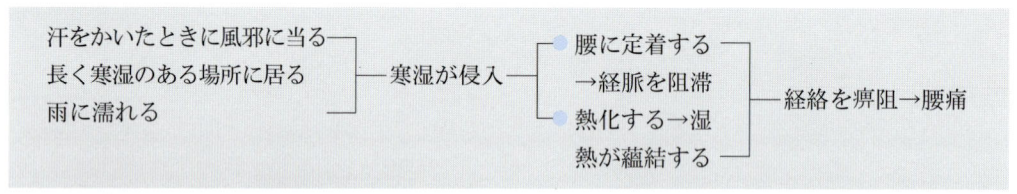

```
汗をかいたときに風邪に当る ─┐                    ┌─ 腰に定着する ─┐
長く寒湿のある場所に居る    ├─ 寒湿が侵入 ─┤   →経脈を阻滞    ├─ 経絡を痺阻→腰痛
雨に濡れる                ─┘                    │ 熱化する→湿   │
                                                └─ 熱が蘊結する ─┘
```

2）虚弱体質・高齢・節度のない性生活

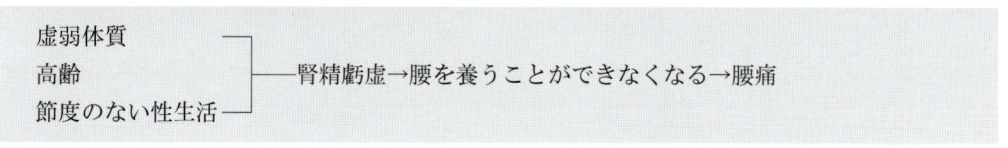

```
虚弱体質       ─┐
高齢           ├─ 腎精虧虚→腰を養うことができなくなる→腰痛
節度のない性生活 ─┘
```

3）外傷・過労

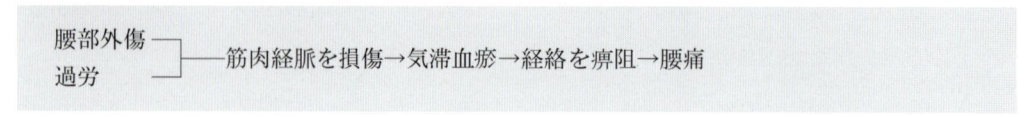

```
腰部外傷 ─┐
         ├─ 筋肉経脈を損傷→気滞血瘀→経絡を痺阻→腰痛
過労    ─┘
```

2 病機

1）基本病機

外感腰痛：外邪が経脈を痺阻する
内傷腰痛：腎精虧虚によって，腰を養うことができなくなる

2）病位：腎

3）病理素因：寒湿・気滞・血瘀
4）病理の性質

　①おもに腎虚　　②一部は本虚標実

2 病因・病機・病証のまとめ

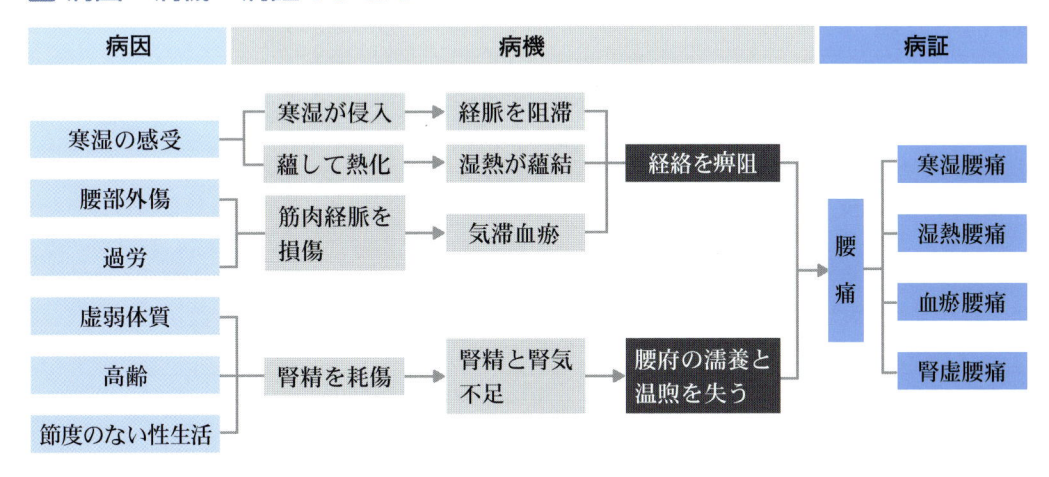

病因	病機	病証
寒湿の感受 → 寒湿が侵入 → 経脈を阻滞 　　　　　　蘊して熱化 → 湿熱が蘊結 → 経絡を痺阻 腰部外傷 ─┐ 過労　　 ─┴→ 筋肉経脈を損傷 → 気滞血瘀 虚弱体質 ─┐ 高齢　　 ─┼→ 腎精を耗傷 → 腎精と腎気不足 → 腰府の濡養と温煦を失う 節度のない性生活 ─┘	→ 腰痛 →	寒湿腰痛 湿熱腰痛 血瘀腰痛 腎虚腰痛

3　弁証論治

1 弁証のポイント

1）実証と虚証の弁別

	実証	虚証
発症	急激	繰り返す
経過	短い	長い
疼痛の性質	急激な痛み	シクシクと痛む
按診	拒否	拒否しない

2）腰痛の特徴とその病因

疼痛の特徴	病因
重だるい	湿
冷感を伴う	寒
灼熱感を伴う	湿熱
刺痛・腰部運動障害	瘀血
だるくて力が入らない	腎虚

2 治療原則

治療大法
- 外感腰痛：実→祛邪通絡 ─ 寒湿：温散
- 　　　　　　　　　　　　　 湿熱：清利
- 外傷腰痛：実→活血化瘀・通絡止痛
- 内傷腰痛：虚→補腎固本

3 証治分類

	寒湿腰痛	湿熱腰痛	瘀血腰痛	腎虚腰痛 腎陽虚証	腎虚腰痛 腎陰虚証
特徴的な症状	腰部の冷痛・腰が重くて動きが鈍い・雨の日や冷えると症状が悪化	腰痛で患部に熱感を伴う・暑いときに痛みが増悪する	腰に刺すような痛みがある・部位が固定し、患部を押されることを嫌がる	腰痛・だるくて力が入らない・押されることと揉まれることを好む・足がだるく、疲れると悪化して横になると軽くなる・繰り返す発作が特徴
症状	局所は温めると軽くなる・手足が冷たい	尿の色が濃い・口苦	腰部の運動障害・疼痛は昼間は軽いが夜には悪化する・一部の患者は外傷歴がある	顔面蒼白・手足が冷える	不眠・顔面紅潮・ほてり・寝汗
舌	舌質淡胖・苔白膩	舌質紅・苔黄膩	舌質暗紫	舌質淡	舌質紅・苔少
脈	沈緊	濡数または弦数	渋	沈細	弦細数
病機	寒湿が腰部に定着して、経脈を阻滞する	湿熱が壅阻することによって、腰部の経脈が痺阻される	瘀血が定着することによって経脈が痺阻される	腎陽不足によって、腰を温煦できない	腎陰不足によって、腰を滋養できない
治法	散寒祛湿 温経通絡	清熱利湿 舒筋活絡	活血化瘀 理気和絡	温補腎陽	滋補腎陰
方剤	甘姜苓朮湯	四妙丸	身痛逐瘀湯	右帰丸	左帰丸

右帰丸（『景岳全書』）：熟地黄，山薬，山茱萸，枸杞子，杜仲，菟絲子，附子，肉桂，当帰，鹿角膠
甘姜苓朮湯（『金匱要略』）：甘草，乾姜，茯苓，白朮
左帰丸（『景岳全書』）：熟地黄，山薬，山茱萸，菟絲子，枸杞子，牛膝，鹿角膠，亀板膠
四妙丸（『成方便読』）：蒼朮，黄柏，牛膝，薏苡仁
身痛逐瘀湯（『医林改錯』）：秦艽，川芎，桃仁，紅花，甘草，羌活，没薬，香附子，五霊脂，牛膝，地竜，当帰

4 予防とケア

1．腰痛の予防
　1）重い荷物を運ぶときには適切な姿勢を取り，急激な腰部運動を避ける。
　2）夏季に腰を冷やさないようにする。
2．急性腰痛：休憩と応急治療を行う。
3．慢性腰痛：薬物治療と腰部への装具で保護し，リハビリを行う。

第9章 その他の病証

[1] 内傷発熱

1 概念

内傷発熱とは、内傷が原因となって、臓腑機能と気血陰陽の失調を基本病機として起こる発熱病証である。一般的に発症は緩慢で、経過が長い。

[西洋医学の関連疾患]
①膠原病の発熱、②血液系疾病の発熱、③悪性腫瘍の発熱、④内分泌系疾病の発熱、⑤一部の慢性感染症の発熱、⑥不明熱。

2 病因病機

1 病因
1）虚弱体質・慢性の持病

> 中気不足→陰火*が体内で発生→気虚発熱
> 営血虚損→陰が陽を収斂できない→血虚発熱
> 陰液虧虚→水が火を制約できない→陰虚発熱
> 脾腎陽虚→虚陽が外へ浮ぶ→陽虚発熱

*陰火：脾胃気虚によって清陽が昇れなくて下焦に落ち、鬱滞して、火と化して上攻すること。

2）飲食の不摂生・過労

```
飲食の不摂生 ┐            ┌ 中気不足→陰火内生
            ├─ 脾胃を損傷 ─┼ 気血を生化できない→陰血不足→陰虚内熱
過労        ┘            └ 運化失調→痰湿が体内で発生→蘊結して発熱する
```

3）情志の失調

```
憂鬱→肝気が鬱結→気鬱して化火する ┐
                                ├─ 発熱
怒り→肝気が上逆→肝火が上炎する   ┘
```

4）外傷・出血

外傷→瘀血が阻滞→気血が壅滞する→瘀血発熱
出血→陰血の不足→陽を収斂できない→血虚発熱

2 病機

1）基本病機：臓腑機能と気血陰陽の失調

| 虚証 | 気・血・陰・陽の不足 | 実証 | 気・血・湿の鬱結 |

2）病位：心・肝・脾・腎

3 病因・病機・病証のまとめ

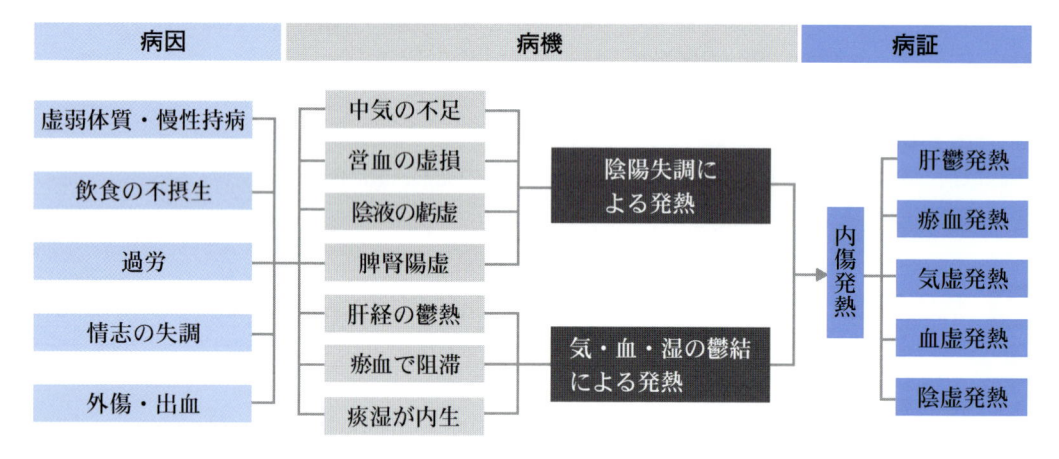

病因	病機	病証
虚弱体質・慢性持病 飲食の不摂生 過労	中気の不足 営血の虚損 陰液の虧虚 脾腎陽虚 → 陰陽失調による発熱 ┐ 	肝鬱発熱 瘀血発熱 気虚発熱 血虚発熱 陰虚発熱
情志の失調 外傷・出血	肝経の鬱熱 瘀血で阻滞 痰湿が内生 → 気・血・湿の鬱結による発熱 ┘→ 内傷発熱	

3 弁証論治

1 類証鑑別

1）内傷発熱と外感発熱の弁別

	内傷発熱	外感発熱
病因	持病・飲食・過労・七情・外傷など	外邪を感受
病機	臓腑機能と気血陰陽の失調	邪正が互いに闘争

308　第9章｜その他の病証

	内傷発熱	外感発熱
発症	緩慢	急激
経過	長い	短い
表証	なし	ある
随伴症状	各臓腑機能と気血陰陽失調の症状	悪寒・頭痛などの表証

2）虚実の弁別
　実：気鬱・血瘀・痰湿による内傷発熱
　虚：気虚・血虚・陰虚・陽虚による内傷発熱

2 治療原則

1）虚証：益気・養血・滋陰・温陽
2）実証：解鬱・活血・除湿
3）虚実挟雑：扶正祛邪・清補を併用する

3 証治分類

	肝鬱発熱	瘀血発熱	気虚発熱	血虚発熱	陰虚発熱
特徴的な症状	微熱または潮熱・熱の程度は情緒の変動によって変化する	午後または夜に発熱・または局所的に熱感がある	熱は高かったり低かったりする・疲労後に発熱がひどくなる	微熱・発熱の勢いは弱い	午後から夜にかけての潮熱・手掌と足の裏に熱感がある
症状	精神の抑鬱・心煩・怒りっぽい・脇痛・口苦	咽喉が乾燥するが多くは飲みたくない・ときには腫塊または固定的な痛みがある・顔色は黄色くくすむか暗黒色	手足の無力感,呼吸が浅く言葉を発することが億劫・自汗・食欲がない・泥状便	無気力・心悸・顔色は白く艶がない・唇や爪の色が淡い	心煩・不眠・盗汗・咽喉の乾燥感
舌	舌質紅・苔黄	舌質青紫または瘀点・瘀斑	舌質淡・苔薄白	舌質淡	舌質紅・裂紋・舌苔はないまたは少ない
脈	弦数	渋	細弱	細弱	細数
病機	肝気が鬱結して，火化して熱が生じる	血行瘀滞によって，体内で瘀熱が生じる	中気不足によって，体内で陰火が生じる	血虚によって，陰が陽を収斂できなくなり，陽気亢盛になる	陰虚によって体内で虚熱が生じ，体内で虚火が盛んになる

	肝鬱発熱	瘀血発熱	気虚発熱	血虚発熱	陰虚発熱
治法	疏肝理気 解鬱瀉熱	活血化瘀	益気健脾 甘温除熱	益気養血	滋陰清熱
方剤	丹梔逍遙散	血府逐瘀湯	補中益気湯	帰脾湯	清骨散

帰脾湯（『済生方』）：人参，黄耆，白朮，甘草，生姜，大棗，当帰，遠志，茯神，酸棗仁，竜眼肉，木香
血府逐瘀湯（『医林改錯』）：当帰，生地黄，桃仁，紅花，枳殻，赤芍，柴胡，甘草，桔梗，川芎，牛膝
清骨散（『証治準縄』）：銀柴胡，胡黄連，秦艽，鼈甲，地骨皮，青蒿，知母，甘草
丹梔逍遙散（『医統』）：当帰，白芍，白朮，柴胡，茯苓，甘草，生姜，薄荷，牡丹皮，山梔子
補中益気湯（『脾胃論』）：人参，黄耆，白朮，甘草，当帰，陳皮，升麻，柴胡

4 予防とケア

1. 発熱を引き起こした原因疾患を治療する。
2. 規則正しい生活を送る。
3. 栄養に富み消化しやすい食事を摂る。
4. 水分を十分に補充する。

［2］
虚労

1 概念

虚労とは，虚損とも称する。複数の原因により生じた臓腑虧損・気血陰陽の不足をおもな病機とし，五臓の虚証をおもな臨床所見とする慢性虚弱性病証の総称である。

[西洋医学の関連疾患]
各種の慢性消耗性疾患と機能衰弱性疾患のなかで虚労の所見がみられた病症。

2 病因病機

1 病因

1）先天的な虚弱体質

父母の体が弱い→体質遺伝 ─┐
不適切な育児→発達障害 ──┴─ 体質が虚弱 ─── ● 虚証の経過が長期化
　　　　　　　　　　　　　　　　　　　　　　● 疾病の罹患→精気を消耗 ─── 虚労

2）肉体的な過労・心労・節度のない性生活

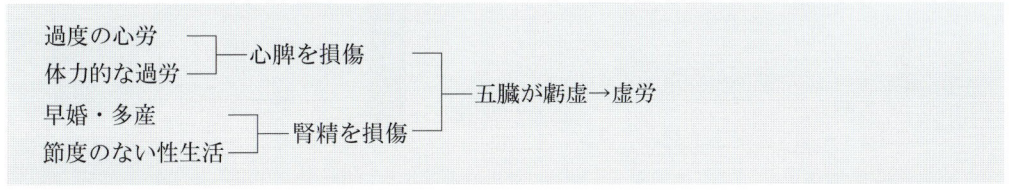

過度の心労 ─┐
体力的な過労 ─┴─ 心脾を損傷 ─┐
　　　　　　　　　　　　　　　├─ 五臓が虧虚→虚労
早婚・多産 ─┐　　　　　　　　│
節度のない性生活 ─┴─ 腎精を損傷 ─┘

3）飲食の不摂生

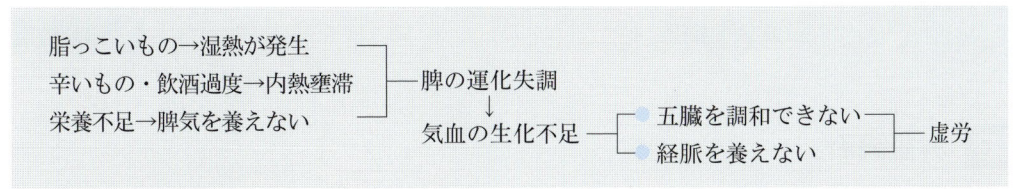

脂っこいもの→湿熱が発生 ─┐
辛いもの・飲酒過度→内熱壅滞 ─┼─ 脾の運化失調 ─┐
栄養不足→脾気を養えない ─┘　　　　　　　　　　├─ ● 五臓を調和できない ─┐
　　　　　　　　　　　　　　　　気血の生化不足 ─┘　● 経脈を養えない ──┴─ 虚労

4）大病・慢性持病の後

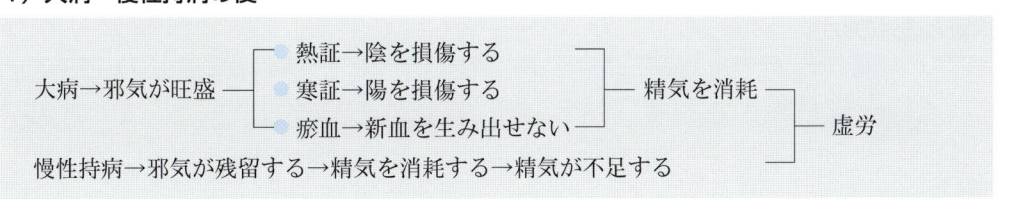

　　　　　　　　　　　　● 熱証→陰を損傷する ─┐
大病→邪気が旺盛 ─┼─● 寒証→陽を損傷する ─┼─ 精気を消耗 ─┐
　　　　　　　　　　　　● 瘀血→新血を生み出せない ─┘　　　　　　　├─ 虚労
慢性持病→邪気が残留する→精気を消耗する→精気が不足する ─┘

5）誤治失治

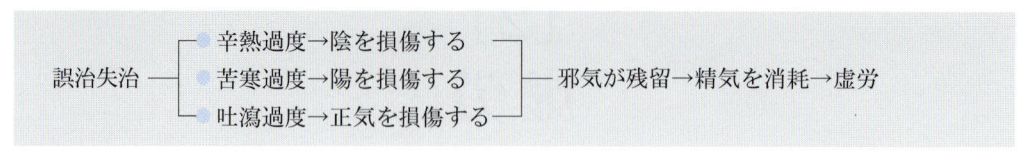

誤治失治 ─┬─ 辛熱過度→陰を損傷する
　　　　　├─ 苦寒過度→陽を損傷する ─── 邪気が残留→精気を消耗→虚労
　　　　　└─ 吐瀉過度→正気を損傷する

2 病機

1）基本病機：臓腑の虧損と気血陰陽の不足
2）病位：五臓（心・肝・脾・肺・腎）
3）病理の性質：虚証

3 病因・病機・病証のまとめ

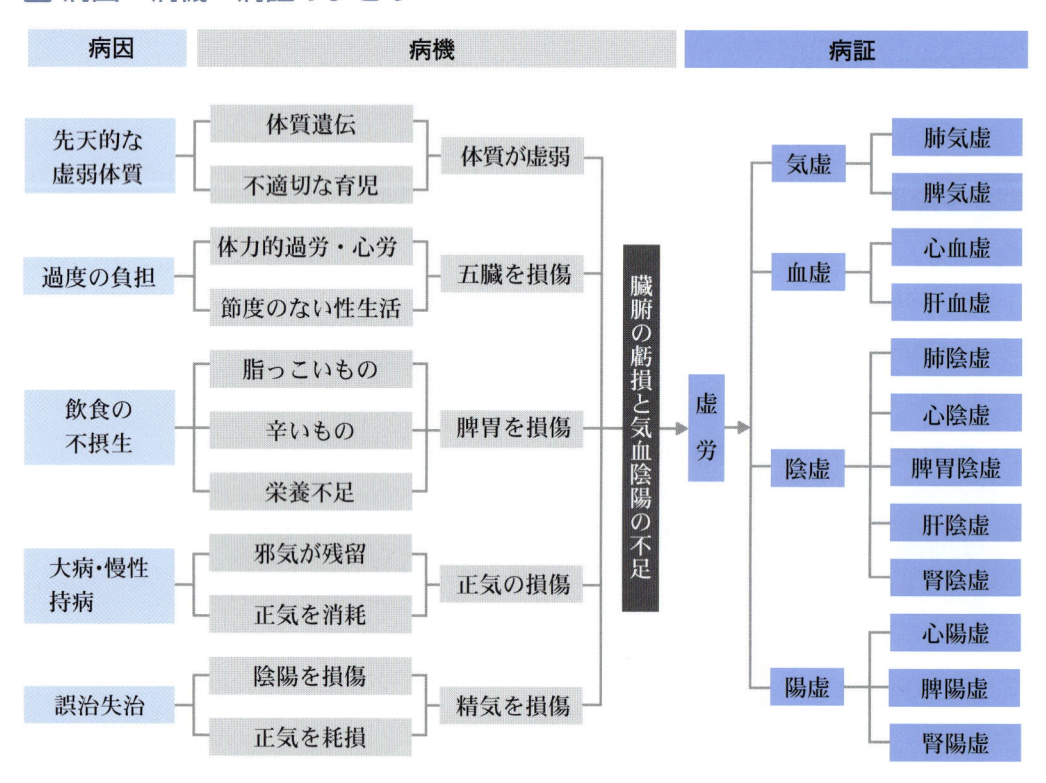

病因	病機	病証
先天的な虚弱体質	体質遺伝／不適切な育児 → 体質が虚弱	気虚：肺気虚／脾気虚
過度の負担	体力的過労・心労／節度のない性生活 → 五臓を損傷	血虚：心血虚／肝血虚
飲食の不摂生	脂っこいもの／辛いもの／栄養不足 → 脾胃を損傷	陰虚：肺陰虚／心陰虚／脾胃陰虚／肝陰虚／腎陰虚
大病・慢性持病	邪気が残留／正気を消耗 → 正気の損傷	陽虚：心陽虚／脾陽虚／腎陽虚
誤治失治	陰陽を損傷／正気を耗損 → 精気を損傷	

→ 臓腑の虧損と気血陰陽の不足 → 虚労

3 弁証論治

1 類証鑑別

虚証と虚労の弁別

	虚証	虚労
関連	重症化　虚証 ⇄ 虚労　好転	

312　第9章｜その他の病証

		虚証	虚労
共通点		機能の不足（虚）＋ 形態の耗損（損）	
相違点	経過	長い	さらに長い（虚が長引くと労になる）
	程度	重い	さらに重い（虚に虚が重なると労になる）
	所見	各病証のおもな症状を主症とする	気・血・陰・陽の虧損症状を主症とする

2 弁証のポイント

1）弁証の綱目（性質と病位の弁別）

綱	気虚・血虚・陰虚・陽虚
目	五臓の虚弱症候

2）気・血・陰・陽の弁証

	主症	舌脈
気虚	精神倦怠・無力・顔色が黄色で艶がない・音声が低くて話をしたくない・自汗	舌質淡・苔白・脈細
血虚	顔色が白くて艶がない・唇と爪が淡白・眩暈・目眩	舌質淡・脈細
陰虚	ほてり・手掌と足の裏に熱感・寝汗	舌質紅・苔少・脈細数
陽虚	冷え・顔色が青白い	舌質淡胖・歯痕・脈沈細

3）血虚と陰虚の弁別

	血虚	陰虚
病機	血虚によって脈に充満できず，体を濡養できない	陰虚によって陽を制限できなくなり，体内で虚熱が生じる
所見	顔色が白くて艶がない・唇と爪が淡白	ほてり・顔面紅潮・午後潮熱・舌質紅少津

4）気虚と陽虚の弁別

	気虚	陽虚
病機	気の推動・固摂・防御・気化機能の低下	陽気不足によって体を温養できなくなる
所見	倦怠感・自汗・食少・呼吸無力	気虚症状 ＋ 冷え

3 治療原則
1）基本原則：補益
2）具体的な治法：
   ① 定性と定位弁証の結果による治療
      定性：気虚・血虚・陰虚・陽虚
      定位：心・肝・脾・肺・腎
   ② 先天（腎）と後天（脾）を重視する。
   ③ 扶正祛邪・補中有瀉

4 証治分類
1）気虚

	肺気虚	脾気虚
特徴的な症状	咳嗽・無気力・痰液が稀薄・息切れ・音声が低い	食が細る・食後に胃脘部がもたれる・泥状便
症状	自汗・寒くなったり暑くなったりする・カゼを引きやすい・顔色が白い	倦怠感・手足が無力・顔色は黄色で艶がない
舌	舌質淡	舌質淡・苔薄
脈	弱	弱
病機	肺気不足によって衛気が虚弱で衛表の防御機能が弱くなる	脾気虚によって運化機能が失調し、気血を生化できなくなる
治法	補益肺気	健脾益気
方剤	補肺湯	加味四君子湯

2）血虚

	心血虚	肝血虚
特徴的な症状	動悸・健忘・不眠・多夢	眩暈・目眩・脇部の疼痛・生理不順・ひどくなると無月経になる
症状	顔色に艶がない・唇と爪の色が淡い	顔色に艶がない・唇と爪の色が淡い・肢体麻痺・筋肉の痙攣あるいは顫動
舌	舌質淡	舌質淡
脈	細あるいは結代	弦細あるいは細渋
病機	心血不足によって心神を養えない	肝血不足によって筋脈を養えない
治法	養血寧心	補血養肝
方剤	養心湯	四物湯

3）陰虚

	肺陰虚	心陰虚	脾胃陰虚	肝陰虚	腎陰虚
特徴的な症状	空咳・咽喉の乾燥感・音声が嗄れる・喀血	心労があると動悸と不眠が悪化する	口唇の乾燥感・飲食量が減少・はなはだしければ吐き気を催す・しゃっくりが出る	頭痛・めまい・耳鳴・目が乾燥、光をまぶしがる・視力低下	腰がだるい・男性は遺精・女性は生理不順・両足がだるくて力が入らない
症状	潮熱・盗汗・両頰部の紅潮	煩躁・潮熱・盗汗・あるいは口内炎・両頰部の紅潮	大便燥結・両頰部の紅潮	せっかちで怒りっぽい・あるいは手足の痺れ・両頰部の紅潮	眩暈・耳鳴・はなはだしい場合は耳聾・口渇・咽喉の疼痛・両頰部の紅潮
舌	舌質紅・少津	舌質紅・少津	舌乾・苔少	舌乾	舌質紅・少苔
脈	細数	細数	細数	弦細数	細数
病機	肺陰虧損によって肺の清粛機能が失調する	心陰虧耗によって心神を養えない	脾胃陰虚によって胃腸の濡養が失われる	肝陰虚不足によって肝陽が上亢して清空を撹乱する	腎陰不足によって内熱が発生する
治法	養陰潤肺	滋陰養心	養陰和胃	滋養肝陰	滋補腎陰
方剤	沙参麦門冬湯	天王補心丹	益胃湯	補肝湯	左帰丸

4）陽虚

	心陽虚	脾陽虚	腎陽虚
特徴的な症状	胸部に詰ったような苦しみあるいは疼痛・動悸・自汗	食欲不振・泥状便・腸鳴腹痛・よく寒邪の感受あるいは飲食の不適切によって悪化する	腰がだるくて痛い・遺精・インポテンツ・多尿あるいは尿失禁
症状	精神倦怠・よく居眠りをする・寒がり・四肢の冷え・顔面蒼白	顔色は黄色で艶がない・冷え・無力感	顔面蒼白・冷え・手足が冷たい・下痢，便が稀薄で未消化物を含む・または夜明け前の下痢
舌	舌質淡あるいは紫暗	舌質淡・苔白	舌質胖淡で歯痕あり・苔白
脈	細弱あるいは沈遅	弱	沈遅
病機	心陽不振と心気虧虚によって血液を運行する力がなくなる	中陽虧虚によって温煦できなくなり，運化機能が失調する	腎陽虧虚によって温煦が失われ，固摂できなくなる
治法	益気温陽	温中健脾	温補腎陽

	心陽虚	脾陽虚	腎陽虚
方剤	拯陽理労湯	附子理中丸	右帰丸

右帰丸(『景岳全書』)：熟地黄，山薬，山茱萸，枸杞子，杜仲，菟絲子，附子，肉桂，当帰，鹿角膠
益胃湯(『温病条弁』)：沙参，麦門冬，生地黄，玉竹，氷砂糖
加味四君子湯(『三因方』)：人参，茯苓，白朮，炙甘草，黄耆，白扁豆
左帰丸(『景岳全書』)：熟地黄，山薬，山茱萸，菟絲子，枸杞子，牛膝，鹿角膠，亀板膠
四物湯(『太平恵民和剤局方』)：当帰，白芍，川芎，熟地黄
拯陽理労湯(『医宗必読』)：人参，黄耆，肉桂，当帰，白朮，甘草，陳皮，五味子，生姜，大棗
沙参麦門冬湯(『温病条弁』)：沙参，麦門冬，玉竹，桑葉，甘草，天花粉，白扁豆
天王補心丹(『摂生秘剤』)：人参，玄参，丹参，茯苓，五味子，遠志，桔梗，当帰，天門冬，麦門冬，柏子仁，酸棗仁，生地黄，辰砂
附子理中丸(『太平恵民和剤局方』)：附子，人参，白朮，炮姜，炙甘草
補肝湯(『医宗金鑑』)：当帰，白芍，川芎，熟地黄，酸棗仁，木瓜，炙甘草
補肺湯(『永類鈐方』)：人参，黄耆，熟地黄，五味子，紫苑，桑白皮
養心湯(『証治準縄』)：黄耆，茯苓，茯神，当帰，川芎，炙甘草，半夏，柏子仁，酸棗仁，遠志，五味子，人参，肉桂

4 予防とケア

1．虚労を引き起こした原因疾患を治療する。
2．規則正しい生活を送る。
3．飲食習慣の見直し，禁煙，禁酒。
4．カゼを引かないようにする。
5．ストレスを解消する。

[3] 癌病

1 概念

癌病とは，各種悪性腫瘍の総称であり，臓腑組織の異常増殖を特徴とする病証である。

[西洋医学の関連疾患]
関連する各種の悪性腫瘍

2 病因病機

1 病因

1）六淫邪毒の感受

六淫を感受／発がん物質 → 邪毒が侵入 → 正虚で邪気が残留 → 気血陰陽が失調 → 気滞・血瘀・痰濁・熱毒が発生 → 腫塊

2）情志の失調

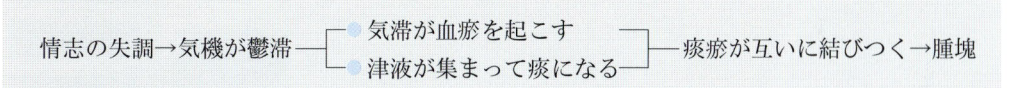

情志の失調 → 気機が鬱滞 →
- 気滞が血瘀を起こす
- 津液が集まって痰になる
→ 痰瘀が互いに結びつく → 腫塊

3）飲食の不摂生

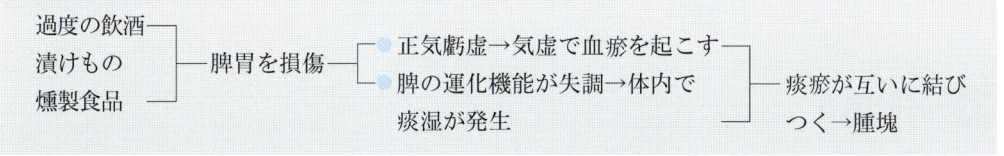

過度の飲酒／漬けもの／燻製食品 → 脾胃を損傷 →
- 正気虧虚 → 気虚で血瘀を起こす
- 脾の運化機能が失調 → 体内で痰湿が発生
→ 痰瘀が互いに結びつく → 腫塊

4）慢性病

慢性の持病 → 臓腑の陰陽気血が失調 → 正気不足 → 気・痰・食・湿・水・血が凝滞 → 腫塊

5）高齢・虚弱体質・過労

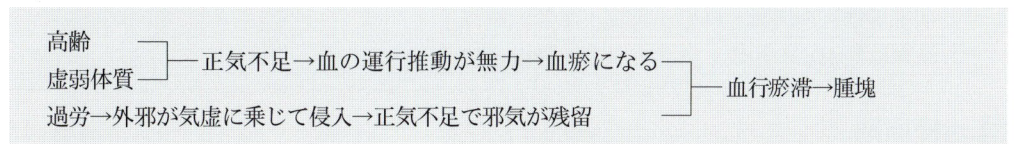

高齢／虚弱体質 → 正気不足 → 血の運行推動が無力 → 血瘀になる
過労 → 外邪が気虚に乗じて侵入 → 正気不足で邪気が残留
→ 血行瘀滞 → 腫塊

2 病機

1）基本病機：正気虚弱 ＋ 気滞・血瘀・痰結・湿聚・熱毒 → 積滞が長期化 → 腫塊が形成

2）病位：おもに肝・脾・腎，がんの種類と病期によって他臓と関連する
3）病理素因：気滞・血瘀・痰結・湿聚・熱毒
4）病理的性質：本虚標実：全身では虚に属し，局所では実に属する

3 病因・病機・病証のまとめ

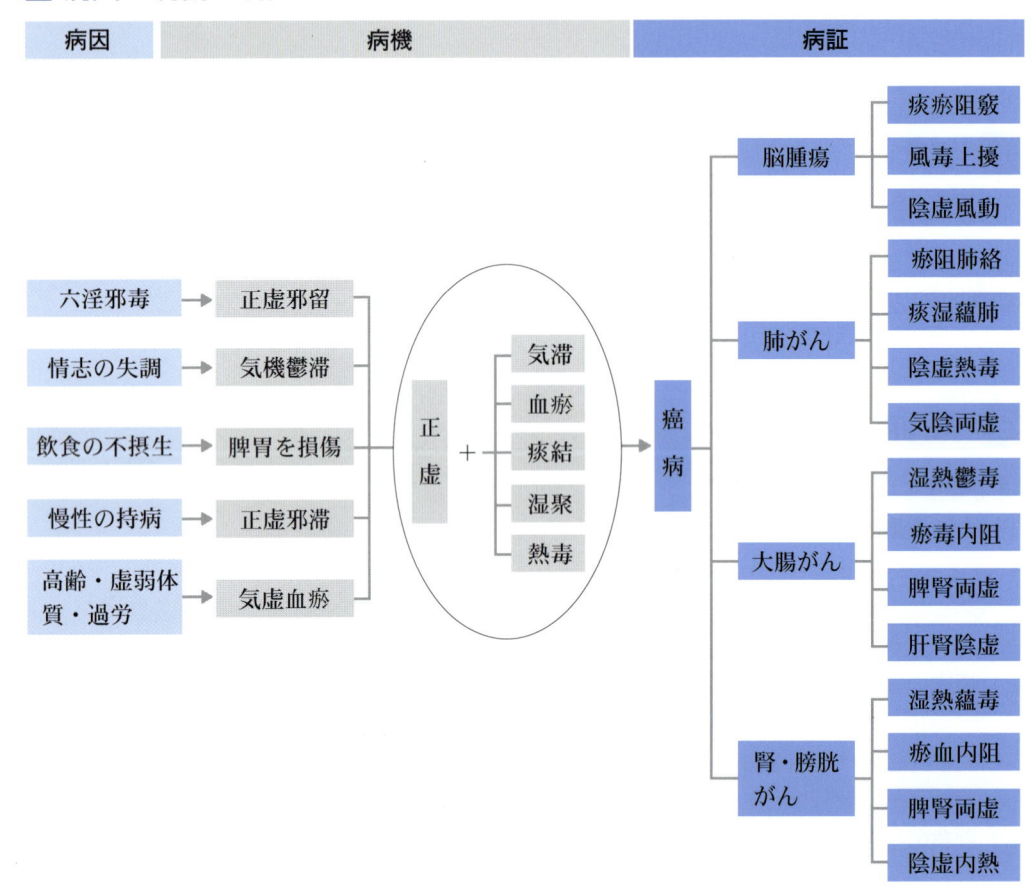

病因	病機		病証	
六淫邪毒	正虚邪留		脳腫瘍	痰瘀阻竅 / 風毒上擾 / 陰虚風動
情志の失調	気機鬱滞	正虚 + 気滞／血瘀／痰結／湿聚／熱毒 → 癌病	肺がん	瘀阻肺絡 / 痰湿蘊肺 / 陰虚熱毒 / 気陰両虚
飲食の不摂生	脾胃を損傷		大腸がん	湿熱鬱毒 / 瘀毒内阻 / 脾腎両虚 / 肝腎陰虚
慢性の持病	正虚邪滞		腎・膀胱がん	湿熱蘊毒 / 瘀血内阻 / 脾腎両虚 / 陰虚内熱
高齢・虚弱体質・過労	気虚血瘀			

3 弁証論治

1 弁証のポイント

1）各種がんの西洋医学的病理診断と臨床分期
2）各種がんと関連する疾病の西洋医学的鑑別診断
3）中医学的臓腑と病位
4）病邪の性質：気滞・血瘀・痰結・湿聚・熱毒
5）気血陰陽不足の種類：気虚・血虚・陽虚・陰虚

2 治療原則

扶正祛邪・攻補兼施

　　初期──おもに祛邪：理気・除湿・化痰・活血・清熱解毒
　　中期──祛邪と扶正を兼施

末期──おもに扶正：補気・養血・滋陰・温陽

3 証治分類

1）脳腫瘍

	痰瘀阻竅	風毒上擾	陰虚風動
特徴的な症状	頭暈・頭痛・首が強直・目眩・ものがはっきり見えない・嘔吐	頭痛・頭暈・嘔吐・重症の場合は痙攣・振顫あるいは半身麻痺・あるいは引きつけ・昏迷・譫語・首が強直	頭痛・頭暈・精神倦怠・虚煩不寧・肢体が痺れる・話しが不自由・首がこわばる・手足の振顫
症状	不眠・健忘・手足の痺れ・顔と唇の色が紫暗	耳鳴・目眩・ものがはっきり見えない・顔面紅潮・目の充血・手足の痺れ	咽喉の乾燥感・便秘
舌	舌質紫暗あるいは瘀斑	舌質紅あるいは紅絳・苔黄	舌質紅・苔少
脈	渋	弦	細弦
病機	痰瘀が互いに結びつくことによって，清竅が蔽阻される	肝陽が上亢して風と化し，熱毒を伴って清竅を上擾する	肝腎陰虚によって肝風が内動する
治法	熄風化痰 祛瘀通竅	平肝潜陽 清熱解毒	滋陰 潜陽 熄風
方剤	通竅活血湯	天麻鈎藤飲＋黄連解毒湯	大定風珠

2）肺がん

	瘀阻肺絡	痰湿蘊肺	陰虚熱毒	気陰両虚
特徴的な症状	咳き込む・痰が少ない・胸痛，部位が固定	咳嗽・喀痰・痰は色が白く粘稠性・呼吸困難・胸悶・胸痛	咳嗽・無痰あるいは痰少・あるいは痰血・胸痛	咳嗽・痰少・あるいは稀薄な痰・咳嗽の声が低い・呼吸無力・喘促
症状	胸悶・呼吸困難・あるいは暗い赤色の血痰・唇の色が紫暗	食欲不振・精神倦怠・泥状便	心煩・不眠・ほてり・盗汗・あるいは発熱持続・口渇・便秘	精神倦怠・顔色が白くて艶がない・痩せ・自汗あるいは盗汗・口咽部の乾燥感
舌	舌質紫暗あるいは瘀斑・苔薄	舌質淡・苔白膩	舌質紅・苔黄	舌質紅あるいは淡
脈	細弦あるいは細濇	滑	細数あるいは数大	細弱

	瘀阻肺絡	痰湿蘊肺	陰虚熱毒	気陰両虚
病機	気滞血瘀によって，肺絡が痺阻される	脾に湿が集って痰になり，痰湿が肺にのぼって肺に溜まる	肺陰虧虚と同時に熱毒が熾盛する	気陰両虚によって，肺の宣降機能が失調する
治法	行気活血 散瘀消結	燥湿健脾 行気祛痰	滋陰清熱 解毒散結	益気養陰
方剤	血府逐瘀湯	二陳湯＋ 栝楼薤白半夏湯	沙参麦門冬湯＋ 五味消毒飲	生脈散＋ 百合固金丸

3）大腸がん

	湿熱鬱毒	瘀毒内阻	脾腎両虚	肝腎陰虚
特徴的な症状	腹痛・便血あるいは膿血便・裏急後重・あるいは便秘と下痢が交替して起こる	腹痛で押されることを嫌がる・あるいは腹部腫塊・裏急後重・膿血便，便の色が紫	腹痛で温めるあるいは揉むと軽減する・あるいは腹部腫塊・水様便に未消化物が混じる・あるいは五更泄瀉*・便血	腹部の隠痛・あるいは腹部の腫塊・便秘・大便に血が混じる
症状	発熱・悪心・口乾・尿黄	煩熱・口渇・顔色が暗くて艶がない・あるいは肌膚甲錯	顔面蒼白・気力がない・冷え・腰膝が冷たくてだるい	腰膝がだるくて力が入らない・頭暈・耳鳴・視力低下・ほてり・咽喉が乾燥・寝汗・遺精あるいは生理不順・痩せる
舌	舌質紅・苔黄膩	舌質紫暗あるいは瘀斑	舌質淡胖・歯痕・苔薄白	舌質紅・苔少
脈	滑数	渋	沈細弱	弦細数
病機	湿熱が下に注ぎ，熱が血を焼灼して瘀血になり，瘀血と熱毒が互いに結びつく	瘀血が内結して，瘀滞して熱化し，熱毒が体内で生じる	脾腎気虚が陽に及び，温煦できなくなる	肝腎陰虚で，虚火が旺盛になる
治法	清熱利湿 化瘀解毒	活血化瘀 清熱解毒	温陽益精	滋養肝腎
方剤	槐角丸	膈下逐瘀湯＋ 黄連解毒湯	大補元煎	知柏地黄丸

＊ 五更泄瀉：夜明け前の下痢。

4）腎臓がん・膀胱がん

	湿熱蘊毒	瘀血内阻	脾腎両虚	陰虚内熱
特徴的な症状	腰痛・腹部の墜脹感・尿血・頻尿・尿急迫・排尿痛	腰腹の疼痛・あるいは腰腹部に腫塊・尿血	腰痛・腹脹・腹部に腫塊・尿血	腰痛・腰腹部に腫塊・尿少で色が濃い
症状	発熱・痩せ	顔色が暗くて艶がない・発熱	食欲不振・吐き気・嘔吐・痩せる・呼吸が無力・泥状便・冷え・手足が冷たい	ほてり・口乾・便秘・咽喉が乾燥・盗汗・遺精あるいは生理不順・痩せる
舌	舌質紅・苔黄膩	舌質紫暗あるいは瘀斑・苔薄白	舌質淡・苔薄白	舌質紅・苔少
脈	濡数	渋	沈細	弦細数
病機	膀胱に湿熱が蘊結して膀胱の気化機能が失調する	瘀血が蓄結して下焦の気機が壅阻される	脾腎気虚が陽に及び、温煦できなくなる	肝腎陰虚によって虚熱が発生する
治法	清熱利湿解毒通淋	活血化瘀理気散結	健脾益腎軟堅散結	滋陰清熱
方剤	八正散（清熱利尿通淋）竜胆瀉肝湯（清熱瀉火利湿）	桃紅四物湯	大補元煎	知柏地黄丸

黄連解毒湯（『外台秘要』）：黄連，黄芩，黄柏，梔子
槐角丸（『丹渓心法』）：槐角，地楡，黄芩，当帰，枳殻，防風
膈下逐瘀湯（『医林改錯』）：五霊脂，当帰，川芎，桃仁，牡丹皮，赤芍，烏薬，延胡索，甘草，香附子，紅花，枳殻
栝楼薤白半夏湯（『金匱要略』）：栝楼，薤白，白酒，半夏
血府逐瘀湯（『医林改錯』）：当帰，生地黄，桃仁，紅花，枳殻，赤芍，柴胡，甘草，桔梗，川芎，牛膝
五味消毒飲（『医宗金鑑』）：金銀花，野菊花，蒲公英，紫花地丁，紫背天葵
沙参麦門冬湯（『温病条弁』）：沙参，麦門冬，玉竹，桑葉，甘草，天花粉，白扁豆
生脈散（『備急千金要方』）：人参，麦門冬，五味子
大定風珠（『温病条弁』）：白芍，阿膠，亀板，生地黄，麻子仁，五味子，牡蛎，麦門冬，炙甘草，鶏子黄，鼈甲
大補元煎（『景岳全書』）：人参，山薬，熟地黄，杜仲，枸杞子，当帰，山茱萸，炙甘草
知柏地黄丸（『医宗金鑑』）：知母，黄柏，熟地黄，山茱萸，山薬，茯苓，牡丹皮，沢瀉
通竅活血湯（『医林改錯』）：赤芍，川芎，桃仁，紅花，麝香，老葱，生姜，大棗，黄酒
天麻鈎藤飲（『雑病診治新義』）：天麻，釣藤鈎，石決明，牛膝，桑寄生，杜仲，山梔子，黄芩，益母草，茯神，夜交藤
桃紅四物湯（『医宗金鑑』）：桃仁・紅花・川芎・当帰・赤芍・熟地黄
二陳湯（『太平恵民和剤局方』）：半夏，陳皮，茯苓，炙甘草
八正散（『太平恵民和剤局方』）：木通，車前子，扁蓄，瞿麦，滑石，甘草，大黄，山梔子，灯心草

百合固金丸（『医方集解』）：百合，生地黄，熟地黄，麦門冬，貝母，当帰，芍薬，甘草，玄参，桔梗
竜胆瀉肝湯（『蘭室秘蔵』）：竜胆草，沢瀉，木通，車前子，当帰，柴胡，生地黄（近代の処方には黄芩，山梔子が入っている）

4 予防とケア

1．規則正しい生活を送る。
2．発がん性物質の摂取を避ける。
3．定期的にがん検診を受ける。
4．早期診断と早期治療を受ける。

参考書籍

江蘇新医学院主編：中医内科学．江蘇人民出版社，1977 年
南京中医学院主編：温病学．上海科学技術出版社，1979 年
南京中医学院主編：中医内科臨証備要．江蘇科学技術出版社，1984 年
張伯臾主編：中医内科学．上海科学技術出版社，1985 年
上海中医学院主編：中医薬大学外国研修生教科書　中医内科学．中国古籍出版社，
　　1987 年
張伯臾主編：中医薬大学教育参考書　中医内科学．人民衛生出版社，1988 年
桑木崇秀総監修：（上海科学技術出版社）実用中医内科学（日本語版）．東洋医学国際
　　研究財団，1990 年
王永炎主編：中医内科学．上海科学技術出版社，1997 年
王永炎・魯兆麟主編：中医内科学．人民衛生出版社，1999 年
孫広仁主編：中医基礎理論．中国中医薬出版社，2002 年
朱文鋒主編：中医診断学．中国中医薬出版社，2002 年
鄧中甲主編：方剤学．中国中医薬出版社，2003 年
周仲瑛主編：中医内科学．中国中医薬出版社，2003 年
薛博瑜主編：ポケット受験参考書　中医内科学．中国中医薬出版社，2004 年
汪悦主編：中医内科学（新世紀全国中医薬大学教科書学習補助参考書）．科学出版社，
　　2004 年
周仲瑛・蔡淦主編：中医薬大学教育参考書　中医内科学（第二版）．人民衛生出版社，
　　2008 年
張伯臾主編（鈴木元子・福田裕子・藤田康介・向田和弘和訳）：［標準］中医内科学．
　　東洋学術出版社，2009 年
薛博瑜・徐力主編：中医内科処方手冊．江蘇科学技術出版社，2011 年

西洋医学病名と関連する中医学病名一覧

西洋医学病症名	中医学病証名
あ	
アルツハイマー	痴呆
アメーバ赤痢	痢疾
い	
胃潰瘍・十二指腸潰瘍	胃痛・吐酸・嘈雑
胃神経症	胃痛・痞満・呃逆
胃下垂	痞満
胃がん	反胃
一過性脳虚血発作	眩暈・中風
遺尿症	遺尿・尿失禁
インフルエンザ	感冒・風温・湿温・秋燥
う	
運動ニューロン疾患	痿証
お	
横隔膜痙攣	呃逆
か	
カゼ症候群	感冒・咳嗽
片頭痛	頭痛
潰瘍性大腸炎	痢疾
過敏性腸症候群	腹痛・泄瀉・便秘
間質性肺炎	咳嗽・肺痿
回帰熱	瘧疾
過活動膀胱	遺尿・尿失禁
感染性腸炎	泄瀉
肝炎	脇痛・黄疸
肝硬変	黄疸・癥積・臌脹・水腫
肝臓がん	黄疸

肝レンズ核変性症（Wilson病）	顫証
がん性腹膜炎	臌脹

き

急性気管支炎	風温・秋燥・喘証
気管支拡張症	咳嗽・肺癰
気管支喘息	哮証・痰飲
急性胃炎	胃痛・吐酸・嘈雑・痰飲
急性腎炎	水腫
急性虫垂炎	腸癰
強直性脊椎炎	腰痛
ギラン・バレー症候群	痿証
起立性低血圧	眩暈
逆流性食道炎	吐酸
吸収不良症候群	泄瀉
狭心症	胸痺
胸膜炎	懸飲・脇痛
胸水	懸飲
緊張型頭痛	頭痛

く

くも膜下出血	中風
群発頭痛	頭痛

け

血液疾患による発熱	瘧疾・内傷発熱
結核性腹膜炎	腹痛・臌脹
血管性認知症	痴呆
血管障害による頭痛	頭痛

こ

コレラ	霍乱
呼吸不全	肺脹
甲状腺機能低下症	水腫・痴呆・便秘
甲状腺機能亢進症	癭病・自汗・盗汗
甲状腺炎	癭病

甲状腺腺腫	瘿病
甲状腺がん	瘿病
骨盤内膿瘍	腸癰
更年期症候群	鬱証・不寐
高血圧症	眩暈・耳鳴・耳聾
高血圧脳症	厥証
鼓膜の損傷	耳鳴・耳聾

さ

細菌性赤痢	痢疾
再発性アフタ	口瘡

し

食物中毒症	霍乱
食道がん	噎膈
食道炎	噎膈
食道憩室	噎膈
出血（各種出血）	血症
出血性ショック	厥証
出血性膀胱炎	淋証
小脳疾患	顫証
自律神経失調症	不寐・健忘・嘈雑・痞満・自汗・盗汗
重症筋無力症	痿証
周期性四肢麻痺	痿証
心不全	喘証・水腫・心悸・溢飲
心筋炎	心悸
心筋梗塞	胸痹・真心痛
心原性ショック	厥証
腎不全	水腫・関格・痰飲
腎臓がん	癌病

す

膵炎	腹痛
椎間板ヘルニア	腰痛・痹証

せ

正常圧水頭症	痴呆
前頭側頭型認知症	痴呆
前立腺炎	淋証・癃閉・遺精・早泄
精嚢炎	遺精

た

大腸がん	癌病
多嚢胞性卵巣症候群	肥満
胆嚢炎・胆嚢胆石症	脇痛・黄疸
胆道蛔虫症	脇痛・黄疸
単純性甲状腺腫	瘻病
単純性肥満	肥満
単純性イレウス	腹痛・積聚

ち

腸チフス	湿温
腸の腫瘍	積聚
腸結核	積聚
腸痙攣	積聚
中耳炎	耳鳴・耳聾

つ

痛風	痺証

て

低酸素血症	肺脹
低血糖症	眩暈
低血糖昏睡	厥証
突発性難聴	耳鳴・耳聾・眩暈
癲癇	癇証

と

統合失調症	癲狂
頭蓋内炎症・腫瘍・感染	頭痛
突発性浮腫	水腫

糖尿病	消渇

に

尿路感染症	淋証
尿路結石症	腹痛・腰痛・淋証
尿閉	癃閉
尿道炎	淋証・早泄
尿崩症	消渇
乳糜尿	尿濁

ね

熱射病	中暑
熱性痙攣	痙証
ネフローゼ症候群	水腫・臌脹

の

ノイローゼ	鬱証・心悸・遺精・早泄
脳血管障害	中風
脳出血	中風
脳梗塞	中風
脳動脈硬化症	不寐・健忘
脳血管攣縮	厥証
脳腫瘍	癌病

は

肺炎	風温・咳嗽
パラチフス	湿温
肺化膿症	肺癰
肺結核	肺癆・盗汗
肺気腫	肺脹・胸痺
肺性心	肺脹
肺がん	癌病
肺線維化	肺痿
パーキンソン病	顫証・痴呆

ひ

脾腫	積聚
ヒステリー	鬱証・厥証
貧血	眩暈・萎黄

ふ

フィラリア症（糸状虫感染）	尿濁・水腫
不整脈	心悸・眩暈
賁門失弛緩症	噎膈
腹部膿瘍	腸癰
腹圧性尿失禁	遺尿・尿失禁
不安定膀胱・神経性頻尿症	淋証

へ

ベーチェット症候群	口瘡
変形性関節症	痺証
変形性脊椎症	腰痛

ほ

膀胱腫瘍	癃閉
勃起障害（ED：erectile dysfunction）	陽痿

ま

マラリア	瘧疾
慢性胃炎	胃痛・痞満・胸痺・吐酸・嘈雑
慢性気管支炎	痰飲
慢性収縮性心膜炎	水腫・臌脹
慢性腎炎	水腫

む

無気肺	肺痿
無尿	癃閉

め

メニエール病	眩暈

ゆ

幽門狭窄症	反胃

よ

溶血性黄疸	黄疸
腰部筋線維とその周りの結合組織の損傷	腰痛

り

流行性耳下腺炎	痄腮
リーシュマニア症	瘧疾
リンパ性浮腫	水腫
リウマチ	痺証・内傷発熱・自汗・盗汗
リン酸塩尿	尿濁

ろ

肋間神経痛	脇痛

中医内科学「同病異治」一覧

（病名・ワンポイント病機・証型と代表方剤一覧）

外感病証

病名	ワンポイント病機	証型分類	証型	使用方剤名
感冒	外邪による肺衛不和, おもに衛表不和。		風寒	荊防敗毒散
			風熱	銀翹散
			暑湿	新加香薷飲
		虚体感冒	気虚感冒	参蘇飲
			陰虚感冒	加減葳蕤湯
痄腮	少陽経脈に邪毒が壅阻し, 気血と相搏して耳下腮部に凝滞する。		温毒在表	銀翹散
			熱毒蘊結	普済消毒飲
			毒竄少腹	竜胆瀉肝湯
			邪陥心肝	普済消毒飲 ＋ 紫雪丹あるいは至宝丹
風温	風熱病邪が肺衛を犯す。	衛分証	邪襲肺衛	銀翹散
		気分証	熱壅肺気	麻杏石甘湯
			熱入胸膈	梔子豉湯（清宣鬱熱） 涼膈散（清泄膈熱）
			熱入陽明	白虎湯（清気泄熱） 大承気湯（攻下泄熱） 葛根黄連黄芩湯（清腸止瀉）
		営分証	熱入営分	清営湯
			熱閉心包	清宮湯で安宮牛黄丸あるいは至宝丹を飲む 安宮牛黄丸（清熱解毒・開竅醒神） 至宝丹（化濁開竅・清熱解毒）
		血分証	熱盛動血	犀角地黄湯
		陰傷証	肺胃陰傷	沙参麦門冬湯
湿温	湿熱が気分を蘊阻する。	衛分証	湿遏衛陽	藿朴夏苓湯
		気分証	湿＞熱	三仁湯
			湿＝熱	王氏連朴飲
			熱＞湿	白虎加蒼朮湯

湿温		気分証	湿熱化燥	白虎湯（清気泄熱） 大承気湯（攻下泄熱）
		営血分証	熱入営血	清営湯（清営泄熱） 犀角地黄湯（涼血散血）
中暑	暑熱が内襲する。	気分暑熱		白虎湯
		気陰両虚		生脈散
		暑熱蒙心		安宮牛黄丸（清熱解毒・開竅醒神） 至宝丹（化濁開竅・清熱解毒） 紫雪丹（清熱開竅・熄風鎮痙）
		肝風内動		羚羊鈎藤湯
秋燥	燥勝則乾（燥邪に犯されると，乾燥の症状が現れる）	涼燥犯肺		杏蘇散
		温燥犯肺		桑杏湯
		燥気化火		清燥救肺湯
		肺胃陰傷		沙参麦門冬湯
痢疾	邪気が大腸を阻滞して，大腸の伝導機能が障害され，気血が壅阻し，脂膜と血絡が損傷される。	暴痢	湿熱痢	芍薬湯
			疫毒痢	白頭翁湯 ＋ 芍薬湯
			寒湿痢	胃苓湯
		久痢	陰虚痢	駐車丸
			虚寒痢	桃花湯（温中補脾） 真人養臓湯（温腎補脾）
			休息痢 発作期	芍薬湯（湿熱） 胃苓湯（寒湿）
			休息痢 休止期	香砂六君子湯（脾気虚） 附子理中丸（脾腎陽虚） 痛瀉要方（肝鬱犯脾）
霍乱	邪食が中焦を阻滞し脾胃を損傷し，昇降が失調して，清濁が干渉し合うと，気機が逆行して乱れる。	寒霍乱	軽証	藿香正気散 ＋ 純陽正気丸
			重証	附子理中丸
		熱霍乱		燃照湯（清暑泄熱・化湿辟穢） 蚕矢湯（解表化湿・泄濁舒筋）
		乾霍乱		玉枢丹
瘧疾	邪気が半表半裏に潜伏して，営衛の間を出入りする。	正瘧		柴胡截瘧飲（和解表裏・導邪外出を兼ねる） 截瘧七宝飲（化痰散結・理気和中を兼ねる）
		温瘧		白虎加桂枝湯 ＋ 青蒿・柴胡

瘧疾		瘴瘧	寒瘧	柴胡桂枝乾姜湯 ＋ 截瘧七宝飲
			熱瘴	清瘴湯
			冷瘴	加味不換金正気散
		労瘧		何人飲

肺系病証

病名	ワンポイント病機	証型分類	証型	使用方剤名
咳嗽	邪気が肺を犯して，肺気が上逆する。	外感咳嗽	風寒襲肺	三拗湯（宣肺散寒に重点） 止嗽散（化痰止咳に重点）
			風熱犯肺	桑菊飲
			風燥傷肺	桑杏湯
		内傷咳嗽	痰湿蘊肺	二陳湯（燥湿化痰） 三子養親湯（降気化痰）
			痰熱鬱肺	清金化痰湯
			肝火犯肺	加減瀉白散（清肺順気化痰） ＋ 黛蛤散（清肝化痰）
			肺陰虧耗	沙参麦門冬湯
哮証	外感によって伏痰が誘発され，痰が気に従って昇り，気は痰によって阻害され，痰気が互いに結びついて気道を阻塞し，肺の宣降ができなくなる。	発作期	寒哮	射干麻黄湯（降逆平哮） 小青竜湯（解表散寒）
			熱哮	定喘湯
		緩解期	肺虚	玉屏風散
			脾虚	六君子湯
			腎虚	金匱腎気丸（温腎助陽） 七味都気丸（益腎納気）
喘証	邪気が肺気を壅阻して，肺の宣降不利，あるいは肺腎気虚のため，肺気の摂納が不能になる。	実喘	風寒襲肺	麻黄湯
			表寒裏熱	麻杏石甘湯
			痰熱鬱肺	桑白皮湯
			痰濁阻肺	二陳湯 ＋ 三子養親湯
			肺気鬱痺	五磨飲子
		虚喘	肺虚	生脈散＋補肺湯
			腎虚	金匱腎気丸（温補腎陽） 参蚧散（納気帰腎）
肺癰	痰熱と瘀血が鬱結して癰になり，血肉が腐敗して膿になる。	初期		銀翹散
		成癰期		千金葦茎湯 ＋ 如金解毒散
		潰膿期		加味桔梗湯

病名	ワンポイント病機	証型分類	証型	使用方剤名
肺癰			回復期	沙参清肺湯（益気養陰・清肺化痰） 桔梗杏仁煎（養肺滋陰・排膿解毒）
肺癆	癆虫が肺を犯して，肺葉を侵蝕する。		肺陰虧損	月華丸
			陰虚火旺	百合固金湯＋秦艽鼈甲散
			気陰耗傷	保真湯（補気養陰・清虚熱） 参苓白朮散（健脾補気・培土生金）
			陰陽両虚	補天大造丸
肺脹	肺気が壅塞され，斂降が不能になり，肺気が脹満する。		痰濁壅肺	蘇子降気湯＋三子養親湯
			痰熱鬱肺	越婢加半夏湯（宣肺泄熱） 桑白皮湯（清肺化痰）
			痰蒙神竅	滌痰湯＋安宮牛黄丸（清熱解毒・開竅醒神）あるいは至宝丹（化濁開竅・清熱解毒）
			肺腎気虚	平喘固本湯＋補肺湯
			陽虚水泛	真武湯＋五苓散
肺痿	肺臓虚損により，津気を耗傷し，肺葉が枯萎する。		虚熱	麦門冬湯（潤肺生津・降逆下気） 清燥救肺湯（養陰潤燥・清金降火）
			虚寒	甘草乾姜湯（甘辛滋液散寒） 生姜甘草湯（補脾助肺）

心系病証

病名	ワンポイント病機	証型分類	証型	使用方剤名
心悸	気血陰陽の虧損によって，心を養えない。あるいは邪が心神を撹乱して，心神不安になる。		心虚胆怯	安神定志丸
			心血不足	帰脾湯（健脾養心） 炙甘草湯（益気養血・滋陰復脈）
			陰虚火旺	天王補心丹（補陰を主に） 朱砂安神丸（清火を主に）
			心陽不振	桂枝甘草竜骨牡蛎湯
			水飲凌心	苓桂朮甘湯
			心血瘀阻	桃仁紅花煎

胸痺	心脈の痺阻。	実証	心血瘀阻	血府逐瘀湯
			痰濁壅塞	栝楼薤白半夏湯
			陰寒凝滞	栝楼薤白白酒湯 + 枳実・桂枝・附子・丹参・檀香
		虚証	心腎陰虚	左帰飲
			気陰両虚	生脈散 + 人参養栄湯
			陽気虚衰	参附湯 + 右帰飲
真心痛	心脈の閉塞。		気虚血瘀	保元湯 + 血府逐瘀湯
			寒凝心脈	当帰四逆湯
			正虚陽脱	四逆加人参湯
不寐	陽盛陰衰・陰陽失交	実証	肝鬱化火	竜胆瀉肝湯
			痰熱内擾	黄連温胆湯
		虚証	陰虚火旺	黄連阿膠湯（交通心腎） 天王補心丹（補陰を主に） 朱砂安神丸（清火を主に）
			心脾両虚	帰脾湯
			心胆気虚	安神定志丸 + 酸棗仁湯
多寐	①湿・濁・痰が陽気を阻遏して，心陽不振になる。 ②陽気虚弱により，心神を養えない。		湿困脾胃	平胃散
			瘀血阻滞	通竅活血湯
			脾気虚弱	帰脾湯
			陽気虚衰	附子理中丸
健忘	①心脾腎虚損・気血陰精不足。 ②気滞血瘀・痰濁が上擾。		心脾不足	帰脾湯
			腎精虧耗	河車大造丸
			痰濁擾心	温胆湯
			瘀血痺阻	血府逐瘀湯
癲狂	【癲病】痰気の鬱結によって，神機が蒙蔽される。 【狂病】痰火上擾によって，神明の主宰が失われる。	癲病	痰気鬱結	順気導痰湯
			心脾両虚	養心湯
		狂病	痰火上擾	生鉄落飲
			火盛傷陰	二陰煎
癇証	痰が心竅を閉塞し，肝風と火が内動する。		風痰閉阻	定癇丸
			痰火内盛	竜胆瀉肝湯 + 滌痰湯
			瘀阻脳絡	通竅活血湯
			心腎虧虚	左帰丸 + 天王補心丹

病名	ワンポイント病機	証型分類	証型	使用方剤名
痴呆	髄海が不足によって，神機が機能できない。		髄海不足	七福飲
			脾腎両虚	還少丹
			痰濁蒙竅	洗心湯
			瘀血内阻	通竅活血湯
厥証	気機が逆乱し，昇降が失常することによって気血陰陽の順接が不能になる。	気厥	実証	五磨飲子
			虚証	四味回陽飲
		血厥	実証	羚羊鈎藤湯（平肝潜陽熄風）通瘀煎（活血順気）
			虚証	独参湯 + 人参養栄湯
		痰厥		導痰湯
		食厥		神朮散 + 保和丸

脾胃系病証

病名	ワンポイント病機	証型分類	証型	使用方剤名
胃痛	胃気が阻滞され，胃の和降が失調し，気機が鬱滞して痛くなる。	実証	寒邪客胃	香蘇散（理気散寒）良附丸（温胃散寒）
			飲食停滞	保和丸
			肝気犯胃	柴胡疏肝散
			肝胃鬱熱	化肝煎
			瘀血停滞	失笑散 + 丹参飲（実証）調営斂肝飲（虚証）
		虚証	胃陰虧虚	一貫煎 + 芍薬甘草湯
			脾胃虚寒	黄耆建中湯
吐酸	肝気が胃を犯して，胃の和降が失調する。		熱証（肝火犯胃）	左金丸
			寒証（脾胃虚寒・肝気犯胃）	香砂六君子湯 + 呉茱萸・乾姜
嘈雑	胃気不和		胃熱証	温胆湯
			胃虚証	四君子湯（気虚）益胃湯（陰虚）
			血虚証	帰脾湯
痞満	脾胃の気機が不利になり，脾胃の昇降が失調する。	実痞	飲食内停	保和丸
			痰湿中阻	二陳湯
			湿熱阻胃	瀉心湯 + 連朴飲
			肝胃不和	越鞠丸 + 枳朮丸

痞満		虚痞	脾胃虚弱	補中益気湯
			胃陰不足	益胃湯
嘔吐	胃の和降が失われ，胃気が上逆する。	実証	外邪犯胃	藿香正気散
			飲食停滞	保和丸
			痰飲内阻	小半夏湯 + 苓桂朮甘湯
			肝気犯胃	半夏厚朴湯 + 左金丸
		虚証	脾胃気虚	香砂六君子湯
			脾胃虚寒	理中丸
			胃陰虧虚	麦門冬湯
噎膈	気・痰・瘀の交阻と津気の消耗によって，胃の通降が失われる。		痰気交阻	啓膈散
			津虧熱結	沙参麦冬湯
			瘀血内結	通幽湯
			気虚陽微	補気運脾湯（温脾） 右帰丸（温腎）
反胃	中焦の陽虚によって，宿食が運化できない。		脾胃虚寒証	丁沈透膈散
呃逆	胃の和降機能が失われ，胃気が上逆して膈を動かす。	実証	胃中寒冷	丁香散
			胃火上逆	竹葉石膏湯
			気機鬱滞	五磨飲子
		虚証	脾胃陽虚	理中丸
			胃陰不足	益胃湯
口瘡	邪熱が口と舌を燻灼する。		肺胃熱盛	涼膈散
			心脾積熱	瀉黄散 + 導赤散
			陰虚火旺	知柏地黄丸
			陽虚浮火	附子理中丸（脾陽虚） 金匱腎気丸 + 交泰丸(腎陽虚)
腹痛	臓腑の機能失調によって，気血鬱滞・脈絡痺阻および経脈失養となり，気機が詰まって痛くなる。		寒邪内阻	良附丸＋正気天香散
			湿熱壅滞	大承気湯
			飲食積滞	保和丸（軽症） 枳実導滞丸（重症）
			肝鬱気滞	柴胡疏肝散
			瘀血停滞	少腹逐瘀湯
			中虚臓寒	小建中湯

病名	ワンポイント病機	証型分類		証型	使用方剤名
泄瀉	湿勝脾虚	暴瀉	外邪	寒湿（風寒）	藿香正気散
				湿熱（暑湿）	葛根芩連湯
			食滞胃腸		保和丸
		久瀉	脾胃虚弱		参苓白朮散
			腎陽虚衰		四神丸
			肝気乗脾		痛瀉要方
便秘	大腸の伝導機能が失調する。	実秘	熱秘		麻子仁丸
			気秘		六磨湯
		虚秘	気虚秘		黄耆湯
			血虚秘		潤腸丸
			陽虚秘		済川煎 ＋ 肉桂
腸癰	腸内で気血が壅滞し，積聚して癰になり，血肉が腐敗して，膿腫になる。	瘀滞証			大黄牡丹皮湯
		蘊熱証			仙方活命飲 ＋ 大黄牡丹皮湯
		毒熱証			大承気湯（通裏攻下） 黄連解毒湯（清熱解毒）

肝胆系病証

病名	ワンポイント病機	証型分類	証型	使用方剤名
脇痛	肝絡失和		肝鬱気滞	柴胡疏肝散
			瘀血停着	旋覆花湯
			肝胆湿熱	竜胆瀉肝湯
			肝陰不足	一貫煎
黄疸	湿邪が脾胃を困遏し，肝胆の疏泄を壅塞し，肝胆の疏泄機能が失調して，胆汁が肌膚に溢れる。		陽黄　熱＞湿	茵蔯蒿湯
			陽黄　湿＞熱	茵蔯五苓散（利湿退黄） ＋ 甘露消毒丹（利湿化濁・清熱解毒）
			急黄	犀角散 ＋ 生地黄，牡丹皮，玄参，石斛
			陰黄	茵蔯朮附湯
萎黄	脾胃の虚弱と気血の不足によって肌膚を養えない。		脾胃虚弱・気血不足	黄耆建中湯（温中健脾） 人参養栄湯（益気健脾・大補気血）
積聚	気機阻滞・瘀血内結	聚証	肝気鬱結	逍遙散（疏肝養血） 木香順気散（疏肝化湿）
			食滞痰阻	六磨湯

中医内科学「同病異治」一覧　　339

積聚		積証	気滞血阻		金鈴子散（疏肝理気） ＋ 失笑散（活血止痛）
			瘀血内結		膈下逐瘀湯
			正虚瘀結		八珍湯（補気養血） ＋ 化積丸（活血消積）
臌脹	肝・脾・腎の損傷と気・血・水の停滞。	実脹	気滞湿阻		柴胡疏肝散（肝鬱） 胃苓湯（湿阻）
			寒湿困脾		実脾飲
			湿熱蘊結		中満分消丸 ＋ 茵蔯蒿湯
			肝脾血瘀		調営飲
		虚脹	脾腎陽虚		附子理中丸 ＋ 五苓散（脾陽虚） 済生腎気丸（牛車腎気丸）（腎陽虚）
			肝腎陰虚		六味地黄丸（あるいは一貫煎） ＋ 膈下逐瘀湯
頭痛	【外感頭痛】外邪が経絡を壅滞して，清陽の気を阻滞する。 【内傷頭痛】肝・脾・腎の機能が失調する。	外感頭痛	風寒頭痛		川芎茶調散
			風熱頭痛		芎芷石膏湯
			風湿頭痛		羌活勝湿湯
		内傷頭痛	肝陽頭痛		天麻鉤藤飲
			腎虚頭痛		大補元煎
			血虚頭痛		加味四物湯
			痰濁頭痛		半夏白朮天麻湯
			瘀血頭痛		通竅活血湯
眩暈	風・火・痰・瘀が清空を撹乱するあるいは気血・腎精不足によって清竅を養えない。		肝陽上亢		天麻鉤藤飲
			気血虧虚		帰脾湯
			腎精不足		左帰丸（補陰） 右帰丸（補陽）
			痰濁中阻		半夏白朮天麻湯
耳鳴・耳聾	風・火・痰が清竅を壅閉あるいは気血・腎精不足によって清竅の濡養が失われる。		風熱上擾		銀翹散
			肝胆火盛		竜胆瀉肝湯
			痰火鬱結		温胆湯
			腎精虧虚		耳聾左慈丸
			清気不昇		益気聰明湯
中風		中経絡	絡脈空虚 風邪入中		大秦艽湯

病名	ワンポイント病機	証型分類	証型	使用方剤名
中風	陰陽が失調し，気血が逆乱して，脳を上犯する。	中経絡	肝腎陰虚風陽上擾	天麻鈎藤飲
		中臓腑	閉証 陽閉	まず至宝丹（もしくは安宮牛黄丸）を飲んで辛涼開竅する。そして羚羊角湯を併用して清肝熄風・育陰潜陽する
			閉証 陰閉	蘇合香丸（清熱解毒・豁痰開竅）滌痰湯（豁痰熄風）
			脱証	参附湯 ＋ 生脈散
		後遺症	半身不随 気虚血滞脈絡瘀阻	補陽還五湯
			半身不随 肝陽上亢脈絡瘀阻	鎮肝熄風湯（おもに滋陰潜陽熄風）天麻鈎藤飲（おもに平肝熄風）
			言語不利 風痰阻絡	解語丹
			言語不利 腎虚精虧	地黄飲子加減
			言語不利 肝陽上亢痰邪阻竅	鎮肝熄風湯（おもに滋陰潜陽熄風）天麻鈎藤飲（おもに平肝熄風）
			口眼喎斜	牽正散
癭病	気滞・痰凝・血瘀は頸前部に壅結する。		気鬱痰阻	四海舒鬱丸
			痰結血瘀	海藻玉壺湯
			肝火旺盛	梔子清肝湯 ＋ 藻薬散
癭病			心肝陰虚	天王補心丹（心陰虧虚）一貫煎（肝陰虧虚）

腎系病証

病名	ワンポイント病機	証型分類	証型	使用方剤名
水腫	肺の通調が失われ，脾の転輸が失調し，腎の開合失調によって，水液が内停し，氾濫して水腫になる。	陽水	風水氾濫	越婢加朮湯
			湿毒侵淫	麻黄連翹赤小豆湯 ＋ 五味消毒飲
			水湿浸漬	五皮飲 ＋ 胃苓湯
			湿熱壅盛	疏鑿飲子
		陰水	脾陽虚衰	実脾飲
			腎陽衰微	済生腎気丸＋真武湯
淋証			熱淋	八正散

淋証	湿熱が下焦を鬱結して，腎と膀胱の気化が障害される。	石淋		石葦散
		気淋	実証	沈香散
			虚証	補中益気湯
		血淋	実証	小薊飲子 ＋ 導赤散
			虚証	知柏地黄丸
		膏淋	実証	程氏萆薢分清飲
			虚証	膏淋湯
		労淋		無比山薬丸
尿濁	湿熱下注によって，清濁混同になるあるいは脾腎虧虚によって固摂不能になる。	湿熱内蘊		程氏萆薢分清飲
		脾虚気陥		補中益気湯 ＋ 蒼朮難名丹
		腎元虧虚		知柏地黄丸 ＋ 二至丸（陰虚） 鹿茸補濇丸（陽虚）
遺尿 尿失禁	膀胱の約束が失調する。	下焦虚寒		菟絲子丸
		肺脾気虚		補中益気湯
		湿熱下注		八正散
		下焦蓄血		代抵当丸
癃閉	膀胱の気化失調。	実証	膀胱湿熱	八正散
			肺熱壅盛	清肺飲
			肝鬱気滞	沈香散
			濁瘀阻塞	代抵当丸
		虚証	中気不足	補中益気湯 ＋ 春沢湯
			腎陽衰憊	済生腎気丸（牛車腎気丸）
関格	脾腎虚衰によって，気化不利になり，三焦に湿濁毒邪が内蘊する。	湿濁内蘊		温脾湯 ＋ 呉茱萸湯
		肝風内動		杞菊地黄丸 ＋ 羚羊鈎藤湯
		邪陥心包		参附湯 ＋ 蘇合香丸（救急） 滌痰湯（引き続いての応用）
陽痿	①肝・腎・心・脾の損傷，陰絡の滋養が失われる。 ②肝鬱と湿が経絡を阻んで宗筋の気血がスムーズに運行できない。	命門火衰		五子衍宗丸（補腎固精） 賛育丹（温腎壮陽）
		心脾受損		帰脾湯
		恐惧傷腎		大補元煎 ＋ 酸棗仁，遠志
		湿熱下注		竜胆瀉肝湯

病名	ワンポイント病機	証型分類	証型	使用方剤名
遺精	腎の封蔵機能失調によって，精を固摂できない。		君相火旺・心腎不交	黄連清心飲 + 三才封髄丹
			湿熱下注・擾動精室	程氏萆薢分清飲
			労傷心脾・気不摂精	妙香散
			腎虚滑脱・精関不固	金鎖固精丸
早泄	腎の封蔵機能失調によって，精の固摂が不能になる。		肝経湿熱	竜胆瀉肝湯
			陰虚火旺	知柏地黄丸
			心脾虧損	帰脾湯
			腎気不固	金匱腎気丸

気血津液病証

病名	ワンポイント病機	証型分類	証型	使用方剤名
鬱証	肝気鬱結	実証	肝鬱気滞	柴胡疏肝散
			肝鬱化火	丹梔逍遥散 + 左金丸
			気滞痰鬱	半夏厚朴湯
		虚証	憂鬱傷神	甘草小麦大棗湯 + 柏子仁・棗仁・茯神・合歓花
			心脾両虚	帰脾湯
			陰虚火旺	滋水清肝飲
血証	経脈内で血が循行できず，脈の外へ溢れる。	鼻衄	熱邪犯肺	桑菊飲
			胃熱熾盛	玉女煎
			肝火上炎	竜胆瀉肝湯
			気血虧虚	帰脾湯
		歯衄	胃火熾盛	加味清胃散 + 瀉心湯
			陰虚火旺	滋水清肝飲 + 茜根散
		咳血	燥熱傷肺	桑杏湯
			肝火犯肺	瀉白散 + 黛蛤散
			陰虚肺熱	百合固金湯
		吐血	胃熱壅盛	瀉心湯 + 十灰散
			肝火犯胃	竜胆瀉肝湯
			気虚血溢	帰脾湯
		便血	腸道湿熱	地楡散（清化湿熱に優れる）槐角丸（理気活血に優れる）
			脾胃虚寒	黄土湯
		尿血	下焦熱盛	小薊飲子

中医内科学「同病異治」一覧　343

血証		尿血	腎虚火旺	知柏地黄丸
			脾不統血	帰脾湯
			腎気不固	無比山薬丸
		紫斑	血熱妄行	犀角地黄湯
			陰虚火旺	茜根散
			気不摂血	帰脾湯
痰飲	三焦の気化が失調して，水飲が停積する。	痰飲	脾陽虚弱	苓桂朮甘湯 + 小半夏加茯苓湯
			飲留胃腸	甘遂半夏湯（攻守兼施） 己椒藶黄丸（飲鬱化熱）
		懸飲	邪犯胸脇	柴枳半夏湯
			飲停胸脇	十棗湯（重症） 控涎丹（比較的軽症）
			絡気不和	香附旋覆花湯
			陰虚内熱	沙参麦冬湯 + 瀉白散
		溢飲	表寒裏飲	小青竜湯
		支飲	寒飲伏肺	小青竜湯
			脾腎陽虚	金匱腎気丸（温腎） 苓桂朮甘湯（温脾）
消渇	陰虚を本とし，燥熱を標とする。	上消	肺熱津傷	消渇方
		中消	胃熱熾盛	玉女煎 + 黄連・山梔子
		下消	腎陰虧虚	六味地黄丸
			陰陽両虚	金匱腎気丸
自汗盗汗	陰陽の失調によって腠理が堅固にならず汗液が外泄する。		肺衛不固	玉屏風散
			営衛不和	桂枝湯
			陰虚火旺	当帰六黄湯
			邪熱鬱蒸	竜胆瀉肝湯
肥満	陽気虚衰・痰湿偏盛		胃熱滞脾	小承気湯 + 保和丸
			痰湿内盛	導痰湯
			脾虚失運	参苓白朮散 + 防已黄耆湯
			脾腎陽虚	真武湯 + 苓桂朮甘湯

肢体経絡病証

病名	ワンポイント病機	証型分類	証型	使用方剤名
痺証	外邪によって肢体・経絡が痺阻され，気血の運行が障害される。	風寒湿痺	行痺	防風湯
			痛痺	烏頭湯
			着痺	薏苡仁湯
		風湿熱痺		白虎加桂枝湯
		痰瘀痺阻		桃紅飲
		肝腎不足		独活寄生湯
痙証	陰陽失調と陰虚血少によって，経脈を養えず，風陽内動が起こる。	邪壅経絡		羌活勝湿湯
		熱甚発痙		増液承気湯
		陰血虧虚		四物湯 + 大定風珠
痿証	精血による筋脈の滋養ができなくなる。	肺熱津傷・筋失濡潤		清燥救肺湯
		湿熱浸淫・気血不運		加味二妙散
		脾胃虧虚・精微不運		参苓白朮散
		肝腎虧損・髄枯筋萎		虎潜丸
顫証	肝風内動あるいは筋脈を養うことができない。	風陽内動		天麻鈎藤飲 + 鎮肝熄風湯
		痰熱風動		導痰湯 + 羚角鈎藤湯
		気血虧虚		人参養栄湯
		髄海不足		亀鹿二仙膏 + 大定風珠
		陽気虚衰		地黄飲子
腰痛	【外感腰痛】外邪が経脈を痺阻する。【内傷腰痛】腎精虧虚によって，腰府を養うことができなくなる。	寒湿腰痛		甘姜苓朮湯
		湿熱腰痛		四妙丸
		瘀血腰痛		身痛逐瘀湯
		腎虚腰痛	腎陽虚	右帰丸
			腎陰虚	左帰丸

その他の病証

病名	ワンポイント病機	証型分類	証型	使用方剤名
内傷発熱	臓腑機能と気血陰陽の失調		肝鬱発熱	丹梔逍遙散
			瘀血発熱	血府逐瘀湯
			気虚発熱	補中益気湯
			血虚発熱	帰脾湯
			陰虚発熱	清骨散

虚労	臓腑の虧損と気血陰陽の不足	気虚	肺気虚	補肺湯
			脾気虚	加味四君子湯
		血虚	心血虚	養心湯
			肝血虚	四物湯
		陰虚	肺陰虚	沙参麦門冬湯
			心陰虚	天王補心丹
			脾胃陰虚	益胃湯
			肝陰虚	補肝湯
			腎陰虚	左帰丸
		陽虚	心陽虚	拯陽理労湯
			脾陽虚	附子理中丸
			腎陽虚	右帰丸
癌病	正気虚弱＋気滞・血瘀・痰結・湿聚・熱毒→積滞が長期化→腫塊が形成される。	脳腫瘍	痰瘀阻竅	通竅活血湯
			風毒上擾	天麻鈎藤飲 ＋ 黄連解毒湯
			陰虚風動	大定風珠
		肺癌	瘀阻肺絡	血府逐瘀湯
			痰湿蘊肺	二陳湯 ＋ 栝楼薤白半夏湯
			陰虚熱毒	沙参麦冬湯 ＋ 五味消毒飲
			気陰両虚	生脈散 ＋ 百合固金丸
		大腸癌	湿熱鬱毒	槐角丸
			瘀毒内阻	膈下逐瘀湯 ＋ 黄連解毒湯
			脾腎両虚	大補元煎
			肝腎陰虚	知柏地黄丸
		腎臓癌膀胱癌	湿熱蘊毒	八正散（清熱利尿通淋） 竜胆瀉肝湯（清熱瀉火利湿）
			瘀血内阻	桃紅四物湯
			脾腎両虚	大補元煎
			陰虚内熱	知柏地黄丸

中医内科学「異病同治」における重要方剤応用一覧

方剤名	病名		証型
胃苓湯	痢疾		寒湿痢
	臌脹		気滞湿阻
	水腫		水湿浸漬
右帰丸	噎膈		気虚陽微
	眩暈		腎精不足（陽虚）
	腰痛		腎陽虚
	虚労		腎陽虚
温胆湯（黄連温胆湯）	不寐		痰熱内擾
	健忘		痰濁擾心
	嘈雑		胃熱
	耳鳴・耳聾		痰火鬱結
益胃湯	嘈雑		胃陰虚
	痞満		胃陰不足
	呃逆		胃陰不足
	虚労		脾胃陰虚
藿香正気散	霍乱		寒霍乱・軽症
	嘔吐		外邪犯胃
	泄瀉		寒湿
帰脾湯	心悸		心血不足
	不寐		心脾両虚
	多寐		脾気虚弱
	健忘		心脾不足
	嘈雑		血虚
	眩暈		気血虧虚
	陽痿		心脾受損
	早泄		心脾虧損
	鬱証		心脾両虚
	血証	鼻衄	気血虧虚
		吐血	気虚血溢

中医内科学「異病同治」における重要方剤応用一覧 **347**

方剤	分類	病証	証
帰脾湯	血証	尿血	脾不統血
		紫斑	気不摂血
	内傷発熱		血虚発熱
金匱腎気丸	哮証	緩解期	腎虚
		喘証	腎虚
		口瘡	陽虚浮火（＋交泰丸）
		早泄	腎気不固
	痰飲	支飲	脾腎陽虚
	消渇	下消	陰陽両虚
銀翹散		感冒	風熱
		痄腮	温毒在表
		風温	衛分証
		肺癰	初期
		耳鳴・耳聾	風熱上擾
血府逐瘀湯		胸痺	心血瘀阻
		真心痛	気虚血瘀（＋保元湯）
		健忘	瘀血痺阻
		内傷発熱	瘀血発熱
		肺癌	瘀阻肺絡
香砂六君子湯	痢疾	休憩痢	脾気虚
		吐酸	脾胃虚寒・肝気犯胃
		嘔吐	脾胃気虚
柴胡疏肝散		胃痛	肝気犯胃
		腹痛	肝鬱気滞
		脇痛	肝鬱気滞
		臌脹	気滞湿阻
		鬱証	肝鬱気滞
済生腎気丸（牛車腎気丸）		臌脹	脾腎陽虚
		水腫	腎陽衰微
		癃閉	腎陽衰憊
左帰丸		眩暈	腎精不足（陰虚）
		腰痛	腎陰虚
		虚労	腎陰虚
		癇証	心腎虧虚

方剤		病	証
沙参麦門冬湯		風温	肺胃陰傷
		秋燥	肺胃陰傷
		咳嗽	肺陰虧耗
		噎膈	津虧熱結
		懸飲	陰虚内熱（＋瀉白散）
		虚労	肺陰虚
	癌病	肺癌	陰虚熱毒（＋五味消毒飲）
小青竜湯		哮証	寒哮
	痰飲	溢飲	表寒裏飲
		支飲	寒飲伏肺
生脈散		中暑	気陰両虚
		喘証	肺虚（＋補肺湯）
		胸痺	気陰両虚
		中風	中臓腑：脱証
	癌病	肺癌	気陰両虚
真武湯		肺脹	陽虚水泛
		水腫	腎陽衰微
		肥満	脾腎陽虚（＋苓桂朮甘湯）
参苓白朮散		肺癆	気陰耗傷
		泄瀉	脾胃虚弱
		肥満	脾虚失運
		痿証	脾胃虧損・精微不運
丹梔逍遙散		鬱証	肝鬱化火
		内傷発熱	肝鬱発熱
知柏地黄丸		口瘡	陰虚火旺
		淋証	血淋／虚証
		早泄	陰虚火旺
		尿濁	腎陰虚
	血証	尿血	腎虚火旺
	癌病	大腸癌	肝腎陰虚
		腎臓癌・膀胱癌	陰虚内熱
通竅活血湯		癇証	瘀阻脳竅
		頭痛	瘀血頭痛
		痴呆	瘀血内阻

方剤		病証	弁証
通竅活血湯		多寐	瘀血阻滞
	癌病	脳腫瘍	痰瘀阻竅
天王補心丹		心悸	陰虚火旺
		不寐	陰虚火旺
		癇証	心腎虧虚（＋左帰丸）
		痩病	心陰虧虚
		虚労	心陰虚
天麻鈎藤飲		頭痛	肝陽頭痛
		眩暈	肝陽上亢
	中風	中経絡	肝腎陰虚・風陽上擾
		後遺症：半身不随	肝陽上亢・脈絡瘀阻
		後遺症：言語不利	肝陽上亢・痰邪阻竅
		顫証	風陽内動
	癌病	脳腫瘍	風毒上擾（＋黄連解毒湯）
二陳湯		咳嗽	痰湿蘊肺
		喘証	痰濁阻肺
		痞満	痰湿中阻
	癌病	肺癌	痰湿蘊肺
八正散		淋証	熱淋
		遺尿・尿失禁	湿熱下注
		癃閉	膀胱湿熱
	癌病	腎臓癌・膀胱癌	湿熱蘊毒
補中益気湯		痞満	脾胃虚弱
		淋証	気淋／虚証
		尿濁	脾虚気陥
		遺尿・尿失禁	肺脾気虚
		癃閉	中気不足
		内傷発熱	気虚発熱
保和丸		厥証	食厥
		胃痛	飲食停滞
		痞満	飲食内停
		嘔吐	飲食停滞
		泄瀉	食滞胃腸
		腹痛	飲食積滞（軽症）

方剤		病証	弁証
保和丸		肥満	胃熱滞脾
麻杏石甘湯		風温	熱壅肺気
		喘証	表寒裏熱
理中丸 （附子理中丸）		多寐	陽気虚衰
	霍乱	寒霍乱	重症
		嘔吐	脾胃虚寒
		呃逆	脾胃陽虚
		口瘡	陽虚浮火
	痢疾	休憩痢：休止期	脾腎陽虚
		臌脹	脾腎陽虚（＋ 五苓散）
		虚労	脾陽虚
竜胆瀉肝湯		疝腸	毒竄少腹
		不寐	肝鬱化火
		癲証	痰火内盛（＋ 滌痰湯）
		脇痛	肝胆湿熱
		耳鳴・耳聾	肝胆火盛
		陽痿	湿熱下注
		早泄	肝経湿熱
		血証	鼻衄：肝火上炎
			吐血：肝火犯胃
		自汗・盗汗	邪熱鬱蒸
	癌病	腎臓癌・膀胱癌	湿熱蘊毒
苓桂朮甘湯		心悸	水飲凌心
		嘔吐	痰飲内阻
		痰飲	脾陽虚弱
	痰飲	支飲	脾腎陽虚
		肥満	脾腎陽虚（＋ 真武湯）

用語索引

アルファベット

COPD ……………… 62, 65, 67
DIC ………………………… 260
ED ………………………… 244
SLE ………………………… 260

あ

噯気 ……………………… 138
呃逆 ………………… 124, 152
悪性腫瘍 ……………… 221, 317
アメーバ赤痢 ……………… 41
アルツハイマー ………… 114
アレルギー体質 …………… 61

い

胃陰
　——虧虚 ………………… 126
　——損傷 ………………… 125
　——不足 ……… 137, 141, 153
胃炎 ……………… 130, 133
胃潰瘍 … 125, 127, 130, 133, 260
胃火
　——旺盛 ………………… 181
　——熾盛 ………………… 262
　——上逆 ………………… 153
胃下垂 …………………… 136
胃がん …………………… 150, 260
胃脘痛 …………………… 125
胃脘部 …………………… 125
　——に灼熱感 …………… 147
　——の灼痛 ……………… 127
　——の痞え ……………… 19
胃気
　——鬱滞 ………………… 126

——不和 ……………… 133
息ぎれ …………………… 92
胃虚 ……………………… 134
胃酸が込み上がる ……… 124
意識障害 ……… 83, 120, 182
意識消失 …………… 96, 112
意識不明 ……… 110, 113, 118
意識朦朧 ………………… 96
胃失和降 …………………… 7
痿証 ……………… 211, 287, 294
胃神経症 ……… 125, 127, 136
遺精 …………… 220, 247, 253, 295
Ⅰ型糖尿病 ……………… 274
胃中寒冷 ………………… 153
胃腸神経症 ………… 140, 152
溢飲 ………………… 255, 269
胃痛 ……………… 124, 125
噎膈 ……………… 126, 146, 257
一過性脳虚血 …………… 209
痿軟 ……………………… 211
遺尿 ……………… 219, 220, 234
胃熱 ……………… 127, 134, 274
　——亢盛 ………………… 17
　——熾盛 ………………… 262
　——滞脾 ………………… 282
　——内鬱 ………………… 126
　——偏盛 ………………… 281
　——壅盛 ……………… 126, 262
飲 ……………………… 3, 255, 269
飲鬱化熱 ………………… 272
陰液
　——虧虚 ………………… 307
　——耗竭 ………………… 275
陰黄 ……………… 176, 181
陰火 ……………………… 307
　——内生 ……………… 308

陰寒
　——凝結 ………………… 123
　——凝滞 ……… 90, 96, 168, 169
　——内盛 ………………… 8
陰虚 ……………………… 8
　——火旺 ……… 73, 86, 98, 157, 219, 251, 257, 262, 279
　——感冒 ………………… 19
　——血少 ………………… 291
　——燥熱 ………………… 275
　——体質 ……………… 216, 274
　——内熱 ……… 81, 270, 318
　——熱毒 ………………… 318
　——肺燥 ………………… 272
　——肺熱 ………………… 262
　——発熱 ………………… 308
　——風動 ……… 17, 175, 318
　——陽亢 ……… 110, 156, 241
　——陽盛 ………………… 98
　——痢 …………………… 42
陰茎がん ………………… 237
陰血
　——虧虚 ………………… 292
　——不足 ………………… 40
陰竭陽亡 ………………… 275
咽喉炎 …………………… 140
咽喉乾燥 ………………… 81
咽喉疼痛 ……………… 57, 295
咽喉部の違和感 ……… 147, 257
陰邪 ……………… 14, 15, 271
飲食
　——積滞 ………………… 161
　——停滞 ……… 118, 126, 141
　——内停 ………………… 137
　——不調 ………………… 55
陰津不足 ………………… 54
陰水 …………………… 223

陰盛……………………………… 15	衛気営血………………… 3, 13	温瘧……………………………… 50
陰精	──弁証…………………… 5, 9	温経散寒………………………… 8
──虧虚………………… 202	疫毒……………………………… 85	温下寒結………………………… 7
──不足………………… 280	──の内陷…………… 182	温燥…………………………… 16, 38
隠痛………………………… 126, 179	──痢…………………… 42	温中健脾……………………… 151
飲停胸脇………………………… 270	穢濁……………………………… 46	温中散寒………………………… 8
咽頭炎…………………………… 18	衛表不和……………………… 19	温毒在表……………………… 24
インフルエンザ… 18, 26, 31, 38	衛分証………………… 5, 16, 17	温熱毒邪……………………… 294
陰閉…………………………… 210	衛陽………………………… 14, 49	温病………………………… 3, 85
インポテンツ………… 244, 315	疫癘の邪気………………… 3, 20	温養………………………… 313
陰陽………………………… 5, 9, 20	嚥下困難………………… 147, 257	温陽益気……………………… 91
──が離訣……………… 95	厭食……………………… 124, 176	
──失交………………… 98		
──相交………………… 98	**お**	**か**
──両虚…………… 74, 275		
陰絡…………………………… 245	横隔膜痙攣……………… 152	火………………………… 3, 13, 16, 83
飲留胃腸………………………… 270	嘔血……………………………… 126	蚊………………………………… 52
	黄濁膿痰………………………… 72	外感
う	黄疸…………………………… 4, 180	──温熱病………………… 5, 16
	嘔吐………………… 4, 14, 36, 124,	──咳嗽………………… 56
ウイルス感染症………………… 49	126, 140, 241	──雑病………………… 3
右心不全………………………… 221	悪寒……………………………… 13, 18	──頭痛………………… 197
鬱証……………… 4, 105, 120, 256	──発熱………………… 58	──熱邪………………… 156
鬱病……………………………… 107	瘀血…………………… 3, 76, 147, 254	──発熱………………… 308
運化失調………………………… 308	──出血………………… 264	──病邪………………… 13
運動障害…………………… 254, 286	──頭痛………………… 197	──風寒………………… 7
運動ニューロン疾患……… 294	──阻滞… 102, 126, 236, 289	──腰痛………………… 302
蘊熱証…………………………… 173	──停滞………………… 126	──六淫………………… 195
	──停着………………… 178	回帰熱…………………………… 49
え	──内結……………… 147, 187	咳逆……………………………… 78
	──内阻……………… 115, 318	──喘息………………… 81
営陰……………………… 49, 258	──内停……………… 161, 291	咯血……………………………… 262
──を損傷……………… 17	──発熱………………… 308	外湿……………………………… 31
営衛不和………………………… 279	──痹阻………………… 105	外耳道炎………………………… 205
営血	怒りっぽい…………………… 175	外邪
──虚損………………… 307	悪心………………………… 36, 242	──阻遏………………… 54
──内耗………………… 119	瘀阻脳絡………………………… 111	──犯胃………………… 141
癭病…………………………… 8, 216	瘀阻肺絡………………………… 318	外傷…………………………… 295
営分証………………… 5, 16, 17	瘀滞証…………………………… 173	──性鼻衄……………… 262
栄養不良……………………… 184	おたふくかぜ………………… 23	──腰痛………………… 304
衛外不固………………… 22, 26, 53	瘀痰互結………………………… 126	咳嗽……………………… 4, 53, 55, 71
衛気……………………… 18, 20	瘀毒内阻………………………… 318	蛔虫(症)……… 160, 173, 181
──不足…………… 18, 253	悪風………………………… 14, 68	過逸……………………………… 97
		潰瘍…………………………… 156

354

回陽救逆 …………………… 8
潰瘍性大腸炎 ………… 41, 260
火鬱 ………………… 126, 161
顔色㿠白 …………………… 64
顔色萎黄 …………………… 51
化瘀排膿 …………………… 71
化火 ………………… 31, 216
化学性膀胱炎 …………… 226
過活動膀胱 ……………… 234
牙関緊閉 ………………… 36
化気行水 ………………… 281
格 ………………………… 241
角弓反張 ………… 16, 36, 112
喀痰 ……………………… 254
霍乱 …………………… 4, 46
下肢浮腫 ………………… 192
火邪 ……………………… 16
過食 ……………………… 164
火盛 ……………………… 147
　——陰傷 ………………… 108
仮性無尿 ………………… 237
カゼ症候群 …………… 18, 55
化燥 ………………… 31, 274
喀血 …………………… 53, 73
滑精 ………………… 247, 249
喀痰不利 …………………… 40
火毒 ……………………… 16
化熱 ……………………… 274
火熱 ……………………… 16
　——が内燔 …………… 274
過敏性腸症候群 … 160, 164, 168
空咳 ……………………… 272
加齢 ……………………… 114
過労 ……………………… 97
寒呃 ……………………… 153
肝胃
　——鬱熱 ……………… 126
　——不和 ……… 137, 144, 175
肝陰
　——虚 ………………… 312
　——不足 …………… 175, 178
寒飲伏肺 ………………… 270

肝鬱
　——化火 …………… 98, 261
　——気滞 … 161, 178, 238, 258
　——発熱 ……………… 308
　——犯脾 ………………… 44
　——脾虚 ……………… 193
肝炎 ………………… 127, 180
乾嘔 ……………………… 142
寒化 ……………………… 181
肝火 ……………………… 54
　——旺盛 ……………… 217
　——上炎 …………… 175, 262
　——犯胃 ……………… 262
　——犯肺 … 56, 243, 262, 265
肝気
　——鬱結 … 20, 107, 175, 187, 256, 257
　——乗脾 ……………… 165
　——犯胃 …………… 126, 141
眼窩が凹む ……………… 47
関格 ……………………… 241
乾霍乱 …………………… 47
寒霍乱 …………………… 47
寒瘧 ……………………… 50
眼球突出 ………………… 217
寒凝 ………………… 125, 161
　——気滞 …………… 89, 94
　——心脈 ……………… 95
肝経湿熱 ………………… 251
肝血
　——虚 ………………… 312
　——不足 ……………… 175
関元 ……………………… 120
寒哮 ……………………… 61
肝硬変 …………………… 180, 221
　——症 ………………… 190
寒湿 …………………… 46, 164, 165
　——凝滞 ……………… 42
　——困脾 …………… 123, 191
　——傷陽 ……………… 42
　——内盛 …………… 50, 51
　——腰痛 ……………… 303
　——痢 ………………… 42

間質性肺炎 …………… 55, 80
寒邪 …………………… 55, 187
　——客胃 ……………… 126
　——束表 ……………… 14
　——内阻 ……………… 161
肝腫大 …………………… 186
汗出肢冷 ………………… 126
汗出熱退 ………………… 49
寒勝 ……………………… 288
寒証 ……………………… 131
癇証 ……………… 4, 110, 210
感情障害 ………………… 115
肝腎
　——陰虚 …… 114, 191, 210, 242, 318
　——虧虚 ……………… 287
　——虧損 ……………… 295
　——損傷 ……………… 110
寒水上犯 ………………… 241
がん性腹膜炎 …………… 190
寒積裏実 ………………… 7
関節
　——運動制限 ………… 295
　——紅腫 ……………… 286
　——固定 ……………… 298
　——痛 …………… 14, 254
　——の変形 …………… 288
感染症 …………………… 307
感染性腸炎 ……………… 164
完全尿閉 ………………… 237
肝臓炎 …………………… 177
肝臓がん ………………… 180
寒痰 …………………… 62, 63
肝胆
　——火盛 ……………… 206
　——湿熱 ……………… 178
脘脹 ……………………… 142
緩吐 ……………………… 7
寒熱 …………………… 5, 20, 271
　——往来 …………… 50, 272
　——虚実 ……………… 3
　——錯雑 ……………… 7

用語索引　355

肝脾
　　──血瘀……………… 191, 192
　　──不和……………… 7, 175, 186
癌病……………………………… 317
肝風……………………………… 16
　　──内動…… 16, 35, 241, 242
感冒………………………… 18, 38
顔面
　　──痙攣………………… 119
　　──㿠白…………… 102, 236
　　──蒼白… 47, 91, 112, 119, 267
　　──浮腫………………… 282
肝陽
　　──上亢… 119, 175, 202, 210
　　──頭痛………………… 197
肝絡……………………………… 179
　　──失和………………… 177
肝レンズ核変性症（Wilson 病）
　　………………………………… 298

き

気陰両虚……… 35, 73, 90, 318
気鬱……………………………… 216
　　──化火… 126, 195, 257, 278
　　──痰阻………………… 217
　　──陽亢…………… 195, 197
記憶力の低下………………… 105
気火………………………… 53, 56
　　──亢盛………………… 261
気化
　　──失調………………… 270
　　──不利…………… 191, 220
　　──無力………………… 253
飢餓……………………………… 118
気緩……………………………… 299
気陥……………………………… 253
気管支拡張症……… 55, 70, 260
気管支喘息…… 60, 67, 77, 269
気機
　　──鬱滞………… 86, 153, 169
　　──昇降………………… 15
　　──阻滞………………… 187

　　──不利………………… 46
気逆……………………… 110, 253
気虚…………………… 8, 35, 253
　　──感冒………………… 19
　　──血溢………………… 262
　　──血滞………………… 210
　　──発熱………………… 308
　　──秘…………………… 169
　　──陽微………………… 147
気厥……………………………… 119
気結……………………………… 65
気血
　　──陰陽虧虚………… 169
　　──陰陽失調………… 309
　　──陰陽不足………… 298
　　──鬱滞………………… 161
　　──瘀滞………………… 50
　　──温養不能………… 161
　　──虧虚…… 87, 175, 202,
　　　　　　　　　262, 299
　　──凝滞………………… 186
　　──上逆………………… 175
　　──不運………………… 295
　　──不足………………… 262
　　──耗傷………………… 50
　　──壅滞………………… 41
気鼓……………………………… 192
肌衄…………………………… 264, 267
偽性黄疸………………………… 181
寄生虫…………………………… 161
　　──感染………………… 185
気喘………………………… 28, 60, 65
気滞…… 125, 136, 147, 161, 253
　　──鬱結………………… 8
　　──血瘀…………… 95, 126
　　──血結………………… 187
　　──血阻………………… 187
　　──湿阻………………… 191
　　──痰鬱………………… 257
気脱……………………………… 253
気短……………………………… 91
機能衰弱性疾患……………… 311
気秘……………………………… 169

肌膚……………………………… 260
　　──甲錯…… 193, 254, 320
　　──に灼熱感………… 19
気不摂精………………………… 248
気不統血………………………… 262
気分
　　──証…………………… 5, 16
　　──暑熱………………… 35
　　──熱盛……………… 8, 36
　　──無形邪熱亢盛…… 29
瘧疾………………………… 4, 49
逆証……………………………… 87
逆伝……………………………… 26
　　──心肝………………… 42
　　──心包………………… 27
瘧母……………………………… 50
逆流性食道炎………………… 130
急黄……………………………… 181
久瀉……………………………… 166
吸収不良症候群……………… 164
急性胃炎………………… 125, 127
急性カタル性上気道炎…… 18
急性化膿性耳下腺炎………… 24
急性肝炎………………………… 183
急性気管支炎…………… 26, 38
急性腎炎………………………… 221
急性虫垂炎……………………… 172
急性腸炎………………………… 127
急性鼻炎………………………… 18
急性腰痛………………………… 305
急躁易怒………………………… 113
休息痢…………………………… 42
急・慢性膵炎………………… 160
久痢……………………………… 42
虚呃……………………………… 154
胸膈……………………………… 28
　　──疼痛………………… 147
　　──満悶………………… 63
胸脘
　　──痞悶…………… 15, 182
　　──部の疼痛………… 148
驚悸……………………………… 85
驚恐……………………………… 114

胸脇
　　──脹痛……… 40, 58, 258
　　──脹満………………… 256
　　──部脹満感…………… 258
恐懼傷腎………………………… 245
凝固因子欠乏…………………… 260
胸骨後の疼痛…………………… 94
凝視……………………………… 212
狭心症…………………… 89, 127
胸水……………………… 221, 269
狂躁……………………………… 107
凝滞……………………………… 14
胸痛……………… 27, 70, 71, 83
　　──徹背………………… 91
脇痛…………………… 50, 177
胸痺……………………………… 4, 89
胸陽痺阻………………………… 89
狂病……………………………… 107
胸部
　　──脹痛………………… 68
　　──脹悶………………… 68
　　──の痞え…………… 272
　　──満悶………………… 68
胸膜炎…………………………… 177
鞏膜の黄染……………………… 181
胸悶…………………… 36, 272
　　──嘔吐………………… 51
胸陽
　　──不足………………… 90
　　──不展……………… 91, 95
虚火……………………………… 264
　　──旺盛……………… 261
　　──喉痺……………… 257
　　──上炎……………… 258
虚寒………………… 81, 127, 219
　　──出血……………… 264
　　──肺痿………………… 80
　　──痢…………………… 42
曲池……………………………… 52
虚実……………………… 5, 20, 271
　　──挟雑証……………… 41
祛湿清熱………………………… 33

祛邪
　　──解表…………………… 7
　　──截瘧…………………… 50
　　──反応…………………144
虚弱体質………………………… 308
拒食……………………………… 142
虚損……………………………… 311
虚体感冒………………………… 19
虚脹……………………………… 191
虚熱……………………… 81, 219
　　──肺痿………………… 80
虚煩不寧………………………… 319
虚痞……………………………… 137
虚秘……………………………… 169
祛風勝湿………………………… 7
虚陽……………………………… 275
　　──浮越……………… 156
虚労…………………… 74, 311
ギラン・バレー症候群………… 294
起立性低血圧…………………… 201
起立不能………………………… 295
気淋……………………………… 227
筋固縮…………………………… 298
筋失濡潤………………………… 295
緊張型頭痛……………………… 195
筋肉
　　──萎縮……………… 287, 294
　　──疼痛……………… 295
筋脈痙攣………………………… 48
筋力低下………………………… 294

く

苦寒過度………………………… 312
クッシング症候群……………… 281
愚鈍……………………………… 114
くも状血管腫…………………… 192
くも膜下出血…………………… 209
君相火旺………………………… 248
群発性頭痛……………………… 195

け

痙厥………………… 17, 43, 191, 241
頸項強直………………………… 112
頸部の腫塊……………………… 218
計算力障害……………………… 115
痙証……………………… 210, 291
瘈瘲……………………………… 17
経脈不暢………………………… 110
経絡不和………………………… 160
痙攣………………… 14, 23, 35
　　──性便秘…………… 168
劇痛………………………… 91, 95
下焦
　　──虚寒……… 220, 234, 235
　　──湿熱……………… 232
　　──蓄血……………… 235
　　──熱盛……………… 262
厥陰……………………………… 5
　　──経………………… 198
血液系疾病……………………… 307
血液病による発熱……………… 49
血瘀………………… 125, 161, 254
　　──水停………………… 53
　　──腰痛……………… 303
結塊……………………………… 186
結核性腹膜炎………… 160, 190
結核病…………………………… 278
血寒……………………………… 254
血管障害頭痛…………………… 195
血管性認知症…………………… 114
血管迷走神経失調……………… 201
血虚……………………… 8, 254
　　──証………………… 134
　　──頭痛……………… 197
　　──発熱……………… 308
　　──秘………………… 169
結胸……………………………… 137
血厥……………………………… 119
血鼓……………………………… 192
血行瘀滞………………………… 317
血痣……………………………… 222

血証……………………260	睾丸腫痛……………23	──無力……………313
厥証………4, 112, 118, 210	降逆和胃……………151	五更泄瀉…………74, 320
血小板機能障害………260	口苦………249, 258, 266	午後潮熱…………17, 272
血小板減少……………260	高血圧………120, 201, 205	五志の過度……………97
結石………161, 180, 181, 238	──脳症……………118	五心煩熱………17, 99, 219
厥脱……………………95	膠原病………………307	固摂不能……………232
血尿………………227, 228	合谷…………………52	誤治…………………291
血熱……………………254	膏脂…………………281	鼓脹…………………4, 190
──亢盛………………29	口臭………16, 264, 265, 266	骨盤内膿瘍…………172
──出血……………264	哮証…………………4, 60	鼓膜の損傷…………205
──妄行……………262	甲状腺炎……………216	孤陽欲脱………………66
げっぷ………………90, 126	甲状腺がん…………216	昏厥…………………275
血分	甲状腺機能亢進症……216, 278	昏睡……………83, 191
──虚熱………………17	甲状腺機能低下(症)…114, 168,	混濁尿………………229
──実熱………………17	221, 281	昏迷………23, 241, 242, 319
──証…………5, 16, 17	甲状腺線維腫………216	
血便……………………33	口唇の乾燥感………315	**さ**
血脈……………………20	口瘡…………………156	
──瘀阻……………275	膠痰…………………15	細菌性赤痢……………41
血友病…………………260	強直性痙攣…………119	催吐…………………144
血絡………………29, 41	強直性脊椎炎………302	再発性アフタ………156
──瘀阻…………261, 262	口内炎………………315	痄腮…………………4, 23
血淋……………………227	高熱……………16, 17	嗄声…………………53
下痢……………14, 126	──痙攣……………119	酸鹹…………………60
──粘液………………42	更年期障害…………256	産後瘀血……………173
眩……………………201	更年期症候群…………97	
懸飲………90, 255, 269	項背強直……………113	**し**
眩暈………4, 120, 201, 241, 313	行痹…………………287	
顴紅……………………64	哮鳴…………………60	痔………………168, 260, 263
言語障害………36, 209, 210	肛門	支飲………62, 255, 269
倦怠感……………142, 279	──の灼熱感…………166	滋陰復脈………………88
幻聴…………………112	──の出血……………263	止嘔…………………144
見当識障害……………105	──の墜重感…………42	耳下部周囲腫痛………24
健忘……………104, 254	──の疼痛……………263	自汗………53, 68, 253, 278
	──裂………………168	弛緩不収……………294
こ	膏淋……………227, 232	色素沈着………………20
	呼吸	直中……………………8, 14
口咽の乾燥………17, 264	──器系感染症………120	衄血……………………17
口角流涎………………14	──吸急促……………63	時行疫毒………………18
黄汗…………………279	──困難………65, 120, 272	歯齦が萎縮…………265
睾丸炎…………………23	──切迫………………68	歯衄……………262, 263
口眼歪斜……14, 36, 119, 209, 212	──微弱……………213	四肢
口乾口苦………………58	──不全………………76	──痙攣………16, 112, 291

358

──厥冷･････････29, 43, 112,
　　　　　118, 119, 121
　　──の強直･･････････････ 36
　　──無力･･････････････ 109
視床下部性肥満･･････････ 281
糸状虫感染･･････････････ 231
嗜睡････････････････ 35, 51
肢体
　　──運動障害･･････････ 295
　　──痙攣････････････････ 29
　　──顫動･･････････････ 300
　　──の屈伸不利･･････････ 14
　　──浮腫･･････････････ 193
　　──麻痺･･････････････ 314
七情････････････････････ 308
湿遏衛陽････････････････ 32
湿温･･････････････････ 4, 31
湿邪･･････････････ 15, 295
湿聚････････････････････ 318
湿勝････････････････････ 288
　　──脾虚･･････････････ 165
湿盛････････････････････ 123
　　──困脾･･････････････ 102
湿阻････････････････････ 125
　　──気機･･････････････････ 15
湿濁
　　──化熱･･････････････ 242
　　──毒邪･･････････････ 241
　　──内蘊･･････････････ 242
湿毒浸淫････････････････ 222
湿熱･････････ 8, 31, 164, 165, 187
　　──鬱毒･･････････････ 318
　　──蘊結･･････ 42, 176, 191
　　──蘊脾･･････････････ 123
　　──蘊毒･･････････････ 318
　　──化燥････････････････ 32
　　──下注･･････220, 231, 235,
　　　　　245, 248
　　──傷陰････････････････ 42
　　──浸淫･･････････････ 295
　　──阻胃･･････････････ 137
　　──内蘊･･････････････ 232
　　──壅盛･･････････････ 222

　　──壅滞･･････････････ 161
　　──腰痛･･････････････ 303
　　──余邪･･････････････ 232
　　──痢････････････････････ 42
実呃････････････････････ 154
刺痛･････････････････179, 303
実火････････････････････ 264
失血････････････････････ 264
失語････････････････････ 119
失声･･････････････････ 53, 54
十宣････････････････････ 120
失治････････････････････ 291
実脹････････････････････ 191
実痞････････････････････ 137
実秘････････････････････ 169
痢疾･･････････････････････ 41
歯肉紅腫･･･････････････････ 28
紫斑･･･････････････260, 262
耳鳴････････････････････ 205
しもやけ････････････････ 297
邪陥心肝････････････････ 24
邪陥心包････････････････ 242
邪気･･････････････････13, 20
　　──鬱滞･･････････････ 161
灼痛････････････････････ 179
雀盲････････････････････ 275
邪実正虚･･････････････････ 50
邪襲肺衛･･････････････････ 27
邪正
　　──相争･･････････50, 279
　　──闘争････････････････ 17
　　──分離････････････････ 49
しゃっくり･･････････････ 152
邪熱
　　──鬱蒸･･････････････ 279
　　──犯肺･･････････････ 262
　　──壅肺････････････････ 17
邪犯胸脇････････････････ 270
邪壅経絡････････････････ 292
重陰････････････････････ 107
臭覚異常･･････････････････ 53
周期性四肢麻痺･･････････ 294
聚証･･･････････････186, 187

重症筋無力症････････････ 294
十二指腸潰瘍･･･125, 127, 130, 133
重陽････････････････････ 107
腫塊････････････････････ 254
熟腐不能････････････････ 150
手指の振顫･･････････････ 218
手掌紅斑････････････････ 192
手足蠕動･･････････････････ 17
出血･･･････････191, 242, 254
　　──性ショック･･････････ 118
峻下逐水････････････････ 7
峻下熱結････････････････ 7
潤腸通便････････････････ 7
　　──薬････････････････ 171
峻吐･･････････････････････ 7
上栄不能････････････････ 195
消渇･･････････････････4, 274
消化不良････････････････ 136
少汗･･････････････････････ 15
瘴癘････････････････････ 50
昇降失司･･････････････････ 53
昇降失調･･････････････････ 46
昇降沈浮･････････････････ 9
情志
　　──異常･･････････････ 112
　　──不暢･･････････････ 256
　　──不遂････････････････ 65
　　──憂鬱･･････････････ 257
　　──抑鬱･･････････････ 175
傷食････････････････････ 144
　　──積滞･････････････････ 8
消食導滞･････････････････ 8
情緒不安定････････････････ 256
擾動精室････････････････ 248
瘴毒････････････････････ 50
衝任不固････････････････ 220
小脳疾患････････････････ 298
少腹疼痛･････････････23, 25
小腹部の脹満感･･････････ 239
小便
　　──異常･･････････････ 220
　　──混濁････････････････ 15
　　──失禁･･････････････ 234

──短少……………… 224	腎陰	──虧虛……………… 83
──短赤………… 99, 193	──虛………………… 312	──虛………………… 312
──の不通…………… 241	──不足……… 61, 219, 231	──不足……………… 86
──不暢……………… 237	腎炎………………… 269	腎元虧虛…………… 232
──不利………… 220, 253	人格障害…………… 105	心原性ショック…… 118
──閉塞……………… 237	真霍乱……………… 46	津枯………………… 148
──淋瀝……………… 228	心火	唇甲淡白…………… 92
静脈拡張…………… 192	──亢盛……………… 248	神昏…… 16, 17, 35, 43, 51
少陽…………… 5, 7, 49	──内熾……………… 251	唇紫…………… 53, 91
──経（脈）…… 23, 24, 198	心肝	神志
──枢機…………… 177	──陰虛………… 216, 217	──異常……………… 110
情欲過度…………… 248	──火旺……………… 247	──逆乱……………… 110
消瘤軟堅…………… 8	──気鬱………… 118, 119	神識昏蒙……… 33, 51, 242
食厥………………… 119	心悸……… 53, 83, 85, 241	神識と精神の異常… 254
食少………………… 313	心気	人事不省…………… 209
食積……… 127, 136, 161	──虧虛……………… 315	心腎
褥瘡………………… 297	──不足… 83, 92, 95, 278	──陰虛………… 90, 92
食滞…………… 123, 187	腎気	──虧虛………… 111, 112
──胃腸…………… 165	──虧虛……………… 231	──不交…… 247, 248, 251
──痰阻…………… 187	──衰微……………… 242	──陽虛………… 78, 95
食道炎………… 146, 147	──不固………… 251, 262	心神
食道がん……… 146, 147	──不足………… 206, 219	──失栄……………… 101
食道憩室……… 146, 147	津気損傷…………… 151	──失常……………… 83
食物中毒症………… 46	津気耗竭…………… 46	──失養……………… 86
食欲亢盛…………… 281	津虧熱結…………… 147	──不安…… 86, 97, 98, 258
食欲不振……… 123, 258	心機能不全………… 65	──を撹乱…………… 17
暑湿…………… 19, 46, 164	腎虛…………… 61, 66, 274	真心痛……………… 94
暑邪………………… 14	──火旺……………… 262	神衰………………… 279
ショック…………… 95	──滑脱……………… 248	腎水の枯竭………… 238
暑熱……………… 8, 35	──頭痛……………… 197	腎精
──挟湿…………… 160	──精虧……………… 210	──虧虛……… 104, 206,
──内襲…………… 35	──不固……………… 220	220, 244, 302
──蒙心…………… 35	──腰痛……………… 303	──虧耗……………… 105
自律神経失調症… 97, 133	心虛胆怯………… 86, 97	──不足… 114, 202, 206, 219
自律神経症…… 104, 278	心筋炎……………… 85	真性無尿…………… 237
思慮………………… 114	心筋梗塞…… 94, 127, 201	身体灼熱…………… 29
──過度…… 97, 231, 244	神経因性膀胱……… 237	身体消痩…………… 274
視力低下…………… 175	神経幹痛…………… 195	心胆気虛…………… 98
肢冷………… 91, 121, 279	神経症………… 101, 256	腎着………………… 4
痔瘻………………… 168	神経性厭食………… 140	人中………………… 120
耳聾………………… 205	神経性頻尿症……… 226	心中懊憹…………… 28
白目をむく………… 16	心血	身熱………………… 264
心陰虛……………… 312	──瘀阻…… 77, 83, 86, 90	辛熱過度…………… 312

360

心煩不眠	113
神疲	99
——乏力	112
心脾	
——虧損	251
——受損	245
——積熱	156, 157
——不足	105, 106
——両虚	98, 108, 257
神不守舎	97
心不全	62, 65, 67, 77, 85, 95, 269
腎不全	140, 221, 269
腎・膀胱がん	318
心脈	
——痹阻	89, 90, 91, 95
——閉塞	91, 95
腎陽	
——虧虚	315
——虚	312
——虚衰	165, 241
——衰憊	238
——衰微	222
心陽	
——虚	312
——衰微	66
——不振	83, 86, 101, 315
——不足	90
心労過度	101, 247

す

水飲	76, 83
——壅結	272
——壅盛	7, 271
——凌心	86
髄海不足	115, 202, 299, 300
水虧火旺	247
水鼓	192
髄枯筋萎	295
水湿	
——浸漬	222
——積聚	242

——痰濁	281
——内停	192
水腫	4, 8, 53, 123, 221, 239, 275
膵臓炎	127
衰脱	191
水毒	46
髄脳	114
水不涵木	111
髄膜炎	23, 140
睡眠不安	98
睡眠発作	101
水様便	320
頭暈	112
頭痛	49, 120, 195

せ

清営涼血	8
精関不固	248
正気	13, 20
——外脱	27
——不足	18
——欲脱	78, 279
性機能低下	219
清気不昇	206
正瘧	50
清竅不利	27
正虚	
——瘀結	187
——邪滞	318
——喘脱	77
——陽脱	95
正常圧水頭症	114
正勝邪退	50
精神	
——異常	83, 107
——倦怠	300
——恍惚	258
——衰微	36
——内守	97
——疲労	81, 266
——朦朧	102
——抑鬱	148

精濁	248
——混同	232
怔忡	85
清熱	
——祛暑	8
——解毒	8, 51
——生津	8
——利湿	8
生熱生風	110
精囊炎	247
精微不運	295
清陽	15, 32, 307
——不昇	33
——不振	206
性欲減退	252
生理不順	74, 172, 219, 258
積塊	188
積聚	4, 181, 186
積証	186, 187
積滞	123
積痰	111
積熱	133
赤痕	192, 222
脊髄損傷	168
石淋	227
舌下瘀筋	91
截瘧	51
摂血不能	261
舌衄	263
泄瀉	4, 164
摂食不良	221
喘	53
喘咳	272
戦汗	279
譫語	15, 16, 17, 33, 242, 319
顫証	298
喘証	4, 62, 65
全身水腫	222
喘促	14, 27, 53, 283
喘息	68
喘脱	66
咳喘発作	120
疝痛	50, 126

顫動・・・・・・・・・・・・・・・・・・・・・・ 299	**た**	──鬱滞・・・・・・・・・・・・・・・ 216
前頭側頭型認知症・・・・・・・・・・ 114		──交阻・・・・・・・・・・・・・・・ 147
宣肺利水・・・・・・・・・・・・・・・・・・・・ 7	大汗・・・・・・・・・・・・・・・・・・・・ 17, 72	──阻滞・・・・・・・・・・・・・・・ 186
線溶亢進・・・・・・・・・・・・・・・・・・ 260	大出血・・・・・・・・・・・・・・・・・・・・ 118	胆気
戦慄・・・・・・・・・・・・・・・・・・・・・・ 279	大腸がん・・・・・ 127, 168, 260, 318	──虚怯・・・・・・・・・・・・・・・ 176
前立腺炎・・・・・ 226, 237, 247, 250	大便	──犯胃・・・・・・・・・・・・・・・・・ 7
前立腺がん・・・・・・・・・・・・ 226, 237	──乾燥・・・・・・・・・・・・ 40, 171	痰凝・・・・・・・・・・・・・・・・・・・・ 258
前立腺肥大症・・・・・・・・・・・・・・ 237	──稀薄・・・・・・・・・・・・・・・ 162	痰厥・・・・・・・・・・・・・・・・・・・・ 119
	──清稀・・・・・・・・・・・・・・・ 164	痰結・・・・・・・・・・・・・・・ 216, 318
そ	──溏瀉・・・・・・・・・・・・・・・・ 15	──血瘀・・・・・・・・・・・・・・・ 217
	──溏薄・・・・・・・・・・・ 131, 164	痰血・・・・・・・・・・・・・・・・・・・・・ 71
相火	──粘滞・・・・・・・・・・・・・・・・ 15	痰湿・・・・・・・・・・・・・ 18, 53, 57, 136
──内熾・・・・・・・・・・・・・・・ 251	多飲・・・・・・・・・・・・・・・・・・・・ 274	──蘊肺・・・・・・・・・・・・・ 56, 318
──偏盛・・・・・・・・・・・・・・・ 247	濁飲・・・・・・・・・・・・・・・・・・・・ 242	──中阻・・・・・・・・・・・・・・・ 137
臓気	濁邪内盛・・・・・・・・・・・・・・・・・・ 241	──内蘊・・・・・・・・・・・・・・・・ 77
──虚寒・・・・・・・・・・・・・・・ 123	濁痰・・・・・・・・・・・・・・・・・・・・・ 70	──内盛・・・・・・・・・・・・・・・ 282
──失調・・・・・・・・・・・・・・・ 298	多産・・・・・・・・・・・・・・・・・・・・ 311	──壅結・・・・・・・・・・・・・・・ 281
──衰微・・・・・・・・・・・・・・・・ 87	多食・・・・・・・・・・・・・・・・・・・・ 274	痰邪阻竅・・・・・・・・・・・・・・・・・・ 210
──不調・・・・・・・・・・・・・・・ 110	脱汗・・・・・・・・・・・・・・・・・・・・ 279	単純性イレウス・・・・・・・・・・・・ 160
躁狂型鬱病・・・・・・・・・・・・・・・・ 107	脱証・・・・・・・・・・・・・・・・・・・・ 210	単純性甲状腺腫・・・・・・・・・・・・ 216
嘈雑・・・・・・・・・・・・・・・・・・・・・ 133	脱水症・・・・・・・・・・・・・・・・・・・ 48	単純性肥満・・・・・・・・・・・・・・・ 281
燥邪・・・・・・・・ 15, 16, 38, 55, 260	多尿・・・・・・・・・・・・ 219, 253, 274	単純性便秘・・・・・・・・・・・・・・・ 168
早泄・・・・・・・・・・・・・・・・・・・・ 250	多嚢胞性卵巣症候群・・・・・・・・ 281	胆石症・・・・・・・・・・ 127, 177, 180
瘡毒・・・・・・・・・・・・・・・・・・・・ 221	多寐・・・・・・・・・・・・・・・・・・・・ 101	痰瘀阻竅・・・・・・・・・・・・・・・・・・ 318
壮熱・・・・・・・・・・・・・・・・・ 49, 182	多夢・・・・・・・・・・・・・・・・・・・・ 266	痰濁・・・・・・・・・・・ 57, 76, 147, 187
燥熱・・・・・・・・・・・・・・・・・・・・ 274	痰・・・・・・・ 3, 60, 83, 101, 254, 269	──凝結・・・・・・・・・・・・・・・・ 50
──傷肺・・・・・・・・・・・・・・・ 262	痰飲・・・・・・ 4, 53, 56, 123, 255, 269	──膏脂・・・・・・・・・・・・・・・ 281
──内結・・・ 123, 146, 169, 275	──内阻・・・・・・・・・・・・・・・ 141	──擾心・・・・・・・・・・・・・・・ 105
臓腑	痰鬱・・・・・・・・・・・・・・・・・・・・・ 99	──上蒙・・・・・・・・・・・・・・・ 175
──虧損・・・・・・・・・・・・・・・ 311	痰涎・・・・・・・・・・・・・・・・・・・・ 254	──頭痛・・・・・・・・・・・・・・・ 197
──損傷・・・・・・・・・・・・・・・ 110	──の壅塞・・・・・・・・・・・・・・ 7	──阻滞・・・・・・・・・・・・・・・ 138
──熱盛・・・・・・・・・・・・・ 8, 262	痰瘀	──阻肺・・・・・・・・・・・・・・・・ 66
僧帽弁狭窄症・・・・・・・・・・・・・・ 260	──互結・・・・・・・・・・・・・・・ 146	──中阻・・・・・・・・・・・・・・・ 202
躁擾発狂・・・・・・・・・・・・・・・・・・ 17	──痹阻・・・・・・・・・・・・・・・ 287	──内聚・・・・・・・・・・・・・・・ 110
瘡瘍・・・・・・・・・・・・・・・・・ 16, 223	痰火	──内盛・・・・・・・・・・・・ 113, 119
腠理・・・・・・・・・・・・・・・・・ 14, 278	──鬱結・・・・・・・・・・・・・・・ 206	──蒙竅・・・・・・・・・・・・・・・ 115
──不密営衛失和・・・・・・・・ 19	──上擾・・・・・・・・・・・・・・・ 108	──壅塞・・・・・・・・・・・・・・・・ 90
早漏・・・・・・・・・・・・・・・・・・・・ 249	──擾心・・・・・・・・・・・・・・・・ 86	──壅肺・・・・・・・・・・・・・・・・ 77
疏泄失調・・・・・・・・・・・・・・・・・・ 244	──擾神・・・・・・・・・・・・・・・ 111	膻中・・・・・・・・・・・・・・・・・・・・ 120
素体	──内盛・・・・・・・・・・・・・・・・ 86	胆道蛔虫症・・・・・・・・・・・・・・・ 177
──不足・・・・・・・・・・・・・・・ 125	痰核・・・・・・・・・・・・・・・・・ 254, 269	胆道感染症・・・・・・・・・・・・・・・・ 50
──陽虚・・・・・・・・・・・・・・・ 160	痰気	痰熱・・・・・・・・・ 18, 56, 57, 62, 63
	──鬱結・・・・・・・・・・・・ 108, 256	──鬱肺・・・・・・・・・・・ 56, 66, 77

362

——蘊肺証……………… 71	聴神経腫……………… 205	統合失調症……………… 107
——互結……………… 146	腸燥津虧……………… 7	頭身困重……………… 15
——上擾……………… 98	腸チフス……………… 31	糖尿病……………… 168, 217
——内擾……………… 98	脹痛……………… 126	頭部外傷……………… 113, 195
——風動……………… 299	腸道湿熱……………… 262	頭部神経痛……………… 195
胆嚢炎……… 127, 177, 180	潮熱……………… 73	毒竄少腹……………… 23, 24
単腹脹大……………… 192	腸熱下痢……………… 29	毒熱証……………… 173
痰鳴……… 60, 65, 120, 269	腸の腫瘍……………… 186	毒物誤食……………… 144
——気喘……………… 62	腸腑結熱……………… 29	吐血……………… 17, 262
痰蒙神竅……………… 77	腸閉塞……………… 140	吐酸……………… 130
	腸鳴……… 14, 166, 315	吐瀉過度……………… 312
ち	腸癰……………… 172	突然転倒……………… 112, 119
	沈黙……………… 107	突発性難聴……………… 201, 205
窒息……………… 293		突発性浮腫……………… 221
知的障害……………… 115	**つ**	呑酸……………… 130
痴呆……………… 105, 114		鈍痛……………… 179
着痺……………… 287	椎間板疾患……………… 286	
中寒……………… 14	椎間板ヘルニア……… 302	**な**
中気	通降不利……………… 123	
——下陥……………… 232, 237	痛痺……………… 287	内関……………… 120
——不足……………… 238, 307	痛風……………… 286	内陥心包……………… 241
中虚臓寒……………… 161		内湿……………… 31
中耳炎……………… 205	**て**	内傷……………… 307
中耳硬化症……………… 205		——咳嗽……………… 56
中暑……………… 4, 35	手足痙攣……………… 119, 213	——雑病……………… 3
虫証……………… 4	手足の痺れ……………… 254	——頭痛……………… 197
中焦湿熱……………… 232	低血糖……………… 119, 201	——発熱……………… 307
虫垂炎……………… 140	——昏睡……………… 118	——腰痛……………… 302
中枢神経系の感染症… 119, 291	低酸素……………… 201	内熱壅滞……………… 311
虫積……………… 184, 187	——血症……………… 76	内分泌系疾病……………… 307
中臓虚寒……………… 161	癲癇……… 110, 113, 119, 201	内癰……………… 70
虫毒……………… 186, 190	癲狂……………… 4, 107	
中毒性脳症……………… 291	転倒……………… 110	**に**
中風……………… 4, 209, 275	伝導障害……………… 169	
中陽	癲病……………… 107	Ⅱ型糖尿病……………… 274
——虧虚……………… 315		日射病……………… 32
——衰弱……………… 160	**と**	ニトログリセリン……… 90
——不足…89, 94, 125, 153, 160		二便失禁……………… 113
虫類捜風……………… 200	盗汗……… 73, 219, 265, 278	日本住血吸虫症……… 186, 190
腸イレウス……………… 186	動悸……… 83, 85, 95, 254, 258	乳糜尿……………… 231
聴覚異常……………… 205	統血……………… 123	尿管結石……………… 140, 160
腸管癒着……………… 168	——不能……………… 126, 231	尿急迫……………… 220, 226
腸結核……………… 186	動血……………… 16	尿血…… 17, 220, 227, 262, 321

用語索引 363

尿失禁	219, 220, 234, 253	
尿少	219, 223, 242	
尿濁	231	
尿道		
——炎	250	
——狭窄	237	
——結石	237	
——腫瘍	237	
尿閉	212	
尿漏れ	81	
尿量減少	224	
尿路		
——感染症	50, 226	
——結石症	226	
——阻塞	238	
妊娠		
——嘔吐	144	
——糖尿病	274	

ね

寝汗	267
熱呃	154
熱鬱	125
——胸膈	29
熱化	181
熱霍乱	47
熱極生風	16
熱結腸道	17
熱哮	61
熱灼胸膈	29
熱射病	35
熱甚発痙	292
熱性痙攣	291
熱盛	
——体質	278
——動血	27, 33
——動風	17
熱動肝風	175
熱毒	16
——蘊結	24
——が内陥	181
——熾盛	8

——内盛	173
熱入営血	8, 32
熱入営分	27
熱入胸膈	27
熱入陽明	27
熱秘	169
熱病	3
——傷津	153
熱閉心包	27
熱壅肺気	27
熱淋	173, 227
ネフローゼ症候群	190, 221
粘液水腫	221

の

ノイローゼ	85, 247, 250
脳圧増加	140
脳炎	140
膿血	70
——濁痰	28
——便	42, 320
脳血管障害	36, 119, 168, 201, 291
脳梗塞	140, 209
脳出血	140, 209
脳腫瘍	205, 318
脳動脈硬化症	97, 104
脳部感染症	113
膿瘍	70

は

パーキンソン病	114, 201, 298
肺痿	4, 80
肺胃	
——陰傷	27
——熱盛	157
肺陰	
——虧虚	320
——虧耗	56
——虚	312
——不足	73, 81

肺衛	15
——失調	53
——不固	56, 279
——不和	16, 19
——熱証	27
——表証	38
肺炎	26, 55
肺化膿症	70
肺がん	260, 318
肺気	
——鬱痺	66
——虚	312
——虚寒	81, 82
——虚弱	64
——脹満	77
——不足	234
——不利	53
——壅塞	77
肺気腫	76, 77, 89
肺機能不全	65
肺虚	54, 61, 66
肺実証	54
肺失宣粛	19
肺津	15
肺腎	
——陰虚	73
——気虚	77
——両虚	66
肺性心	76, 77
肺線維化	80
肺燥	274
——陰傷	40
肺脹	76
肺熱	
——津傷	295
——壅盛	238
肺膿腫	28
肺脾両虚	73
肺部過敏性の疾患	60
肺癰	70
肺葉	70
——萎縮	80
肺絡	71

肺癆 …………………… 73, 275
梅核気 ………………… 147, 257
敗精 …………………… 238, 239
排尿困難 ……………………… 220
排尿痛 ………………… 226, 296
排便痛 ………………………… 168
吐き気 ………………………… 272
白濁尿 ………………………… 228
白内障 ………………………… 275
発がん物質 …………………… 317
発狂 ……………………………… 17
迫血妄行 ……………… 126, 261
発頤 ……………………………… 24
発達障害 ………… 219, 253, 311
発熱 …………………… 13, 307
鼻づまり ………………………… 58
パラチフス ……………………… 31
反胃 …………………… 126, 150
煩渇 …………………… 15, 182
泛酸 …………………………… 130
反射性無尿 …………………… 237
斑疹 …………………… 16, 17, 33
半身不随 ……………… 112, 119
半身不遂 ……………… 36, 209
半身麻痺 ……………………… 319
煩躁 …………………… 96, 299
煩熱 ……………………………… 64
反応鈍遅 ……………………… 114
半表半裏 ……………… 7, 49
煩悶 ……………………………… 63

ひ

脾胃
　——陰虚 ………………… 312
　——気虚 ………………… 235
　——虧虚 ………………… 295
　——虚寒 ……………… 126, 131, 141, 150, 262
　——虚寒証 ……………… 150
　——虚弱 ……… 136, 137, 165
　——損傷 ………… 110, 244
　——不和 …………………… 7

　——陽虚 ………………… 153
冷え …………………………… 219
脾気
　——下陷 ………… 20, 247
　——虚 …………………… 312
　——虚弱 …… 64, 102, 123, 126
　——結滞 ………………… 153
引きつけ ………… 15, 319
脾虚 …………………… 31, 61
　——肝旺 ………………… 123
　——気陷 ………… 231, 232
　——失運 ………………… 282
　——積滞 ……………………… 42
鼻口の乾燥 …………………… 264
鼻衄 …………………………… 262
脾腫 …………………………… 186
痺証 …………………… 4, 211, 286
皮疹 …………………………… 263
脾腎
　——気虚 ………………… 321
　——虚衰 ………………… 241
　——衰敗 ………………… 275
　——陽虚 ……… 123, 153, 191, 242, 270, 282, 307
　——両虚 ………… 115, 318
ヒステリー ……… 118, 119, 120, 201, 256
ヒステリー球 ……… 147, 257
泌尿系感染症 ………………… 173
微熱 ……………………………… 17
皮膚
　——灰黄 ………………… 190
　——乾燥 …… 15, 47, 53, 148
　——湿冷 …………………… 47
　——灼熱 ………………… 147
　——の感染症 ……………… 16
　——発斑 ………………… 182
脾不統血 ……………………… 262
痞満 …………………… 124, 136
肥満 …………………………… 281
　——体質 ………………… 201
瀰漫性皮下出血 ……………… 29
痞悶 …………………………… 136

百会 …………………………… 120
百日咳 ………………………… 56
脾陽 ……………………………… 15
　——虚（弱） ……… 270, 312
　——虚衰 ………………… 222
　——不足 ………………… 123
表寒裏飲 ……………………… 270
表寒裏熱 ……………………… 66
表邪が内陷 …………………… 136
表情淡泊 ……………………… 78
糜爛 …………………………… 156
貧血 …………………… 184, 201, 205
頻尿 …………………… 220, 226, 283
頻脈 …………………………… 217

ふ

不安定膀胱 …………………… 226
フィラリア症 …………………… 231
風温 …………………… 4, 26
　——邪毒 …………………… 23
風寒 ……………………………… 18
　——湿邪 ………………… 286
　——湿痺 ………………… 287
　——襲肺 ………… 56, 66
　——頭痛 ………………… 197
風湿
　——頭痛 ………………… 197
　——熱邪 ………………… 286
　——熱痺 ………………… 287
　——痺証 …………………… 7
風邪 …………………… 13, 18
　——入中 ………………… 210
風勝 …………………………… 288
風水 ……………………………… 7
　——汎濫 ………………… 222
風燥 …………………… 54, 57
　——傷肺 …………………… 56
風痰
　——阻絡 ………………… 210
　——閉阻 ………………… 111
風動 …………………………… 110
風毒上擾 ……………………… 318

用語索引　365

風熱 18
　——感冒 27
　——上擾 206
　——頭痛 197
　——燥火 261
　——犯肺 56
　——表証 28
風陽
　——上擾 210
　——内動 291, 299
不完全尿閉 237
腑気不通 173
腹圧性尿失禁 234
腹水 190, 221
伏痰 61
腹脹 123
腹痛 41, 160
腹部
　——腫塊 320
　——疝痛 48
　——脹大 190, 222
　——脹痛 28
　——脹満 17
　——の外傷 161
　——膿瘍 172
　——冷痛 171
腹膜炎 168
腐臭のあるげっぷ 124
不整脈 85, 95, 119, 201
腹筋緊張 174
不妊 220
不寐 97
不眠 83, 254
不明熱 307
噴水状嘔吐 48
賁門痙攣 146, 147

へ

閉経 175
閉証 210
ベーチェット症候群 156
変形性関節症 286

変形性脊椎症 302
便血 17, 126, 262
片頭痛 140, 195
変性性認知症 114
便秘 15, 168

ほ

亡陰 46, 95
暴飲暴食 97, 136
包茎 237
膀胱頸部腫瘍 237
膀胱湿熱 220, 238
放散痛 90
暴瀉 166
暴食 118
亡陽 46, 95
暴痢 42
崩漏 220
勃起障害 244
勃起不充分 244
勃起不能 246
ほてり 279

ま

麻疹 7
マラリア 49
慢性胃炎 89, 125, 127, 136, 269
慢性咽喉炎 257
慢性肝炎 183
慢性気管支炎 62, 269
慢性虚弱性病証 311
慢性下痢 253
慢性持病 311
慢性収縮性心膜炎 190
慢性出血 185
慢性消耗性疾患 311
慢性腎炎 221
慢性腸炎 127
慢性閉塞性肺疾患 62
慢性腰痛 305

み

味覚が低下 134
身震い 49
脈緊 14
脈結代 95
脈微 91
脈絡 195
　——痺阻 161
　——瘀阻 210
　——空虚 210
　——暴露 190

む

夢遺 99
無汗 14
無気肺 80
むくみ 219
無形の痰 269
無月経 314
夢精 247
夢遺 249
無力感 15

め

命門火衰 238, 245
メニエール病 201, 205
面色紫紅 112
面唇紫暗 203
面唇青紫 120

も

目眩 112, 179, 258, 313
目赤 258
悶痛 89, 95
門脈圧亢進症 260

や

薬毒 295

薬物中毒 ………………… 205	──浮火 ………………… 157	──熾盛 ……………… 50, 51
やけど …………………… 297	溶血性黄疸 ……………… 180	──積滞 …………………… 7
夜寝不安 ………………… 17	陽盛陰衰 ………………… 98	流行性耳下腺炎 ………… 23
	陽盛体質 …………… 51, 287	癃閉 ………… 220, 227, 237
ゆ	癧疽 ……………………… 275	涼血解毒 ………………… 33
	陽損及陰 ………………… 241	凌心射肺 ………………… 241
憂鬱 ………………… 105, 114	腰痛 ……………………… 302	涼燥 ………………… 16, 38
──傷神 ………………… 257	陽熱	緑内障 …………………… 140
──悩怒 ………………… 104	──旺盛 ………………… 98	リン酸塩尿 ……………… 231
有形の痰 ………………… 269	──症状 ………………… 14	淋証 ………… 50, 226, 238
湧泉 ……………………… 120	癰膿 ………………… 71, 172	淋濁 ……………………… 220
遊走性疼痛(遊走痛)…175, 178	陽微 ……………………… 148	
遊走性の腹痛 …………… 188	──気虚 ………………… 271	**る**
幽門狭窄症 ……………… 150	腰部運動障害 …………… 303	
憂慮 ……………………… 258	陽閉 ……………………… 210	類霍乱 …………………… 46
弓なり反張 ……………… 291	陽明 ……………………… 5	
	──熱盛 ………………… 291	**れ**
よ	──腑実 ………………… 174	
	抑鬱 ………………… 141, 256	冷汗 ……………………… 91
陽痿 ………………… 219, 244		冷哮遷延 ………………… 80
陽黄 ………………… 176, 181	**ら**	冷秘 ……………………… 170
羊癇風 …………………… 110		煉液成痰 ………………… 242
陽気	絡気不和 ………………… 270	斂降 ……………………… 76
──虚弱 ……… 102, 118, 244	絡傷血溢 ………………… 126	
──虚衰 ……… 90, 102, 299	絡脈瘀阻証 ……………… 200	**ろ**
──亢盛 ………………… 309	懶言 ……………………… 99	
──衰微 ………………… 8	乱視 ……………………… 140	老化現象 ………………… 219
──損傷 ………………… 151	卵巣炎 …………………… 23	労瘰 ……………………… 50
──不足 ………………… 253		労作過度 ………………… 133
──暴脱 ………………… 46	**り**	労傷心脾 ………………… 248
陽虚 ……………………… 8		癆虫 ……………………… 73
──陰盛 ………………… 255, 270	リーシュマニア症 ……… 49	労淋 ……………………… 227
──飲停 ………………… 60	リウマチ ……… 260, 278, 286	肋間神経痛 ……………… 177
──気化不能 …………… 220	理気	
──気弱 ……………… 101, 119	──散結 ………………… 8	**わ**
──固摂不能 …………… 220	──止痛 ………………… 95	
──水泛 ……… 77, 78, 219	裏急後重 ……… 41, 165, 320	和胃降逆 ………………… 142
──体質 …………… 51, 287	利水消腫 ………………… 8	穢濁の気 ………………… 140
──内寒 ………… 8, 81, 87	裏熱	
──秘 …………………… 169	──亢盛 ………………… 17	

用語索引 **367**

方剤索引

あ行

安宮牛黄丸　29, 37, 79, 213
安神定志丸　88, 100
已椒藶黄丸　272
一貫煎　128, 179, 194, 218
胃苓湯　43, 44, 193, 224
茵蔯蒿湯　8, 182, 193
茵蔯五苓散　182
茵蔯朮附湯　182
右帰飲　92
右帰丸　148, 204, 304, 316
烏頭湯　289
温胆湯　106, 134, 207
温脾湯　243
益胃湯　134, 138, 155, 315
越鞠丸　138
益気聰明湯　207
越婢加朮湯　224
越婢加半夏湯　79
黄耆建中湯　128, 185
黄耆湯　171
王氏連朴飲　34
黄土湯　266
黄連阿膠湯　100
黄連温胆湯　100
黄連解毒湯　8, 174, 319, 320
黄連清心飲　249

か行

槐角丸　266, 320
解語丹　214
海藻玉壺湯　8, 218
化肝煎　128
膈下逐瘀湯　194
加減葳蕤湯　22
加減瀉白散　58
河車大造丸　106
何人飲　52
化積丸　189
膈下逐瘀湯　189, 320
藿香正気散　48, 143, 144, 166
葛根黄芩黄連湯　29, 166
藿朴夏苓湯　34
瓜蒂散　7
加味桔梗湯　72
加味四君子湯　314
加味四物湯　199
加味清胃散　265
加味二妙散　296
加味不換金正気散　52
栝楼薤白白酒湯　92
栝楼薤白半夏湯　92, 320
甘姜苓朮湯　304
還少丹　116
甘草乾姜湯　82
甘遂半夏湯　272
甘麦大棗湯　258
甘露消毒丹　182
桔梗杏仁煎　72
枳実導滞丸　163
枳朮丸　138
帰脾湯　88, 100, 103, 106, 134, 204, 246, 252, 258, 265, 266, 267, 310
芎芷石膏湯　198
羌活勝湿湯　7, 198, 293
杏蘇散　40
玉女煎　265, 277
玉枢丹　48
玉屏風散　64, 280
亀鹿二仙膏　300
金匱腎気丸　8, 64, 68, 158, 252, 273, 277
銀翹散　21, 25, 29, 72, 207
金鎖固精丸　249
金鈴子散　189
啓膈散　148
桂枝甘草竜骨牡蛎湯　88
桂枝湯　280
荊防敗毒散　21
月華丸　75
血府逐瘀湯　92, 96, 106, 310, 320
牽正散　214
蒿芩清胆湯　7
香砂六君子湯　44, 132, 143, 144
控涎丹　272
香蘇散　128
交泰丸　158
香附旋覆花湯　272
膏淋湯　229
杞菊地黄丸　243
五子衍宗丸　246
牛車腎気丸　240
呉茱萸湯　243
虎潜丸　296
五皮飲　8, 224
五磨飲子　68, 121, 155
五味消毒飲　224, 320
五苓散　79, 194

さ行

犀角散　182
犀角地黄湯　8, 29, 34, 267
柴枳半夏湯　272
柴胡桂枝乾姜湯　52
柴胡截瘧飲　52
柴胡疏肝散　8, 128, 163,

179, 193, 258
済生腎気丸……… 194, 224, 240
済川煎…………………… 171
左帰飲…………………… 92
左帰丸……… 113, 204, 304, 315
左金丸………… 132, 143, 258
賛育丹…………………… 246
三才封髄丹……………… 249
蚕矢湯…………………… 48
三子養親湯……… 58, 68, 79
酸棗仁湯………………… 100
三仁湯…………………… 34
三拗湯…………………… 58
地黄飲子…………… 214, 300
四海舒鬱丸……………… 218
四逆加人参湯…………… 96
四逆湯…………………… 8
四君子湯……………… 8, 134
梔子豉湯………………… 29
梔子清肝湯……………… 218
四神丸…………………… 167
滋水清肝飲………… 258, 265
紫雪丹…………… 25, 29, 37
止嗽散…………………… 58
七福飲…………………… 116
七味都気丸……………… 64
失笑散……………… 128, 189
実脾飲……………… 193, 224
至宝丹……… 25, 29, 37, 79, 213
四味回陽飲……………… 121
四妙丸…………………… 304
四物湯……………… 8, 293, 314
瀉黄散…………………… 158
炙甘草湯………………… 88
芍薬甘草湯……………… 128
芍薬湯………………… 43, 44
沙参清肺湯……………… 72
瀉心湯……………… 138, 265, 266
沙参麦門冬湯…… 29, 40, 58,
148, 272, 315, 320
瀉白散……………… 265, 272
朱砂安神丸…………… 88, 100
十灰散…………………… 266

十棗湯………………… 7, 272
順気導痰湯……………… 109
春沢湯…………………… 240
潤腸丸…………………… 171
純陽正気丸……………… 48
消渇方…………………… 277
正気天香散……………… 163
生姜甘草湯……………… 82
小薊飲子…………… 229, 267
小建中湯………………… 163
小柴胡湯………………… 7
小承気湯………………… 283
小青竜湯…………… 63, 273
滌痰湯……… 79, 113, 213, 243
生鉄落飲………………… 109
小半夏加茯苓湯………… 272
小半夏湯………………… 143
少腹逐瘀湯……………… 163
生脈散…… 37, 68, 92, 213, 320
逍遙散………………… 7, 189
拯陽理労湯……………… 316
耳聾左慈丸……………… 207
参蚧散…………………… 68
新加香薷飲……………… 21
秦艽鼈甲散……………… 75
神朮散…………………… 121
真人養臓湯……………… 44
参蘇飲…………………… 22
身痛逐瘀湯……………… 304
真武湯……… 79, 224, 283
参附湯……… 92, 213, 243
参苓白朮散… 75, 167, 283, 296
参芦飲…………………… 7
清営湯………………… 8, 29, 34
清金化痰湯……………… 58
清骨散…………………… 310
茜根散……………… 265, 267
清瘴湯…………………… 52
清燥救肺湯……… 40, 82, 296
清肺飲…………………… 239
清絡飲…………………… 8
石葦散…………………… 228
截瘧七宝飲……………… 52

川芎茶調散……………… 198
千金葦茎湯……………… 72
洗心湯…………………… 116
宣毒発表湯……………… 7
旋覆花湯………………… 179
仙方活命飲……………… 174
増液承気湯……………… 293
桑菊飲……………… 58, 265
桑杏湯………… 40, 58, 265
蒼朮難名丹……………… 233
桑白皮湯……………… 68, 79
藻薬散…………………… 218
蘇合香丸…………… 213, 243
疏鑿飲子………………… 224
蘇子降気湯……………… 79
蘇葉黄連湯……………… 144

た行

大黄附子湯……………… 7
大黄牡丹皮湯…………… 174
黛蛤散……………… 58, 265
大承気湯…… 7, 29, 34, 163, 174
大秦艽湯………………… 213
代抵当丸…………… 236, 239
大定風珠………… 293, 300, 319
大補元煎…… 199, 246, 320, 321
丹梔逍遙散………… 258, 310
丹参飲…………………… 128
天王補心丹……………… 113
竹葉石膏湯……………… 155
知柏地黄丸……… 158, 229, 233,
252, 267, 320, 321
駐車丸…………………… 44
中満分消丸……………… 193
地楡散…………………… 266
調営飲…………………… 193
調営斂肝飲……………… 128
丁香散…………………… 155
丁沈透膈散……………… 151
鎮肝熄風湯………… 214, 300
沈香散……………… 228, 239
通瘀煎…………………… 121

方剤索引　**369**

通竅活血湯……… 103, 113, 116, 199, 319	麦門冬湯……… 82, 143	麻子仁丸……… 7, 170
痛瀉要方……… 44, 167	八正散……… 228, 236, 239, 321	妙香散……… 249
通幽湯……… 148	八珍湯……… 189	無比山薬丸……… 229, 267
定癇丸……… 113	半夏厚朴湯……… 143, 258	木香順気散……… 189
程氏萆薢分清飲…… 229, 233, 249	半夏瀉心湯……… 7	
定喘湯……… 63	半夏白朮天麻湯……… 199, 204	**や行**
天王補心丹……… 88, 100, 113, 218, 315	百合固金丸……… 265, 320	射干麻黄湯……… 63
天麻鉤藤飲……… 199, 204, 213, 214, 300, 319	百合固金湯……… 75	養心湯……… 109, 314
	白虎加桂枝湯……… 52, 289	薏苡仁湯……… 289
桃花湯……… 44	白虎加蒼朮湯……… 34	
当帰四逆湯……… 8, 96	白虎湯……… 8, 29, 34, 37	**ら行**
当帰六黄湯……… 280	普済消毒飲……… 25	理中丸……… 8, 143, 155
桃紅飲……… 289	附子理中丸……… 44, 48, 103, 158, 194, 316	六君子湯……… 64
桃紅四物湯……… 321	平胃散……… 103	竜胆瀉肝湯……… 8, 25, 100, 113, 179, 207, 246, 252, 265, 266, 280, 321
導赤散……… 158, 229	平喘固本湯……… 79	涼膈散……… 29, 158
導痰湯……… 121, 283, 300	防已黄耆湯……… 283	苓桂朮甘湯……… 88, 143, 272, 273, 283
桃仁紅花煎……… 88	防風湯……… 289	良附丸……… 128, 163
独参湯……… 121	補肝湯……… 315	羚羊角湯……… 213
菟絲子丸……… 236	補気運脾湯……… 148	羚羊鉤藤湯…… 37, 121, 243, 300
独活寄生湯……… 289	保元湯……… 96	連朴飲……… 138
	保真湯……… 75	鹿茸補渋丸……… 233
な行	補中益気湯……… 138, 228, 233, 236, 240, 310	六磨湯……… 170, 189
二陰煎……… 109	補天大造丸……… 75	六味地黄丸……… 8, 194, 277
二至丸……… 233	補肺湯……… 68, 79, 314	
二陳湯……… 58, 68, 138, 320	補陽還五湯……… 214	
如金解毒散……… 72	保和丸……… 8, 121, 128, 138, 143, 163, 166, 283	
人参養栄湯…… 92, 121, 185, 300		
燃照湯……… 48	**ま行**	
は行	麻黄湯……… 7, 68	
白頭翁湯……… 43	麻黄連翹赤小豆湯……… 7, 224	
	麻杏甘石湯……… 29, 68	

【編著者略歴】

鄒　大同（すう・だいどう）　医学博士
1982年　南京中医薬大学医学部卒業
同　年　江蘇省揚州市立中医病院内科　医師（医員）
1987年　江蘇省揚州市立中医病院内科　主治医師（医長）
1994年　江蘇省揚州市立中医病院内科　副主任医師（副部長）
1996年　日本医科大学内科学（呼吸器・感染・腫瘍部門）講座に留学
2004年　同大学で医学博士学位取得，大学院特別研究生
2006年　日本中医薬研究会講師
『中医内科学ポイントブック』（2012年），『臨床家のための中医腫瘍学』
（2016年）共に東洋学術出版社
中華中医学会会員，中華中西医結合学会会員，世界中医薬学会聯合会
腫瘤経方研究会 常務理事，日本未病システム学会会員

中医内科学ポイントブック

2012年4月20日　　第1版第1刷発行
2024年10月15日　　第3刷発行

編著者　　鄒　大同
発行者　　井ノ上　匠
発行所　　東洋学術出版社
　　　　　〒272-0021　千葉県市川市八幡2-16-15-405
　　　　　販売部　電話 047(321)4428　FAX 047(321)4429
　　　　　　　　　e-mail　hanbai@chuui.co.jp
　　　　　編集部　電話 047(335)6780　FAX 047(300)0565
　　　　　　　　　e-mail　henshu@chuui.co.jp
　　　　　ホームページ　http://www.chuui.co.jp

装幀・本文デザイン――山口　方舟
印刷・製本――モリモト印刷株式会社
◎定価はカバーに表示してあります　◎落丁，乱丁本はお取り替えいたします

©2012 Printed in Japan　　ISBN 978-4-904224-18-2　C3047

臨床家のための中医腫瘍学	鄒大同著 B5判並製　320頁　　　　定価5,280円（本体4,800円＋税） 現代中国の病院で実際に行われている治療法の集大成。漢方薬・鍼灸・薬膳を用いて西洋医学的治療を補完。抗がん剤・放射線の副作用を抑え，QOLを改善するほか，長期延命も可能。現役の名老中医の症例を多数掲載。
中医学ってなんだろう ①人間のしくみ	小金井信宏著 B5判並製　2色刷　336頁　定価5,280円（本体4,800円＋税） やさしいけれど奥深い，中医学解説書。はじめて学ぶ人にもわかりやすく，中医学独特の考え方も詳しく紹介。
やさしい中医学入門	関口善太著 A5判並製　204頁　　　　定価2,860円（本体2,600円＋税） 入門時に誰もが戸惑う中医学の発想法を，豊富なイラストと図表で親切に解説。3日で読める中医学の入門書。本書に続いて『中医学の基礎』に入るのが中医学初級コース。
中医学の基礎	平馬直樹・兵頭明・路京華・劉公望監修 B5判並製　340頁　　　　定価6,160円（本体5,600円＋税） 日中共同編集による「中医学基礎理論」の決定版。日本の現状を踏まえながら推敲に推敲を重ねた精華。各地の中医学学習会で絶賛好評を博す。『針灸学』［基礎篇］を改訂した中医版テキスト。
［新装版］基礎中医学	神戸中医学研究会編著 B5判並製　356頁　　　　定価6,820円（本体6,200円＋税） 生理・病理から弁証論治まで，中医学を総合的に理解するために最低限必要な事柄を網羅したロングセラーの入門書。旧版の内容の訂正・改変・加筆をおこない判型も変更して復刊！
標準　中医内科学	張伯臾主編　董建華・周仲瑛副主編 鈴木元子・福田裕子・藤田康介・向田和弘訳 B5判並製　424頁　　　　定価5,060円（本体4,600円＋税） 老中医たちが心血を注いで編纂した，定評ある「第五版教科書」の日本語版。日常の漢方診療に役立つ基本知識が確実に身につく標準教科書。
問診のすすめ ──中医診断力を高める	金子朝彦・邱紅梅 A5判並製　2色刷　200頁　定価3,080円（本体2,800円＋税） 患者の表現方法は三者三様，発せられる言葉だけを頼りにすると正しい証は得られません。どんな質問を投げかければよいのか，そのコツを教えます。
中医診断学ノート	内山恵子著　B5判並製　184頁 　　　　　　　　　　　　　定価3,520円（本体3,200円＋税） チャート式図形化で，視覚的に中医学を理解させる画期的なノート。中医学全体の流れを俯瞰的に理解できるレイアウト。平易な文章で要領よく解説。増刷を重ねる好評の書。

［CD-ROMでマスターする］ 舌診の基礎 （CD-ROM付き）

高橋楊子著
Ｂ５判並製 カラー刷 CD-ROM付き 88頁
定価6,600円（本体6,000円＋税）

CD-ROMを使った新しい舌診ガイド。舌診の基礎と臨床応用法を詳説。付属CD-ROMとの併用で，舌診を独習できる画期的なテキスト。繰り返し学習することで，舌診の基礎をマスターできる。著者は，中国の代表的な診断学研究室の出身で，確かな内容。

「証」の診方・治し方
― 実例によるトレーニングと解説 ―

呉澤森・高橋楊子著
Ｂ５判並製 328頁　定価4,180円（本体3,800円＋税）
症例を解き，解説を読むことで「証」を導く力を鍛える。

「証」の診方・治し方2
― 実例によるトレーニングと解説 ―

呉澤森・高橋楊子著
Ｂ５判並製 352頁　定価4,180円（本体3,800円＋税）
基礎を終え次のステップをめざす初級者向き。

［新装版］ 中医臨床のための方剤学

神戸中医学研究会編著
Ａ５判並製 664頁　定価7,920円（本体7,200円＋税）
中医方剤学の名著が大幅に増補改訂して復刊。復刊にあたり，内容を全面的に点検し直し，旧版で収載し漏れていた重要方剤を追加。

［新装版］ 中医臨床のための中薬学

神戸中医学研究会編著
Ａ５判並製 696頁　定価8,580円（本体7,800円＋税）
永久不変の輝きを放つ生薬の解説書。1992年の刊行以来，入門者からベテランまで幅広い読者の支持を獲得してきた「神戸中医学研究会」の名著が，装いを新たに復刊。

中医臨床のための 温病学入門

神戸中医学研究会編著
Ｂ５判並製 216頁　定価4,620円（本体4,200円＋税）
神戸中医学研究会の『温病学』が装いを新たにリニューアル。温病の概念と基礎理論および基本的な弁証論治をひととおり学ぶことができる。本邦唯一の温病学テキスト。

名医が語る 生薬活用の秘訣

焦樹徳著　国永薫訳
Ａ５判並製 456頁　定価5,280円（本体4,800円＋税）
名老中医による生薬運用の解説書。308味の生薬について，性味・効能・配伍応用・用量・用法・注意事項を解説。著者の豊富な臨床経験にもとづいた生薬の用法と配合例が特徴。方意を理解するうえで欠かせない，生薬を知るための１冊。

［新装版］ 中医学入門

神戸中医学研究会編著
Ａ５判並製 364頁　定価5,280円（本体4,800円＋税）
中医学の全体像を１冊の本にまとめた解説書としてすでに高い評価を獲得し，30年にわたって版を重ねてきた名著の第3版。陰陽論や，人体を構成する基礎物質に対するとらえかたなどで，旧版とは一新。

漢方方剤ハンドブック

菅沼伸・菅沼栄著
Ｂ５判並製　312頁　　　　定価4,400円（本体4,000円＋税）

日本の漢方エキス製剤と日本で市販されている中国の中成薬136方剤を解説。各方剤の構成と適応する病理機序・適応症状の相互関係を図解し，臨床応用のヒントを提示する。同著者の『いかに弁証論治するか』の姉妹篇。

傷寒論を読もう

髙山宏世著
Ａ５判並製　480頁　　　　定価4,400円（本体4,000円＋税）

必読書でありながら，読みこなすことが難しい『傷寒論』を，著者がやさしい語り口で条文ごとに解説。初級者にも中級者にも，最適。40種の患者イラスト入り「重要処方図解」付きで，臨床にも大いに参考になる。

金匱要略も読もう

髙山宏世著
Ａ５判並製　536頁　　　　定価4,950円（本体4,500円＋税）

慢性疾患治療における必読書『金匱要略』を，条文ごとに著者がやさしい語り口で解説。同著者による好評の書『傷寒論を読もう』の姉妹篇。50種の患者イラスト入り「処方図解」付き。初級者にも中級者にも最適の1冊。

［実践講座］中医弁証

楊亜平主編　平出由子訳
Ａ５判並製　800頁　　　　定価6,380円（本体5,800円＋税）

医師と患者の会話形式で弁証論治を行う診察風景を再現。対話の要所で医師の思考方法を提示しているので，弁証論治の組み立て方・分析方法・結論の導き方を容易に理解できる。本篇114，副篇87，計201症例収録。

［詳解］中医基礎理論

劉燕池・宋天彬・張瑞馥・董連栄著　浅川要監訳
Ｂ５判並製　368頁　　　　定価4,950円（本体4,500円＋税）

Ｑ＆Ａ方式で質問に答える中医学基礎理論の解説書。設問は212項目。中医学基礎理論をもう一歩深めたい人に最適。中国では大学院クラスの学生が学習する中級用テキスト。症例に対する弁証論治は初級から中級へ進む人の必読内容。

中医病因病機学

宋鷺冰著　柴﨑瑛子訳
Ａ５判並製　608頁　　　　定価6,160円（本体5,600円＋税）

病因病機は中医学の核心。患者の証候を分析し，病因と病態メカニズムを明らかにすることによって，治療方針を立てるのが中医学の最大の特徴。その病因病機を専門に解説した名著。

中医弁証学

柯雪帆著　兵頭明訳
Ａ５判並製　544頁　　　　定価5,610円（本体5,100円＋税）

証を羅列的・静止的に捉えるのではなく，立体的・動態的に捉える画期的な解説書。1つの証がどのような経過をたどり，どのような予後にいたるかを予想してはじめて，現実性のある臨床を行うことができる。

中国伝統医学の最大の聖典――二大古籍に和訓と現代語訳

今,甦る――東洋医学の「知」の源泉

●わかりやすいポピュラーなテキスト●東洋医学臨床家必読の書●[原文・注釈・和訓・現代語訳・解説・要点]の構成●A5判上製／函入／縦書。原文（大文字）と和訓は上下2段組。

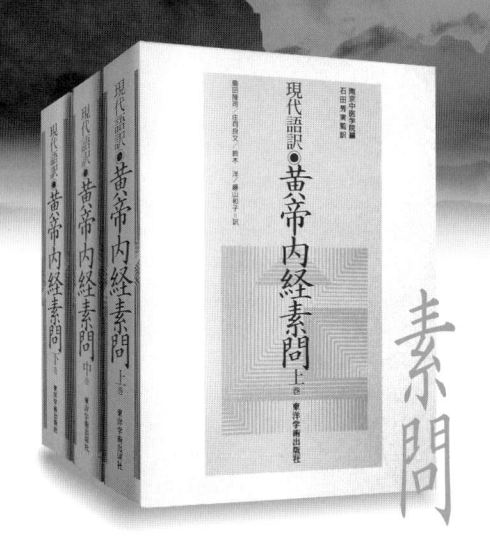

現代語訳●黄帝内経素問[上・中・下巻]

監訳／石田秀実（九州国際大学教授）

[上巻]512頁／定価:**11,000**円
（本体10,000円+税）

[中巻]458頁／定価:**10,450**円
（本体9,500円+税）

[下巻]634頁／定価:**13,200**円
（本体12,000円+税）

【全巻揃】定価:**34,650**円
（本体31,500円+税）

現代語訳●黄帝内経霊枢[上・下巻]

監訳／石田秀実（九州国際大学教授）・
白杉悦雄（東北芸術工科大学助教授）

[上巻]568頁／定価:**12,100**円
（本体11,000円+税）

[下巻]552頁／定価:**12,100**円
（本体11,000円+税）

【全巻揃】定価:**24,200**円
（本体22,000円+税）

充実の中医学関連書籍、好評発売中！ 〈お求めはフリーダイヤルFAXかEメールでどうぞ〉

医古文の基礎
編著:劉振民・周篤文・銭超塵・周胎謀・盛亦如・段逸山・趙輝賢／編訳:荒川緑・宮川浩也
B5判／並製／本文340頁
定価:**4,620**円
（本体4,200円+税）

中国鍼灸各家学説
主編:魏稼／監訳:佐藤実
翻訳:浅川要・加藤恒夫・佐藤実・林敏／A5判／並製／326頁
定価:**3,740**円
（本体3,400円+税）

中国医学の歴史
傅維康著／川井正久編訳
A5判／並製／752頁
定価:**6,600**円
（本体6,000円+税）

傷寒論を読もう
髙山宏世著
A5判／並製／480頁
定価:**4,400**円
（本体4,000円+税）

東洋学術出版社

販売部:〒272-0021 千葉県市川市八幡2-16-15-405 電話047-321-4428
フリーダイヤルFAX 0120-727-060　E-mail:hanbai@chuui.co.jp
ホームページ http://www.chuui.co.jp

中医学の魅力に触れ，実践する

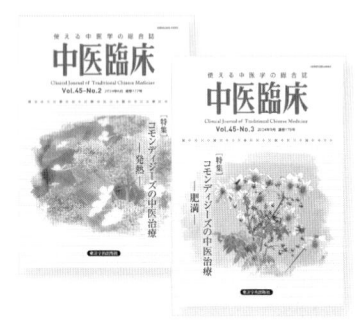

［季刊］中医臨床

●――湯液とエキス製剤を両輪に

中医弁証の力を余すところなく発揮するには，湯液治療を身につけることが欠かせません。病因病機を審らかにして治法を導き，ポイントを押さえて処方を自由に構成します。一方エキス剤であっても限定付ながら，弁証能力を向上させることで臨機応変な運用が可能になります。各種入門講座や臨床報告の記事などから弁証論治を実践するコツを学べます。

●――中国の中医に学ぶ

現代中医学を形づくった老中医の経験を土台にして，中医学はいまも進化をつづけています。本場中国の経験豊富な中医師の臨床や研究から，最新の中国中医事情に至るまで，編集部独自の視点で情報をピックアップして紹介します。翻訳文献・インタビュー・取材記事・解説記事・ニュース……など，多彩な内容です。

●――薬と針灸の基礎理論は共通

中医学は薬も針も共通の生理観・病理観にもとづいている点が特徴です。針灸の記事だからといって医師や薬剤師の方にとって無関係なのではなく，逆に薬の記事のなかに鍼灸師に役立つ情報が詰まっています。好評の長期連載「弁証論治トレーニング」では，共通の症例を針と薬の双方からコメンテーターが易しく解説しています。

●――古典の世界へ誘う

『内経』以来2千年にわたって連綿と続いてきた古典医学を高度に概括したものが現代中医学です。古典のなかには，再編成する過程でこぼれ落ちた智慧がたくさん残されています。しかし古典の世界は果てしなく広く，つかみどころがありません。そこで本誌では古典の世界へ誘う記事を随時企画しています。

● 定　　　価 1,760円（本体1,600円+税）（送料別）
● 年間予約 1,760円（本体1,600円+税）　4冊（送料共）
● 3年予約 1,584円（本体1,440円+税）12冊（送料共）

フリーダイヤルFAX
0120-727-060

東洋学術出版社

〒272-0021　千葉県市川市八幡2-16-15-405
電話：（047）321-4428
E-mail：hanbai@chuui.co.jp
URL：http://www.chuui.co.jp